融合型·新形态教材
复旦社云平台 fudanyun.cn

U0890659

0~3岁
婴幼儿照护与保育

主 编 徐千惠

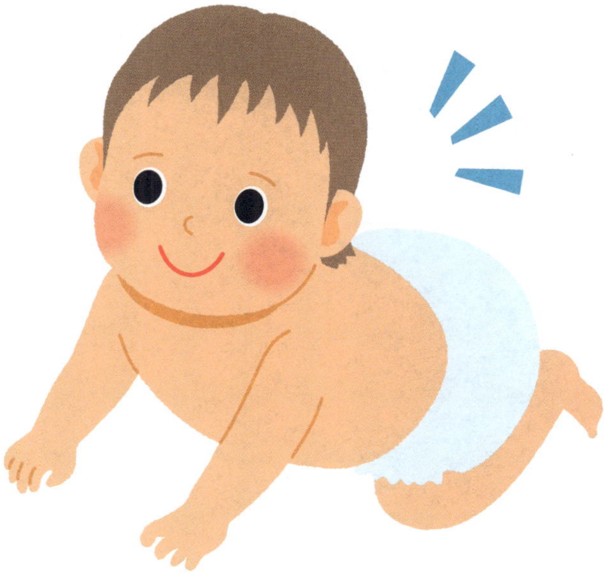

复旦大学出版社

内容提要

本书作者将多年来考察学习国际及我国优质婴幼儿托育机构的实务做法及婴幼儿照护与保育人才培训的丰富经验，结合我国托育中心的实际情况，编写为照护与保育婴幼儿所需的专业教材，是一本科学的、实用的专业化教材。内容共分为婴幼儿身心发展与保育、婴幼儿饮食与营养、婴幼儿日常生活照料及婴幼儿常见症状护理与安全四大模块，不仅可作为照护与保育婴幼儿的手边书，也期许成为所有幼教人持续成长的优质资源。

本书配有 27 个演示视频，可扫码学习，直观形象，实用性强。本书配有教学课件，可登录复旦社云平台（www.fudanyun.cn）免费下载。

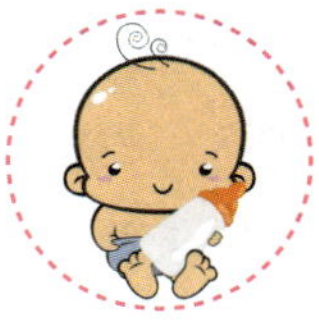

前言

婴幼儿的早期经验对其日后的发展影响深远，近年来，世界各先进国家无不对“幼儿教育及保育政策”(Early Childhood Education and Care Policy，ECEC)领域进行大量投资，发轫点可推至1998年3月经济合作暨发展组织(Organization for Economic Co-operation and Development，OECD)的教育委员会在访查其会员国后，提出学前阶段应关注婴幼儿教育与照顾(Early Childhood Education and Care)范畴，以更宽广的整合取向思维，促进教育与保育服务的一致性及照顾品质，简称为Educare。联合国教科文组织(United Nations Educational，Scientific and Cultural Organization，UNESCO)于2002年对于幼儿教育政策的简介中也提到，学前领域在不同国家及地区存在着不同的名称，从不同角度诠释与强化领域专业。

2019年5月“国务院办公厅关于促进3岁以下婴幼儿照护服务发展的指导意见”正式颁布，提出要加强对家庭婴幼儿照护的支持和指导，加大对社区婴幼儿照护服务的支持力度。按标准和规范建设婴幼儿照护服务设施及配套安全设施，注重发挥城乡社区公共服务设施的婴幼儿照护服务功能，并规范发展多种形式的婴幼儿照护服务机构。根据上述指导意见，在现阶段大力发展0—3岁婴幼儿教育与保育专业的过程中，要做好硬件环境与设备规划的合理性，优质的婴幼儿照护与保育的关键在于对照护服务与保育须有更精细的知识结构以促进行业的素质。

基于上述世界发展趋势与国家推进背景，在多年以两岸婴幼儿教保政策及人员培育为主要研究的反思历程中，我认为能把最宝贵的婴幼儿教保知识传递给更多相关人员，组建婴幼儿专业人才队伍是当下提升婴幼儿成长品质刻不容缓的重要任务。在此背景下，托育机构就是要将婴幼儿照护服务与保育的专业素养，以产业需求为核心，将以往3—6岁的关注半径扩展至0—6岁，与学生、院校及机构共同探讨合作，以产教融合作为推进力，并重专业理论与实务，将优质的“教保护”核心思想——婴幼儿教育、保育与照护服务，落实在每一位托育从业人员心中，开展在每一个托育机构的具体行动上，消弭学校教育与产业需求最后一哩(last mile)的实用落差。

本书编写团队基于婴幼儿照护与保育人才培训的具体经验，结合我国优质托育中心的实际做法，汇粹为照护与保育婴幼儿所需的专业教材，不仅是将多年实践经验梳理成册，更希望形成一本科学的、实用的、专业化教材，内容共分为婴幼儿身心发展与保育、婴幼儿饮食与营养、婴幼儿日常生活照料及婴幼儿常见症状护理与安全四大模块，不仅可作为照护与保育婴幼儿的手边书，也期许成为所有幼教人持续成长的优质资源。

两点之间，最近的距离不是直线，而是理想。在多次学术研讨会上，有幸与复旦大学出版社相关领导及资深编辑查莉女士有深入交流，在他们的提议与鼓励下，开展了本书付梓之途。虽然这是一项艰苦耕耘的工作，但因为有志同道合的伙伴们相伴，一路上并不寂寞。在此要感谢汇美幼大发起人郑有田先生、联合创始人郑少文女士给予的支持与肯定，所有汇美幼大伙伴敬业不懈的付出与汇美国际托婴中心师生们的鼎力协助，使本书在文字、图片、视频上有了丰沛的内容。

成长出自于内在力量，更是一段永不休止的旅程，这本《0—3 岁婴幼儿照护与保育》只是一个新起点，希望能以此抛砖引玉，让更多的伙伴们一起加入托育的行列，以专业陪伴孩子成长，创造优质的托育环境。

徐千惠

谨志于　上海汇美国际托婴中心

目 录

第一章

婴幼儿身心发展与保育

第一节 婴幼儿发展与保育的意义

一、婴幼儿发展与保育的重要性

人类大脑在 3 岁前发育非常快速，也是婴幼儿发展最关键的阶段，俗话常说“3 岁定终身”即是此意。大脑重量在 3 岁时已可达成人的 90%，至 7 岁时达到成人的 95%，而神经细胞的相互连结也在 3 岁左右大抵完成，许多的脑神经功能逐渐发达。因此，0—3 岁为一生中脑部发展最重要的时期。在此阶段，婴儿的改变的速度比起生命中其他任何阶段都快速且剧烈，除了生理上的成长外，大多数婴儿在两年中，必须面对学习坐、站、走及跑，并对主要照顾者形成安全的依恋。

在以往的学前教育环境中，多半着重照顾者给予婴幼儿的教育性功能，随着世界性对于保育专业的开展与注重，“保”的意义不仅只在保育养育，更延伸到“教保”(Educare)的意义，意即将教育与保育相结合，年龄愈小，保育为重；年龄愈大，教育的分量需加重的新概念。经济合作发展组织(OECD)检视会员国所推动幼儿教育与照顾政策后，建议各会员国应促进幼儿教育与照顾服务一致发展，以提升教育及照顾品质，此即幼儿教育与保育(Early Childhood Education and Care, ECEC)之起源，简称为“教保”(Educare)。透过教保合一的照顾模式，可让婴幼儿在成长过程中得以适性发展。

适性发展的概念，源自美国全国幼儿教育协会(简称 NAEYC)所提出 0—8 岁“适性发展教学实务”(Developmentally Appropriate Practice, DAP)：

(1) 儿童发展包括生理、社会、情绪、认知等方面，且相互关连影响。

(2) 发展是连续且有次序性的结果，未来各种能力、技巧、知识皆建立于已发展的健全基础上。

(3) 发展的速率具有个别差异性。

(4) 早期经验可能增进或延后个体日后的发展，每个阶段都有一定的发展与学习形式。

(5) 发展的过程无法直接预测，是复杂、有组织和统整的过程。

(6) 发展和学习受到多元社会和情境的影响。

(7) 儿童是主动的学习者，结合生理、社会与文化等方面转化知识，从而建构自身对世界知识的理解。

(8) 发展和学习受到生理的成熟和环境的影响，包括生理变化与儿童生活的社会情境。

(9) 游戏对儿童的社会、认知、情绪等发展是很重要的机制，可以反映发展的情形。

(10) 当儿童有机会练习新的技巧，并且可以经历新的挑战，且这些挑战是儿童能力所能胜任，如此发展便会向前迈进一步。

(11) 儿童对于自身理解的呈现方式各有差异，每位儿童有不同的认知与学习模式。

(12) 儿童发展与学习的最佳状态是在一个统整的情境中，在此情境中，他们是安全的、被尊重的、生理需求被满足的，并觉得安心。

综合以上发展背景，婴幼儿的保育工作在于提供婴幼儿充分的生理、心理照顾，以协助其完成各阶段的发展，在婴幼儿保育范畴中，应包含下列工作内容：

(1) 提供清洁、安全、适宜婴幼儿发展的活动环境。

(2) 提供充分的营养、卫生保健、生活照顾、游戏休闲、学习活动及社会发展等相关服务。

(3) 根据婴幼儿发展，记录其生活及成长过程。

(4) 举办促进亲子关系及支持家庭功能的活动。

二、婴幼儿发展的一般原则

发展指个体自有生命开始，其身心整体发生连续变化的过程，不仅是身体大小的改变，或身体各部分比例的增减，也不只是身高的增加，或体力的增强，发展实际上是统合许多构造与功能的复杂过程。发展是在婴幼儿成长过程中，身心“质”与“量”的变化历程。“量”的改变通常是指生理上的成熟，是可测量的，例如身高、体重等。“质”的改变则牵涉到心理功能的变化，例如语言、情绪、智力等。正常婴幼儿的发展受到遗传、环境、成熟与学习四大因素交互影响，发展出许多的特征与原则。在发展过程中会遵循一定的发展模式，如婴儿先学会坐才学会爬；学会站立，然后才学会行走，具有普遍性与共同模式。虽然没有两个人行为完全相同，但多数人行为发展是遵循可预测的模式进行，但也会因个别身体状态与外在环境的变化而调整个体发展的步调。发展的基本原则为：

(1) 发展顺序具有规律性，早期发展是后期发展的基础。

(2) 发展遵循一定的预知模式。

(3) 发展有共同的模式，但是也有个别差异现象。

(4) 发展具有连续性，发展程序是渐进的、阶段的、连续的。

综合以上发展的基本原则，婴幼儿动作发展主要有以下四个特征。

1. 头足定律（自上而下）

婴幼儿的头部控制能力先发展，随后才发展下肢控制能力，在方向上是由头部发展到足部，又称“头足定律”或“头尾定律”。婴幼儿出生后出现眼和嘴的动作，并控制头部转动，然后才是手的动作，婴幼儿的发展历程是从抬头→俯撑→翻身→坐→爬→站立→行走，可以发现离头部最近的动作先发展，靠近足部的动作后发展(图 1-1-1～图 1-1-4)。

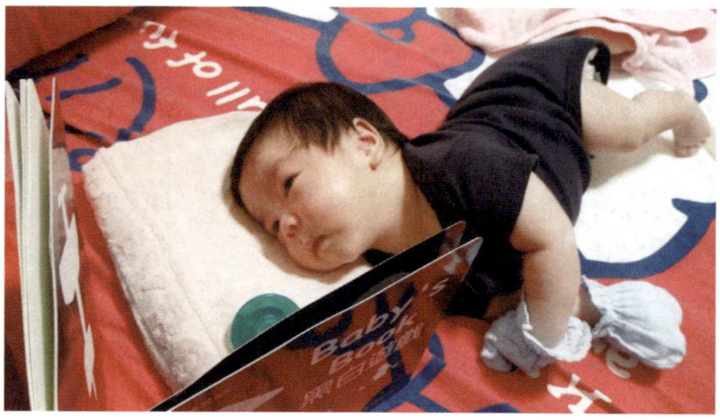

图 1-1-1 婴幼儿的头部控制能力先发展

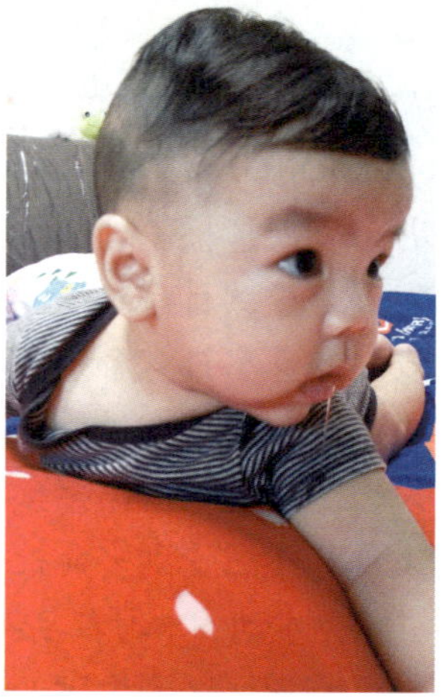

图 1-1-2 3—4 个月的婴幼儿可以自主抬头

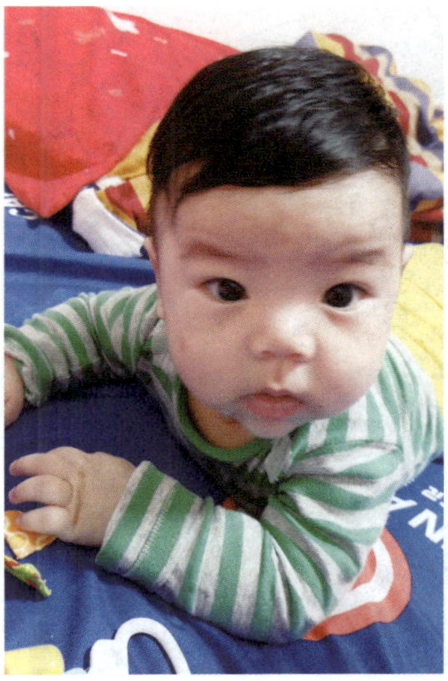

图 1-1-3 爬行之前婴幼儿可以靠上臂支撑身体

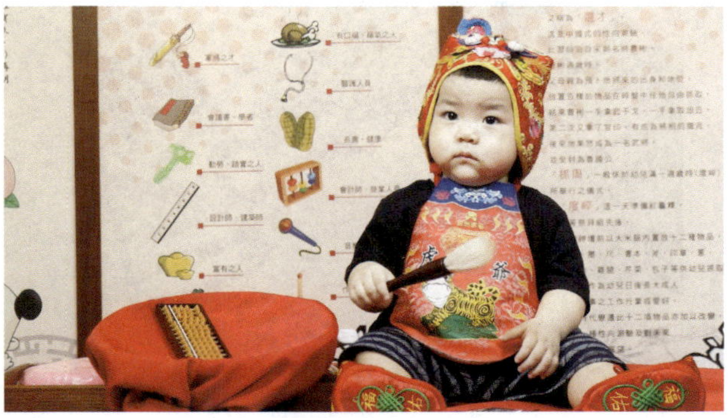

图 1-1-4 满周岁的婴幼儿已可稳定坐着

2. 近远定律(由中心到边缘)

发展过程从中心延伸到身体的边缘,也就是先从头部和躯干的动作开始,进而发展双臂及腿部的动作(图 1-1-5～图 1-1-7)。

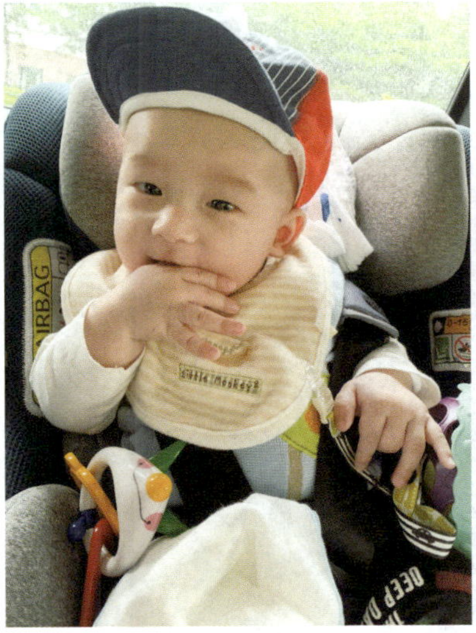

图 1-1-5 婴幼儿把手放进口中满足吸吮需求

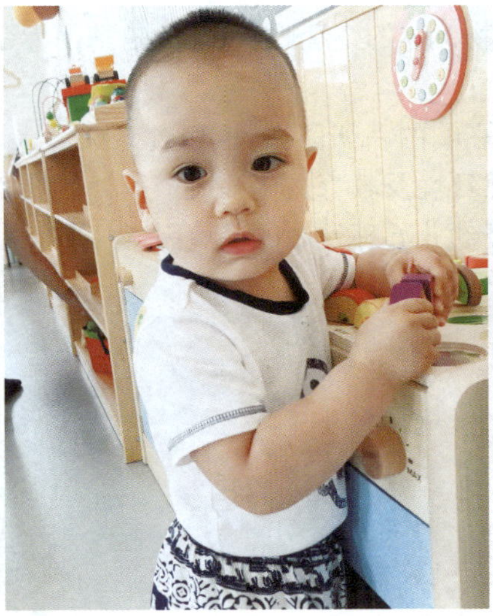

图 1-1-6 婴幼儿能逐渐控制手部的精细动作

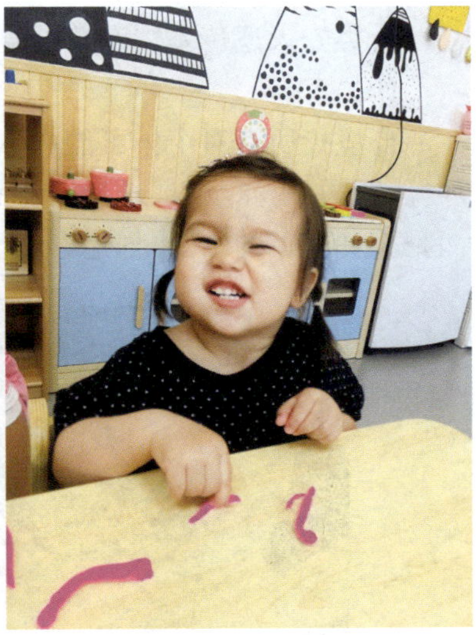

图 1-1-7 随着婴幼儿日渐成熟,其手眼协调能力更进步

3. 相互交织原则

相互交织原则是指动作发展随着年龄逐渐成长,在不成熟与成熟的发展历程之间是以螺旋交织的方式呈现。例如,精细动作的发展刚开始都是笼统的、随意的,渐渐协调化,从笼统到分化,逐渐随着接受外界刺激的增多和身体协调功能趋于平衡,最后才出现手眼协调的能力(图 1-1-8)。

4. 层次组合原则

动作发展是以低层次、简单的、分化较不精细的动作先出现;较高难度的动作或较精细动作是低层次的单一动作反复练习,并加以组合而成。譬如发展过程是从全身大肌肉活动先发展,然后才是局部的、特定的、小肌肉的发展(图 1-1-9)。

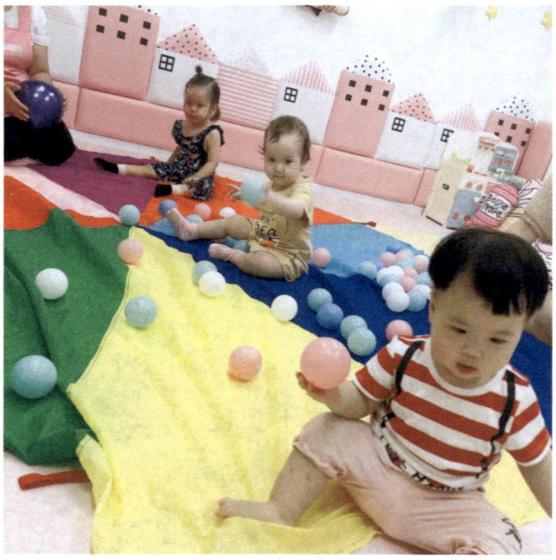

图 1-1-8 提供不同活动增进婴幼儿发展

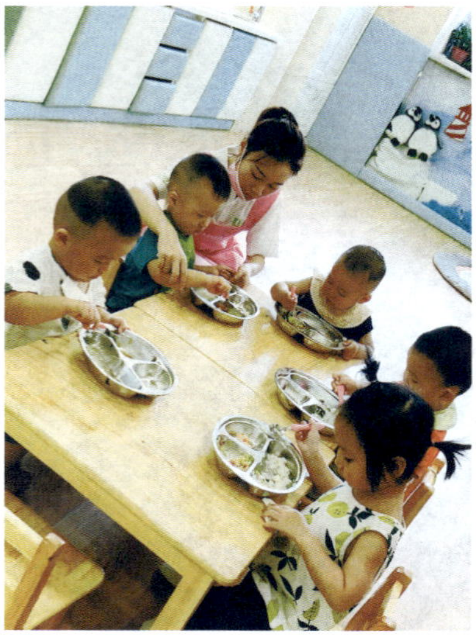

图 1-1-9 生活中多提供婴幼儿生活自理机会

三、影响婴幼儿发展的因素

人类行为发展的历程受到遗传、环境、成熟与学习四大因素交互影响，发展出许多的特征与原则。

（一）遗传

人类先天遗传基因有关的生物机体的生理因素，也就是基因传递给下一代的历程。

（二）环境

环境指所有对个体可能产生影响的一切因素，也包含人类后天教养有关的外在因素。包含产前环境、产后环境、气候、地形等自然环境及教育文化和风俗等社会环境。教育不同于一般的环境因素，而是一种有目的、有计划地影响婴幼儿心理发展的环境因素（图 1-1-10，图 1-1-11）。

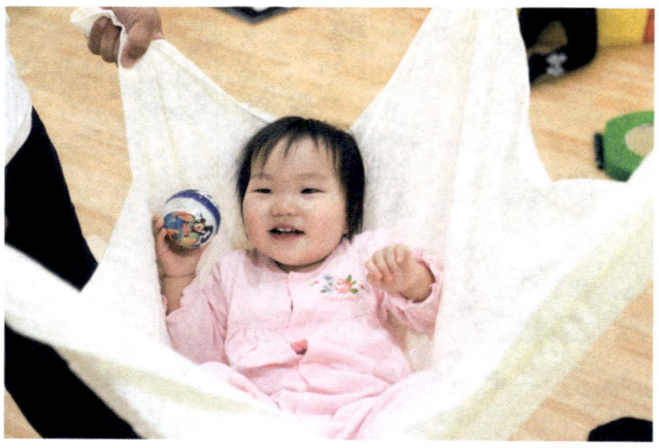

图 1-1-10 适性的课程设计有助于婴幼儿成长

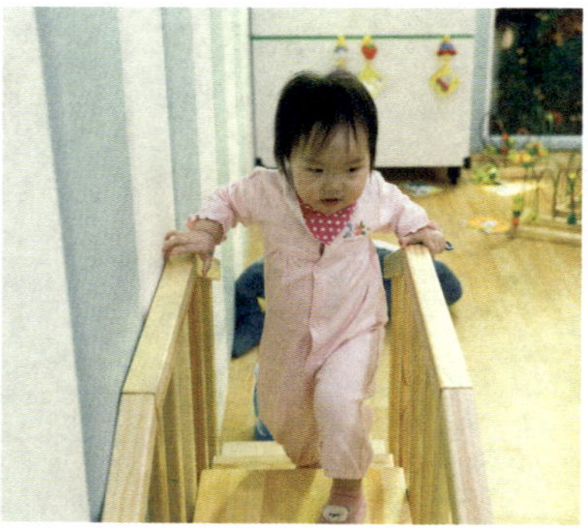

图 1-1-11 预备好的环境可提供孩子足够的自我效能感

小提示

遗传与环境都是婴幼儿学习及心理发展过程中的重要因素，遗传为婴幼儿学习及心理发展提供了可能性，而环境与教育则实现了这种可能性。

（三）成熟

成熟是指个体身心两方面在遗传秉赋的影响下，随着年龄增加而逐渐成长变化的过程。

(四) 学习

学习是指个体随着经验的累积,或是经由练习,逐渐产生行为改变。

小提示

成熟与学习对发展的影响是相辅相成、交互作用的,成熟是学习的基础,学习可以促进个体机能更加成熟。“成熟早期”是开始学习训练的最佳年龄。

四、婴幼儿发展的基本理论

(一) 行为取向理论:Watson(华生),Thorndike(桑代克),Skinner(史基纳)

婴幼儿行为的反应是一种学习得来的结果,婴幼儿的行为是外控或外塑的、被动的、积少成多及渐进的,都可以用操作制约来解释所有行为的生成,透过可以观察的外显反应及刺激与反应的联结,由后效强化而成为习惯,经组合后而成。

桑代克猫笼实验

桑代克把一只猫放在笼里,然后把食物放在猫可以看到的地方。当猫用爪子击打一个杠杆,笼门就打开,它就能够吃到食物,通过这种联结过程,猫学会了击打杠杆打开笼门。正确的开门动作结果是吃到食物,因而被强化,猫学会了这一反应。

(二) 生物取向理论:格塞尔(Gesell)

婴幼儿的发展过程是有规律、有顺序的一种发展模式。这种模式是由基因决定的。所有的婴幼儿都能按照成熟所规定的顺序或模式发展,只是因为遗传限制或其他因素而制约了发展速度。环境品质的优劣可能对婴幼儿发展的速度产生影响,但并不能产生基本的发展形式和个体发展的顺序,最终还是由生物因素决定和控制。

格塞尔双生子爬梯实验

格塞尔安排一对同卵双胞胎练习爬楼梯。实验对象 A 在他出生后的第 46 周开始练习,每天练习 10 分钟。实验对象 B 在他出生后的第 53 周开始接受同样的训练。练习到他们都满 54 周时,A 练了 8 周,B 只练了 2 周。

结果:

B 在 10 秒钟内爬上特制的五级楼梯的最高层,A 则需要 20 秒钟才能完成,显然 B 的学习成效高于 A。

结论:

A 于 46 周就开始练习爬楼梯,孩子各方面的能力尚未成熟,所有的练习都是在尝试阶段。B 在第 53 周开始爬楼梯,这个时间已到达成熟阶段,能善用肢体成熟与学习技巧的搭配,所以就能达到事半功倍的效果。

(三) 认知取向理论:皮亚杰(Piaget),布鲁纳(Bruner)

认知取向的观点认为人类具有主动求知的动力,因此人有思考及推理能力,可用以解决问题。对外界所呈现的各种讯息,个人会自动透过内在模式或表征系统获得回馈及修正概念。皮亚杰的认知发展理论认为儿童会主动与外界接触、认识世界;布鲁纳也认为儿童有好奇与主动求知探索的需求。

1. 皮亚杰认知发展理论

皮亚杰认为婴儿出生不久，即开始主动运用与生俱来的一些基本行为模式对于环境中的事物做出反应，用以了解周围世界的认知结构(cognitive structure)。当个体每次遇到某件事物，使用相同对应的认知结构予以核对、处理时，则此种认知结构称之为基模(schema)。皮亚杰将基模视为人类吸收知识的基本架构，个体透过扩大既有的基模，使新知识或新概念纳入个体认知基模中的同化，修正或调整既有基模来配合新知识或新概念的调适；借由这两种方式来使个体再次达到认知平衡的状态。这种认知结构会随主体的认知发展而改变，这一系列的改变，就累积形成了"认知发展阶段理论"(表 1-1-1)。

(1) 感觉动作期(0—2 岁)。

初生婴儿只能依靠感觉和动作(吮吸、抓取)认知所处的周围环境，亦即只能利用各种感觉器官和肌肉动作探索环境。0—2 岁的婴幼儿赖以吸收外界知识的基模，主要是视觉、听觉、触觉等感觉与手的动作，凭借上述感官器官，探索外界事物，借以获取知识的历程(图 1-1-12，图 1-1-13)。

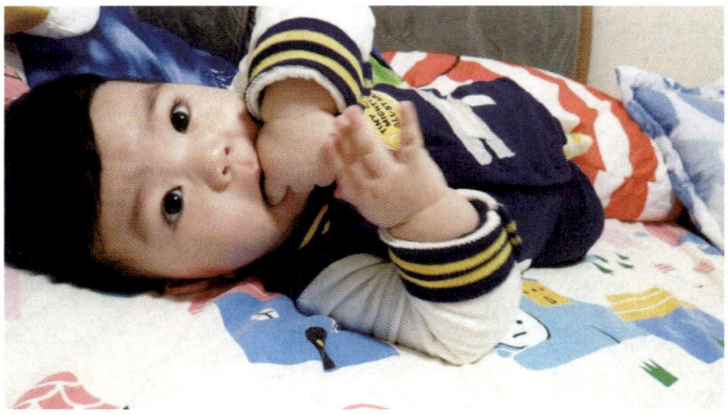

图 1-1-12　初生婴儿只能依靠吮吸认知所处的周围环境

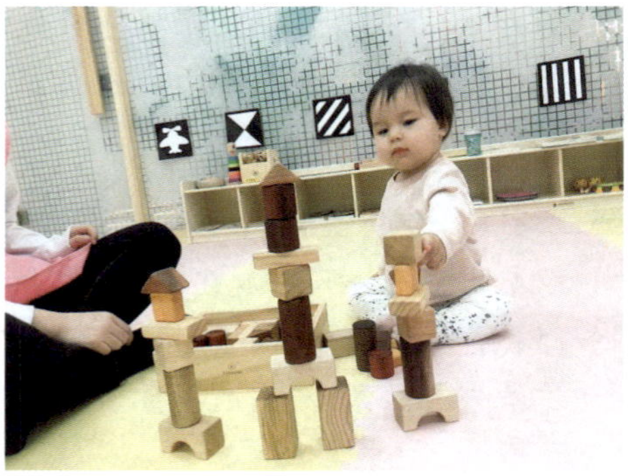

图 1-1-13　日渐成熟的婴幼儿有更强的探索与尝试兴趣

(2) 前运算期(2—7 岁)。

2—7 岁的儿童尚未能作出合乎逻辑的思考，只能使用简单的符号。遇到问题时固然会运用思维，但不合逻辑；已经能使用语言及符号等表征外在事物，不具保留概念，不具可逆性，以自我为中心，能思维但不合逻辑，不能见及事物的全面性。

(3) 具体运算期(7—11 岁)。

7—11 岁的儿童对具体存在的实物进行合乎逻辑的思考，但仅限于亲身体验的部分，并能理解守恒原则。此时期儿童的思维已能"去集中化"，面对问题时也不再以不可逆的思考方式去思维，具备抽象及复杂的分类能力。

(4) 形式运算期(11 岁以上)。

此时期的儿童已达到认知发展的巅峰期，具有抽象思考能力。开始有逻辑性的逆向思考，他们能够在具体的物体中运算，而且能理性地运用物体进行抽象、关联性的思维。

表 1-1-1　皮亚杰认知发展阶段论

发展阶段	年龄	主要行为特征
感觉动作期 Sensorimotor Stage	0—2 岁	用身体动作直接与环境互动，包含从反射动作到有意义行动，不会对结果做判断，新方法的发现纯属尝试中的偶然
前运算期 Preoperational Stage	2—7 岁	会使用想象、模仿、扮演游戏、画画、语言表达传递经验，了解并能运用口语沟通，开始由外在的行动转到心智的行动。认为万物有灵论，对世界充满好奇心，行动易受知觉影响，无法转逆思考方向
具体运算期 Concrete operational Stage	7—11 岁	具有加减算术运算、现在、过去及未来时间概念，也具有多重分类、乘除法则及测量观念。能在脑中运算具体实物，开始对遵循规则感兴趣
形式运算期 Formal operational Stage	11 岁以上	能以理解方式进行假设、演绎推理，对道德价值提出批判并能综合再创新

小提示

（1）基模（schema）：表示思考的雏形，或是人们用以处理环境事物的心智结构。基模会随经验而渐趋复杂，变为心理性的行为模式，并成为个体吸收知识的基本架构。

（2）适应（adaptation）：对新讯息的容纳与调适，进而增加个人的理解。通过同化与调适两种方式进行。

（3）同化（assimilation）：将环境中的一项特征合并到既有模式或思维结构里，亦即使用既有结构（基模）来响应新的环境刺激，进而获得新讯息。例如，儿童根据家中的狗学到狗的基模，而后遇到黑狗也会喊它为狗。

（4）调适（accommodaticn）：当既有结构（基模）不能直接同化新讯息时，须对新讯息做出结构的调整，即创造新的结构取代旧的。例如，儿童已有"猫"的基模，当他看到"老虎"时也称之为猫，必须有人纠正其错误，此刻他便对旧有基模做出改变，此心理过程即为调适。

（5）平衡（equilibrium）：在同化与调适之间达成均衡状态。

2. 布鲁纳认知表征论

布鲁纳将人类周遭事物，经知觉而将外在物体或事件转换为内在心理事件的过程，称为认知表征或知识表征。意指人类经由认知表征的过程获得知识，认为从事物变化中发现其原理原则，才是构成学习的主要条件。布鲁纳将认知发展分成三个阶段：

（1）动作表征期（Enactive Representation）。

0—2 岁的婴幼儿通过抓、推、取、举、走等动作与周围环境的事物产生关联，借由感觉性与运动性的探索活动来了解周围的世界并获得知识，这些对外界的探索都成为日后的动作技能，也成为求知的基础。

（2）形象表征期（图像表征，Iconic Representation）。

3—6 岁的幼儿学习是通过视觉影像方式的理解，亦即不必借由感官、动作的操作，而能以象征的方式来表示物体或事物，透过留在记忆中的心像（Mental Image），或靠照片图形等，即可获得知识，是由具体进入抽象的开始。

（3）符号表征期（符号表征，Symbolic Representation）。

6 岁以上的儿童运用语言、文字等抽象符号的方式理解外界环境，已能进行抽象思考，再透过文字、语言或语言符号来表示，并且与环境产生互动。

（四）社会认知取向：班度拉（Bandura），科尔伯格（Kohlberg）

学习是个人与其特殊的社会环境持续交互作用的历程。人类的行为大都经由学习而来，个体自出生就每时每刻、不知不觉中学习他人的行为，成熟可增加知觉和体能，经由模仿可增加复杂的语言和动作行为，而这一连串的学习活动都是社会性的，所以被称为社会学习，也是个体习得社会行为的主要途径。

1. 班度拉社会学习理论

班度拉提出观察学习四阶段，主张学习来自观察学习（observational learning）与模仿（modeling）：观察学习是指个体以旁观者的身份，观察别人的行为表现，即可获得学习。可分为以下四阶段：

（1）注意阶段：指在观察学习时，个体必须注意楷模所表现的行为特征，并了解该行为的意义，否则无从经由模仿而成为自己的行为。

（2）保持阶段：指个体观察到楷模的行为之后，必须将观察所见记下来，或能用语言描述楷模的行为，方可保留在记忆中。

（3）再生阶段：指个体对楷模的行为表现观察过后，纳入记忆，其后再根据记忆将楷模的行为以自己的行动表现出来。换言之,在观察早期的注意与保持阶段,不仅由楷模行为学到观念,而且也经模仿学到了行动。

(4) 动机阶段:指个体不仅经由观察模仿从楷模身上学到了行为,而且也愿意在适当的时机将学得的行为表现出来。

2. 科尔伯格道德发展三阶六段论

(1) 道德成规前期(Preconvenitonal Level of Morality):又称前习俗道德期(水平),学龄前以下婴幼儿在面对道德两难情境进行道德推理判断时,尚带有自我的中心倾向;凡事必须先考虑行为的后果是否能满足自己的需求,不能兼顾行为后果是否符合社会习俗或社会规范的问题。

- 第一阶段:避罚服从导向,尚缺乏是非善恶的观念,只因恐惧惩罚而服从阶段。
- 第二阶段:相对功利导向,行为的好坏依行为后果带来的赏罚而定,是一种利益交换的心态。

(2) 道德循规期(Conventional Level of Morality):又称习俗道德期,9 岁以上到成人一般都是遵从世俗或社会规范进行道德推理判断。如在家庭符合父母期望,在学校遵守校规,在社会遵纪守法。

- 第三阶段:寻求认可导向。顺从传统要求,听从大众意见,为求别人赞许而表现从众行为。社会大众认可的就是对的,社会大众反对的就是错的。
- 第四阶段:顺从权威取向。这是一种信守法律权威重视社会的心理取向。在心理上认同自己的角色,在行为上有责任心、义务感。

(3) 道德自律期(Postconventional Level of Morality):又称后习俗道德期,个人面对攸关道德的情境时,可本着自己的良心及个人的价值观进行是非善恶的判断,从而决定有所为或有所不为。

- 第五阶段:社会法制取向。以合乎社会大众权益所订法规为基础作为道德判断的标准,尊重法制但不拘于法律条文,法律是人订的,应适时予以修正。
- 第六阶段:普遍伦理取向。个人根据自己的人生观、价值观,建立对道德事件判断时的一致性和普遍性的信念。

(五) 社会文化取向:维果斯基(Vygotsky)

维果斯基的社会文化理论认为儿童发展是经由个体潜能的发展与社会文化的互动激发出来。人类自出生开始,就生长在一个属于人的社会里;在认知发展上,由外化而逐渐内化,由外在逐渐转为内在,由出生时的自然人逐渐变成社会人。维果斯基提出鹰架理论(Scaffolding),强调儿童智能最近发展区(zone of proximal development, ZPD)的发展,即个体独自解决问题所反映出的实际发展程度,与其经由有能力者从旁辅助或与有能力的同伴合作解决问题所反映出的潜在发展程度之间的距离。

(六) 心理动力取向:弗洛伊德(Freud),埃里克森(Erikson)

1. 弗洛伊德精神分析论

(1) 口腔期(oral stage, 0—1 岁)。

口腔欲望的满足可借由吸吮咀嚼、吞咽等活动获得满足,这个时期的婴儿通过吸奶嘴、奶瓶或手指,或者咀嚼、吞咬任何能放进嘴巴的东西,使口腔得到刺激,来获得性的满足。如果在这个时期没有获得适度的满足(太多或太少),会形成口腔型的人格。在行为上表现出贪吃、酗酒、吸烟、咬指甲等,在性格上表现出悲观、依赖、洁癖,都被认为是口腔性格的特征。

(2) 肛门期(anal stage, 1—3 岁)。

这个时期婴幼儿开始学习控制自己的肛门肌肉,以排出粪便,通过排泄时所产生的刺激快感获得满足。此时期的如厕训练如不适当,可能会留下不良影响。如厕训练方式过于严格容易致使肛门便秘型的人格,其特征是过分注意条理与细节、吝啬以及固执的人格;若如厕训练次数过于频繁,易造成肛门排泄型的人格,如果父母要求大小便的次数过于频繁,则幼儿会借由排出大小便发泄为乐事,也会因此而产生邋遢、草率、残忍、脾气暴躁、过分大方、冲动以及放肆的人格。

(3) 性器期(phallic stage, 3—6 岁)。

这个时期儿童心理性欲的快感带由肛门转移至生殖器,此时幼儿喜欢触摸自己的性器官。幼儿在此时期已能辨识男女性别，这个时期的男孩会十分爱恋自己的母亲，而十分忌妒自己的父亲，会视父亲为情敌，而有了仇恨的意图，这种接近母亲和排斥父亲的欲念称为“恋母情结”(Oedipal Complex)；反之，女孩想要接近父亲和排斥母亲的欲念称为“恋父情结”(Electra Complex)。

(4) 潜伏期(latent stage，7 岁至青春期)。

7 岁以后的儿童兴趣范围扩大，对性的兴趣转移到周围环境中的朋友与事物，男女生的界线分明，常分开玩游戏，直到春春期开始此种现象才有所转变。

(5) 两性期(genital stage，青春期以后)。

此时期开始时间，男生约在 13 岁，女生约在 12 岁，生理上的逐渐成熟与社会环境的影响使其对年龄相近的异性感兴趣，开始有了两性生活的意识，至此性心理的发展以臻成熟。

2. 埃里克森心理社会发展论

埃里克森的心理社会发展论是将人生全程视为连续不断的人格发展历程，并以发自自我成长的内在因素作为人格发展的动力，发展是连续而累积的，前一阶段如何解决会影响下一阶段解决的能力。过程中必须解决横跨一生中的各种不同发展议题，个体必须完成该阶段的发展危机以完成发展任务。埃里克森依照人生阶段性危机性质的不同，把人的一生划分为八个阶段，有不同的发展任务(developmental task)，个体在不同时期学习适应不同的困难，化解不同的危机，而后逐渐上升，最后完成自我实现的人生目标(表 1-1-2)。

表 1-1-2　埃里克森心理社会发展阶段

阶段	年龄	发展危机与任务	发展顺利的特征	发展障碍的特征
1	0—1 岁(婴儿期)	信任—不信任	对人信任，有安全感	面对新环境时会焦虑
2	2—3 岁(幼儿期)	自主行动(自律)—羞怯怀疑(害羞)	能按社会行为要求表现目的性行为	缺乏信心，行动畏首畏尾
3	4—6 岁(学龄前儿童期)	自动自发(主动)—退缩愧疚(罪恶感)	主动好奇，行动有方向，开始有责任感	畏惧退缩，缺少自我价值感
4	7—11 岁(学龄儿童期)	勤奋进取—自贬自卑	具有求学、做事、待人的基本能力	缺乏生活基本能力，充满失败感
5	12—18 岁(青少年期—青春期)	自我统整(认同)—角色混淆	有了明确的自我观念和自我追寻的方向	生活无目的无方向，时而感到彷徨迷失
6	19—30 岁(成年早期)	友爱亲密—孤癖疏离(亲密—孤立)	与人相处有亲密感	与社会疏离，时感寂寞孤独
7	31—50 岁(成年中期)	精力充沛(生产)—停滞颓废	热爱家庭关怀社会，有责任心有正义感	不关心别人生活与社会，缺少生活意义
8	50 岁—生命终点(成年晚期—老年期)	自我荣耀(统整)—悲观绝望	随心所欲，安享余年	悔恨

第二节　婴幼儿生理发展与保育

一、婴幼儿身高体重的发展

(一) 体重

婴幼儿的体重反映营养状况，这也是观察身体健康状况最容易看到的指标。95%的足月新生儿体重在 2 500—4 000 g，女性新生儿比男性低 110 g。每月平均增加 600—800 g。出生后半年每月平均增加 300—400 g，3—5 个月时体重是出生时的 2 倍(6 kg)，1 岁时增至 3 倍(9 kg)。

(二) 身高

随着骨骼发育，身高亦有所改变。一般而言，95%的足月新生儿身高在 45—55 cm。出生起到满

6 个月，平均每个月会长 2.5 cm。3 岁前是孩子的第一个身高发育高峰，如果孩子的出生身高不高，经过妥善喂养，2 岁时大部分能赶上正常孩子的身高曲线水准。（表 1-2-1）

表 1-2-1　1 岁前婴幼儿身高体重对照表

月龄 \ 性别	男		女	
	身高	体重	身高	体重
1 个月	48.2—52.8 cm	3.6—5.0 kg	47.7—52.0 cm	2.7—3.6 kg
2 个月	52.1—57.0 cm	4.3—6.0 kg	51.2—55.8 cm	3.4—4.5 kg
3 个月	55.5—60.7 cm	5.0—6.9 kg	54.4—59.2 cm	4.0—5.4 kg
4 个月	58.5—63.7 cm	5.7—7.6 kg	57.1—59.5 cm	4.7—6.2 kg
5 个月	61.0—66.4 cm	6.3—8.2 kg	59.4—64.5 cm	5.3—6.9 kg
6 个月	65.1—70.5 cm	6.9—8.8 kg	63.3—68.6 cm	6.3—8.1 kg
7—8 个月	68.3—73.6 cm	7.8—9.8 kg	66.4—71.8 cm	7.2—9.1 kg
9—10 个月	71.0—76.3 cm	8.6—10.6 kg	69.0—74.5 cm	7.9—9.9 kg
11—12 个月	73.4—78.8 cm	9.1—11.3 kg	71.5—77.1 cm	8.5—10.6 kg

二、婴幼儿骨骼的发展

婴幼儿骨骼的成长在怀孕 2 个月开始形成，出生第一年发育最快，青春期为第二高峰，到 20 岁时停止发育。男孩出生时比女孩高，但女孩的骨骼发育较男孩早熟两年。刚出生的婴儿约有 270 块骨骼，至幼儿期增加到 300 块，成年期时骨骼为 206 块。出生第一年骨胳的发育最快，身体柔软度佳不易骨折，6 个月以下婴儿颈椎尚未发育完全，抱持时需要提供颈椎支撑。在饮食上宜均衡饮食，不饮用纯水或蒸馏水，以增加婴幼儿发育时矿物质及维生素的补充，并提供适当的户外活动，通过阳光照射及睡眠帮助骨骼发育。

小提示

婴幼儿受到出生前胎位影响，再加上生产过程的压力，下肢通常有倾向“O”型腿的外型，并在大约 18 个月时达到巅峰。一直到 2 岁左右，肢体经自动矫正产生了“X”型腿。4 岁以后又开始会自动矫正。到了六七岁已逐渐接近正常直腿，就好像是时钟的钟摆一样，所以称作“钟摆现象”(pendulum phenomenon)。

小提示

有些婴幼儿坐着时习惯双脚向外屈曲成“W 式坐姿”(W sitting)，对臀部、膝盖和脚踝均有害。长期或惯用“W 式坐姿”会影响到大肌肉活动技能、平衡和协调等发展，使幼儿行走时呈“内八字脚”(pigeon-toed)，容易跌倒。

三、婴幼儿大脑的发展

人类的脑神经细胞数量约有 1 500 亿个，这些细长树枝状的脑细胞彼此之间又会形成上兆个称为突触(synapse)的连结。突触是一个神经元的冲动传到另一个神经元或传到另一细胞间的相互接触的结构。突触是神经元之间在功能上发生联系的部位，也是信息传递的关键部位。在出生前，胎儿的脑神经细胞几乎已经完全发育，脑部各部位结构也已发展完成。出生后，新生儿一接触到外界的感官刺激，神经细胞间便开始快速地联结，于是形成复杂的大脑神经网络。以脑容量而言，婴儿出生时脑部的重量不到成人的 30%，婴儿 1 岁时脑容量约为出生时的两倍，3 岁时则约有 3 倍之多，已和成人脑容量相近。婴幼儿时期的脑部可塑性最大，在这段时间里，外来的刺激对脑部的发展有决定性的影响。

四、婴幼儿内分泌系统的发展

人体机能的正常运作受到内分泌及神经系统所控制。内分泌系统由许多内分泌腺体所组成，包括下视丘及脑下垂体、甲状腺、副甲状腺、肾上腺、胰脏、性腺、胸腺等腺体。

（一）脑垂腺

脑垂腺位于脑的下方，是内分泌系统的总指挥。能分泌多种激素并影响其他内分泌腺的活动。脑垂腺可促进身体骨骼的生长，若幼年时分泌过多会长成巨人，分泌过少则成为侏儒。

（二）甲状腺

甲状腺位于喉部气管两旁，能刺激细胞代谢，人体器官的发育也和甲状腺素有关。在儿童期若甲状腺分泌不足，则身体的生长发育及智力发展都会受阻。

（三）副甲状腺

副甲状腺包埋于甲状腺内，可分泌副甲状腺素，用以调节体内钙与磷的量，分泌太少，血液含钙量过低，会导致抽搐甚至死亡。

（四）胰岛

胰脏分泌激素的组织叫作胰岛，能分泌胰岛素及升糖素。胰岛素可以使血液中的葡萄糖进入细胞，并促使细胞利用糖分或将之变成肝糖而储存。缺少胰岛素时，血液中葡萄糖量增加，葡萄糖会随尿液排出，叫作糖尿病。

（五）肾上腺

肾上腺位于肾脏的上方，可分泌肾上腺素，在发怒或恐惧时，肾上腺素可促使心搏加快，肠胃运动减慢，并使肌肉的血管扩张，增加血液量，以作有力而持久的收缩。因此发怒或恐惧时，会产生一股强大的力量来应变。

（六）性腺

卵巢和睾丸分泌的激素称为性腺。性腺分泌的激素可使生物表现不同的性别特征。

腺体的运作相当复杂，许多婴幼儿成长迟缓都与内分泌相关。脑下腺生长激素不足或缺乏的原因可能是先天性生长激素分泌不足、后天脑部受创或其他因素造成。若发现婴幼儿四肢躯干比例都很正常，但生长曲线明显低于正常值，即便智力正常、活动力也不错，都需加以关注，及早补充生长激素，就能让其发展趋于正常。此外，也有些婴幼儿甲状腺功能低下，除了身高不足，可能还会出现反应迟钝、眼皮四肢浮肿、胃口不好、容易便秘等症状，及早就医，都能在黄金期给予最佳治疗。

小提示

婴幼儿正常的身高生长速率如下：

- 出生后 1—6 个月：18—22 cm/年
- 6—12 个月：14—18 cm/年
- 1 岁：11 cm/年
- 2 岁：8 cm/年
- 3 岁：7 cm/年

五、婴幼儿动作的发展

(一) 新生儿时期

新生儿初期由于其神经系统尚未发育成熟,虽然有许多自发性的肢体动作,但这些挥动手臂或是踢脚多半是无意义的动作而非自主性动作。新生儿这种随意的动作,可分为全身性的活动(mass activity)与特殊部位的活动(specific activity)两种。

1. 全身性的活动

新生儿对身体肌肉的控制能力尚未完成,当受到部分刺激时,很容易引起全身性的活动。譬如,当新生儿情绪不佳或是睡梦中被吵醒时,除了脸部的表情外,其双手双臂或是双脚都会开始挥舞,表示身体受到干扰。新生儿觉醒的活动时间以清晨最强,其次是中午,每一次的小睡片刻都可以让其恢复体力提升活动量。

2. 特殊部位的活动

新生儿期特殊部位的活动可分为一般性动作与反射动作,一般性动作泛指对刺激所产生的直接性反应,如打呵欠、头部转动、身体翻转、挥动手臂、踢动双腿等,都是身体的一般性动作。反射动作不需要学习,是对于特殊刺激所产生的一种特定反应,反射动作也是评估新生儿时期神经功能的重要指标。一般而言,可以将反射动作分为对生存有意义的反射动作与对生存较不具特殊意义的反射动作。如缺少这些正常的神经反射,表示婴儿在脑部及神经方面可能出现问题,需要加以注意。

(二) 婴幼儿期

从出生1个月到2岁左右称之为婴幼儿期,在这一阶段婴儿的发展非常快速,不仅承接新生儿的发展,最重要的就是基本动作能力的建立,包括抬头、翻身、扶坐、独坐、爬、站、走等动作。

1. 4—6个月

此阶段婴儿的身体各部分发展已臻成熟,会出现反射反应,其发展的历程为俯姿翻为仰姿,再由仰姿翻为俯姿。5—6个月神经、骨骼、肌肉等各部位已渐渐发展成熟,而翻身动作良好,将有助于其之后坐姿的发展。

2. 6—8个月

婴儿6—7个月大时,从翻身到坐起是连贯动作的自然发展;通常婴儿会先靠着呈现半躺坐的姿势,接下来身体会微微向前倾,并开始学会独立的坐姿。一直要到8—9个月才能不须任何扶助,自己也能坐得好。婴儿会坐得稳了,表示其骨骼发育、神经系统、肌肉协调能力等发育渐渐趋于成熟(图1-2-1,图1-2-2)。

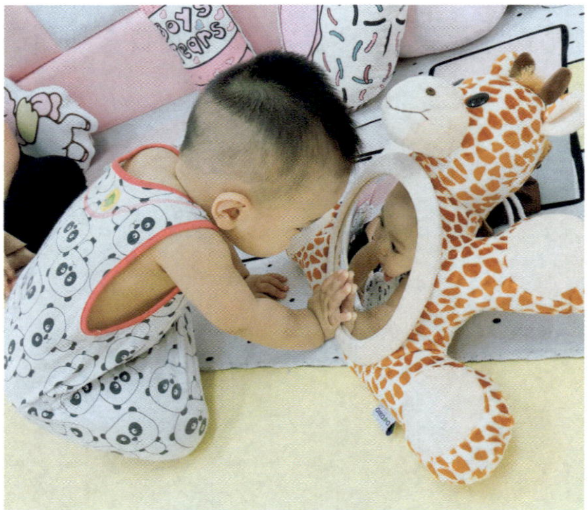

图1-2-1 6—7个月的婴幼儿有更多探索需求

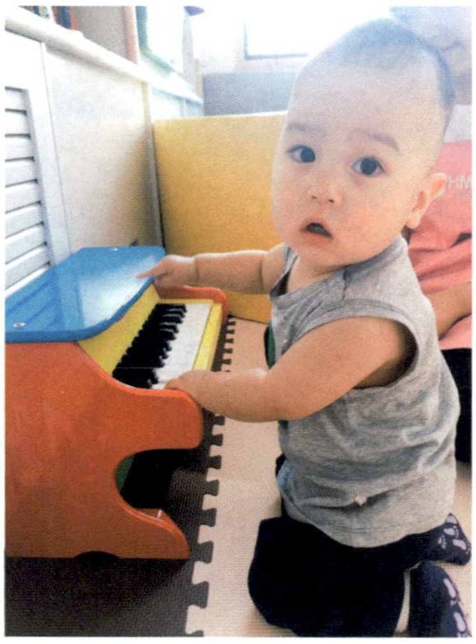

图1-2-2 8—9个月借助扶持可发展更多身体的控制能力

3. 8—9 个月

爬行是所有粗大动作发展的基础，婴儿在 8 个月左右时懂得自然的爬行。在学习爬行的初期，几乎都是以同手同脚的移动方式进行，9 个月大时，身体才能慢慢离开地面，采取两手前后交替的方式，开始顺利地往前爬行。婴儿爬行时用手腕支撑身体重量，能训练手腕的力量，对婴幼儿发展自理能力也有所帮助，也可训练婴幼儿膝、臂动作的协调与四肢关节的灵活度。

4. 9—10 个月

一般婴儿在 8 个月左右可经由扶持而慢慢学习站立，9 个月时能攀扶着家具站起来，到了 10 个月时就可独立站立。站是走的前驱期，婴儿在学会了站及接下来走的动作之后，对身体有更大的掌控能力，也能开展更多对外界的探索(图 1-2-3，图 1-2-4)。

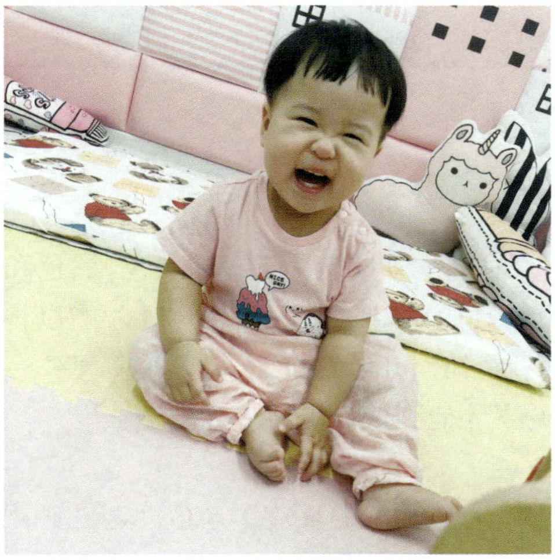

图 1-2-3　提供安全空间有助于婴幼儿肢体发展

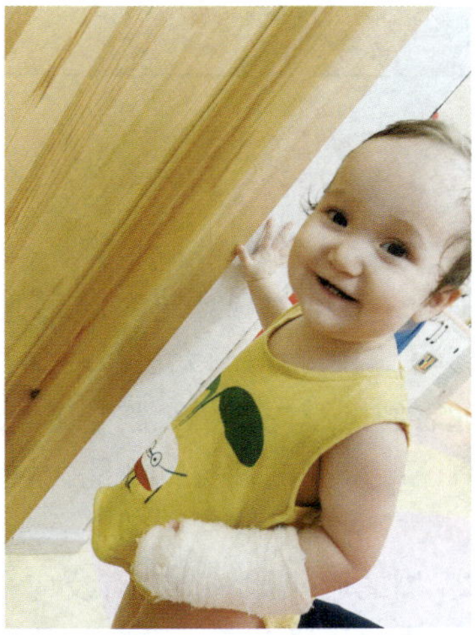

图 1-2-4　10 个月时就可独立站立

5. 10—15 个月

当婴幼儿开始走路就代表婴幼儿腿部肌肉的力量已经足以支撑本身的重量，能运用四肢关节，上下肢各动作的发展也已经能协调得很好，能灵活地转移身体各部位的重心(表 1-2-2)。

(1) 第一阶段：婴幼儿放手后能稳定站立，开始尝试走路，可利用学步车辅助练习。

(2) 第二阶段：开始展开站→蹲→站的连贯动作，需要足够的腿部肌力及身体的协调度，可玩捡玩具的游戏增加其练习机会。

(3) 第三阶段：婴幼儿能扶物行走，有些婴幼儿可放开手走 2—3 步，此阶段需要加强平衡感的训练，可多鼓励婴幼儿放手行走。

(4) 第四阶段：注意婴幼儿腿部的肌力及身体与眼睛的协调度，也可让婴幼儿尝试在不同地面行走的能力，可多利用楼梯训练肌力。

(5) 第五阶段：婴幼儿已能行走良好，对周围事物产生更多好奇心，宜多提供其探索机会。

表 1-2-2　婴幼儿动作发展里程碑

出生月龄	动作发展
2	略能够控制头颈部，可在俯卧姿势时抬胸
3	可以整个手掌伸手抓取物品
4	可在扶持之下坐立；能抓住物品
5	稍控制腰部肌肉而可以自行尝试翻身
6	在有扶持的情况下可自行坐立；能拿起物品
7	腰部肌肉已有完整力气，无须靠背即可自坐，轻易翻身
8	扶着物品站立；腹部着地爬行

（续表）

出生月龄	动作发展
9	扶物可自行站立
10	腹部不着地，可运用四肢爬行
11	可以在搀扶下行走一小段
12	可自行扶物行走
13	可自行放手行走
14	可以五个手指头玩弄或抓取物品
15	可自行爬行上阶梯
18	可自行爬上椅子或桌子

六、婴幼儿感觉器官的发展

（一）视觉

刚出生的婴儿因为视觉肌肉尚未成熟，视觉距离在20—30 cm，只能看到灰色、黑色和白色的物体，对人的脸有偏好。他们无法在两个目标物体之间移动眼睛，要到3—4个月时才能以视觉追随移动物品。随着视网膜内柱状细胞与锥状细胞的良好发展，他们开始对红、黄、绿、蓝等基本色较敏感，6个月时已有三维空间的视觉判断能力，视力要到5—6岁才能到成人视力的标准。

（二）听觉

怀孕24周的胎儿即对声音有反应，出生后对于声音有更敏感的反应。新生儿若在睡眠中被声音所打扰，会产生眼睛睁开并哭泣的惊吓反应。2个月以后，对声音的接受度逐渐增加，可习惯生活中常见的声音。3个月以后开始发展辨识、区别声音，对最熟悉的声音较有感觉，对声音的来源产生兴趣。8个月左右婴儿会主动发出声音，并根据听到的他人言语而模仿发出声音，也逐渐可区分声音有无意义，大多数的婴儿在10个月左右会模仿叫爸爸、妈妈。1岁以上的婴幼儿区分声音的能力更加成熟，并且会配合声音的节奏做动作，也会听从声音的指令。到2岁左右已具备听觉记忆的能力，配合语言发展可开展与人对话。

（三）嗅觉

新生儿阶段已可进行嗅觉辨认，可分辨出母亲及照顾者的气味。在2个月左右，就已经会分辨各种浓度不同的气味并对气味产生好恶。3—5个月的婴儿开始寻找及探索气味的来源，5个月时嗅觉能力快速扩展，会将闻到的气味与大脑中的印象做比对。9—12个月时已有相当发达的气味分辨能力，嗅觉的发展已与成人相当接近。

小提示

新生儿对于照顾者及环境非常敏感，并常借由嗅觉来建立亲子关系及产生归属感，因此照顾者不宜在此阶段使用香水等混淆嗅觉辨识的非自然气味干扰婴儿对气味的判断，可以抱着婴儿，借由熟悉的体味来稳定婴儿的情绪，并加深依恋关系。

（四）味觉

味觉是发展最迟缓的器官，需要靠视觉、嗅觉及触觉辅助。4个月胎儿舌头上的味蕾已发育完全，能尝试羊水的味道了。7—8个月时味觉的神经束已髓鞘化，故出生时味觉已发育完善。出生第2天的婴儿就有味觉能力，1个月的婴儿对甜味有喜好的表情，但对咸、酸或苦味液体则作出皱鼻子、撅嘴等拒绝性的反应。婴幼儿的味觉较成人更敏感，成人不应以自己的喜好或标准为婴幼儿选择和制作食物，否则容易造成口味过重。要使婴幼儿的味觉得到良好的发育，应该特别重视断奶期的味觉体验，通过品尝各种食物，可促进对食物味觉、嗅觉及口感的形成和接受。

小提示

世界卫生组织（WHO）最新研究显示，许多市售的6个月以下婴儿辅食产品中含糖量过高，这可能影响婴儿味觉发育，使得其更加偏好甜味食物。

（五）触觉

触觉系统是所有感官系统中最早发展的，最早从嘴唇开始。第12周的胎儿就已有触觉反应；14周左右，触觉神经则会布满胎儿的全身。触觉刺激主要分为皮肤表面接收到的轻压或轻触讯息及皮肤表面接收的重压、重捏等动作，婴幼儿的脸部对压力最敏感，痛、痒至2—3个月才开始有感觉。良好的触觉解读能力可以帮助婴幼儿建立安全感及稳定的情绪。刚出生到一个半月大的婴儿，透过照顾者的抚触，就能感受到被爱的感觉；3个月大的婴儿已经可以透过不同的方式和不同的触觉经验，分辨出不同的照顾者。4—7个月时，婴儿开始对探索自己的身体感兴趣；8—9个月以后，借由爬行、学步时的触觉刺激，可增进婴幼儿的感觉统合发展。

小提示

感觉统合（sensory integration）理论为美国珍·爱尔丝（Jean Ayres）博士所提出，是目前促进儿童发展相当重要的方法。环境中的丰富感觉讯息包含：前庭觉、本体觉、触觉、视觉、听觉、嗅觉与味觉等。在统合这些讯息的过程中，大脑会整合、处理来自身体与环境的感觉刺激讯息，并根据得到的讯息，学习如何适宜和有效地去控制或适应环境，依据环境中对活动的需求与要求，表现相对应的行为。

小提示

触觉防御型的婴幼儿可能对一些特定活动相当排斥，如洗头、剪指甲、剪头发或不喜欢与他人共处，或是对于衣物有特定的喜好（不喜欢套头的衣服或是新衣服的质地），或是一点点的沙子、胶水、蘸酱，都呈现厌恶感。触觉防御型的孩子，可以在帮他洗头、洗脸、洗澡或睡觉前，以手或柔软的毛巾，柔和地触压或按摩头、手、脚或背部，这些刺激具有安定神经的作用，有助于促进对触觉的接受。

第三节 婴幼儿心理发展与保育

一、婴幼儿语言的发展

学习语言是人类天生的本能，婴幼儿学习第一个语言一定就是与生活最直接接触的学习方式，是以自然浸入的方式学习语言，婴幼儿通常在18个月左右开始大量出现口语词汇。24个月时婴幼儿词汇量应已超过50个，并开始出现双词语句，如“妈妈抱抱”。36个月时词汇量约有1 000个，并已经开始出现符合语法的语句。结合生活经验环境刺激的学习，才能奠定早期语言学习的基础。

(一) 影响儿童语言发展的因素

(1) 先天遗传能力的限制。

(2) 后天社会环境的支持。

(3) 家庭社经地位的影响。

(4) 父母教育程度的高低。

(5) 亲子互动技巧与模式。

(6) 友伴的陪同与互动技巧。

(二) 语言的组成成分

1. 语音

语音指语言所发出的声音,又称音素,为基本的发声单位,不同语言会有不同的语音。婴幼儿借由聆听成人的声音,模仿为自己的发音方法,8—12 个月大的婴儿已经可以开始使用不同的声调来表达讯息。语音的辨别力在 1 岁前便已成熟,3—4 岁是语音发展的黄金时期。在练习语音的过程中,声调的发展顺序为先能区分一声及四声,进而能区分二声、三声,约 2 岁前完成。

2. 语意

语意是指语言最常代表的涵义,可以是一个字、一个人、一个词或一句话,是语言理解及使用的基础,与认知发展相关。幼儿的语意常常会出现过度延伸,意即使用某字时,除了有标准意义外,还用来解释其他类似的物体、动作或事件,例如对着狗、猫或马这些四条腿的东西,一律叫作“狗”。或有延伸不足,意即使用某字时,只限于解释标准意义中的一部分而已,例如说“杯杯”只是用来指特定自己喝水时用的那个杯子。在此阶段词性发展顺序为:名词→动词→代名词→形容词。

3. 语法

语法就是语言的结构,也是指将字、词组织成有意义的句子,在语言学习过程中,这些语法为是否有效沟通的关键,婴幼儿约在 21 个月开始会出现一个词的语法,30 个月以后才开始使用超过两个字的句子。发展顺序为:陈述句→疑问句→否定句。不同语言在语法规则上有极大的差异,幼儿必须经过不断的探索和练习,才能灵活运用不同语言的规则。

4. 语用

语用即语言的应用,能在不同的时间、地点及情境中适当地使用语言,达到有效沟通的目的,在使用语言时,也需同时考虑听者的想法及感受。2 岁左右的婴幼儿会聆听同伴们的对话,3 岁前语言的主要功能为发问、要求及回答。

(三) 语言发展的阶段

1. 准备期或先声时期(0—1 岁)

此时期婴儿语言发展重点在变化不同声音和建立对人的熟悉度。具体可分为以下次阶段。

(1) 咕咕期(cooing):1—2 个月开始,多数的新生儿会发出自发性咕咕声,大约 3 个月开始,会产生连串的咕咕声。当婴儿发出咕咕声时,其口腔动作已经出现类似说话的动作,大约在 4 个月左右会发出“咯咯”的笑声。

(2) 牙牙学语期(babbling):5—8 个月间,婴儿开始探索自己可以发出什么声音,会大量地玩弄不同的辅音和元音,也会出现语调的模仿;10 个月左右,婴儿会不断重复同一个音节,例如:babababa、mamamama,有助于后期正式语言的形成。

2. 单词句期(1—1.5 岁)

当婴幼儿开始出现第一个有意义的字词时,就进入单词期阶段了,且通常是“爸爸”“妈妈”,这也代表婴幼儿完全了解自己所发出声音的意义,并有意地表达自己的需求,为真正语言开始的时期,也是语言发展的关键期。此阶段婴幼儿会尝试以单字呈现整句的意思:如叫“爸爸”,代表“爸爸抱抱”;并以声音代表物品,如以“喵喵”代表猫咪,以“汪汪”代表狗;利用叠字表示意思,如饭饭(吃饭)。

3. 多词句期(1.5—2 岁)

婴幼儿学习到足够多的词汇后,会开始将词句组合使用,由单字语句发展为双字语句,逐渐形成简单句，也喜欢知道/认识物品名称，并加以运用。在词句组合上，通常是一个动词（看、玩）加上一个名词（电视、书、娃娃）的结合。语句的产生类似电报语句，因此这阶段又称“称呼时期”，或“电报语言期”，此时期句中以名词最多，渐增加动词，再次为形容词，如幼儿说“妈妈——走”代表“妈妈，带我走出去外面”。

4. 复句期（2.5—3.5 岁）

此阶段婴幼儿对于语言的使用能力更为进步，逐渐使用复句，能讲两个平行的句子。因果思维萌芽，对其不熟悉的事也喜欢发问与成人互动，故这时期又称“好问期”。随着对语言掌握能力的提高，婴幼儿的词汇量不断增加，并可用长串的字组成句子，有正确的文法表达。这时期是幼儿将来语言发展的关键时期，照顾者应有效地加以辅导并提供学习资源。

表 1-3-1　婴幼儿语言发展阶段

前语言期（准备、先声期）	出生—1 岁	哭泣、手势、呀呀声音（出现明显、固定顺序） 咕咕声（觉得舒服时发出）→呀呀语（3—4 个月）→雏型语言（出现语调模仿）
单词句期	1—1.5 岁	说“妈妈”（可能代表“妈妈我要抱”）、“喵喵”（指猫）
双词句期	1.5—2 岁	句子不完整、文法不合；爸爸 bu bu（可能代表“爸爸我要坐车”）
造句时期	2—2.5 岁	模仿人说话，学会用“你、我、他”
好问时期	2.5—3 岁	喜欢问问题和使用复句
完成语言期	4—6 岁	语言发展接近成人

二、婴幼儿认知的发展

皮亚杰定义认知发展（cognitive development）是指个体自出生后在适应环境的活动中，吸收知识时的认知方式以及解决问题的思维能力，透过认知结构（基模：Schema）构成认知的基本架构。因此认知发展可视为个体的基模随年龄增长经历同化、调适与适应等基本历程产生的改变。皮亚杰将儿童的认知发展区分为四个阶段：感觉动作期（0—2 岁）、前运算期（2—7 岁）、具体运算期（7—11 岁）及形式运算期（11—16 岁）。

0—2 岁婴幼儿的发展处于感觉运动期，婴儿的感官系统自出生便开始运作，认知是借由婴儿与这世界的肢体互动而发展，可再细分出六个次阶段。前五个次阶段，婴幼儿学习协调所输入的感觉，并组织有关他们的环境的活动；到了最后一个次阶段，婴幼儿从试误地学习进步到使用符号与概念去解决简单的问题。

（一）第一阶段：反射动作的修整（modification of reflexes）

新生儿的一些动作来自原始反射，会随着脑部逐渐发育成熟，约在三四个月时慢慢地自然消失。在此阶段婴儿无法协调感觉讯息。

（二）第二阶段：初级循环反应（primary circular reaction）

此时期的婴儿重复做出最初偶然发生而令他感觉愉悦的行为（如吮吸拇指），也开始慢慢注意外界刺激。活动集中于婴儿自己的身体而非行为对环境所造成的结果，透过这些尝试行为，婴儿能够协调感觉讯息并抓取物体。

（三）第三阶段：次级循环反应（secondary circular reaction）

此时期婴儿的兴趣点扩及与外界有关的重复行为，会在环境中寻找让自己感兴趣的有趣事物并反复地操作练习，对环境产生更大的兴趣，有意识地以自己感受到有趣结果的动作来延续有趣的经验。

（四）第四阶段：次级循环反应协调（coordination of means and ends）

婴幼儿开始能协调一系列的行为来达成特定目标，通过先前学得的行为（基模）来达到他们的目的，此时行为的发生对婴幼儿而言是刻意且有意图的，此阶段也可以预期事件的发生。

（五）第五阶段：三级循环反应（tertiary circular reaction）

婴幼儿主动地探索外界以寻求新奇事物，可借由尝试错误的探索进而判断特定行为造成的后果，会依据情境修正自己的行为以达成目标，乐于尝试新活动，并使用试误法解决问题，显现出好奇心与实验精神以观看结果的发生。

（六）第六阶段：基模内化历程（internalization of schemes）

对事物的认定不再局限于使用试误法解决问题，透过象征性思维让婴幼儿得以开始思考事件并预测其结果而无须诉诸行动，透过洞察能力可练习使用动作与语言，并且能够做出假想行为。

三、婴幼儿情绪的发展

情绪是由某种刺激（外在的刺激或内心的身体状况）所引起的个体自觉的心理失衡状态，身体也会产生生理变化，例如愤怒时脸红、气喘等（表 1-3-2）。情绪的发展与其他复杂行为一样，一定要通过成熟与学习两种方式而发展。

婴幼儿的情绪反应是随着生物最原始的反应逐渐分化而来的，受到成熟与学习影响深切。加拿大心理学家布雷吉士（Bridges）提到新生儿的情绪有"恬静"及"杂乱无章的激动状态"两种状态。随着孩子的身心发展，"杂乱无章的激动状态"再分化为"苦恼"与"兴奋"。当婴儿 3—6 个月大时，"苦恼"的情绪反应越来越成熟，一般源于饥饿、尿布湿了这些不适现象，通常表现方式是啼哭、手脚齐舞。在此基础上，苦恼再次分化为"惧怕""厌恶"与"愤怒"；约 18 个月时，再发展为"嫉妒"。

表 1-3-2　儿童情绪发展里程表

年　龄	情绪发展
0—5 周	满足、惊讶、厌恶
6—8 周	高兴
3—4 个月	生气
8—9 个月	害怕、悲伤
1—1 岁半	害羞
2 岁	骄傲
3—4 岁	嫉妒、罪恶
5—6 岁	自信、谦虚、担心

在婴儿约 3 个月大时，"兴奋"的情绪反应分化为"愉快"，表现为有人逗弄玩耍时的喜悦反应；6—12 个月大时，"愉快"的情绪反应会发展为"得意""喜爱"；18—24 个月大时，再分化为"快乐"。

为了婴幼儿在早期情绪发展过程中有良好的分化基础，照顾者在与婴幼儿相处过程中，要积极回应婴幼儿的需求，做好情绪管理，有良好的情绪示范，能以温和和缓的态度来处理生活事务，并给予婴幼儿充分的安全感以及正当宣泄情绪的方式。避免不良情绪过度的累积，而导致情绪困扰的情况发生。

小提示

- 婴儿 5 个月—1 岁时开始出现陌生人焦虑（stranger anxiety），是指婴儿对不熟悉的人所产生的一种忧虑感，此种焦虑在 8—10 个月时达最高峰，婴儿对陌生人的这种反应可以证实，婴儿在概念上已能区分照顾者与他人的不同。
- 分离焦虑（separation anxiety）通常发生在婴幼儿时期，或是儿童期需要上学的时候，有些人甚至延续到成人期，影响人际互动与生活适应。婴幼儿分离焦虑的常见反应为黏人哭闹并且感到不安。这是正常情绪发展现象，建议用鼓励的方式，逐渐缓解婴幼儿的分离焦虑。

小提示

婴幼儿与照顾者的依恋关系品质对婴幼儿情绪发展有相当大的影响，根据安斯沃思(Ainsworth)的研究，认为依恋发展有五个阶段。

- 第一阶段为出生至3个月：婴儿做出包括吸吮、拱鼻、抓握、微笑、注视、搂抱、视觉追踪等行为，透过这些接触，婴儿了解到照顾者的独特特征。
- 第二阶段为3—6个月：婴儿回应熟悉人的微笑要多于陌生人，且熟悉的人出现时，会表现出较多的兴奋，如果离开，则会有焦躁不安的情绪表现。
- 第三阶段为6—9个月：婴儿爬行和伸手抓握的协调能力使其能更有效地控制行为，能主动寻求与依恋对象的身体亲近。
- 第四阶段为9—12个月：婴儿与照顾者彼此的互动模式会被组织成一种复杂的依恋基模。
- 第五阶段为12个月以后：婴幼儿会使用种种行为去影响他们的父母或主要照顾者的行为，并以此来满足他们的亲近需要。他们会要求父母抱抱，跟随大人身边等，以满足他们对身体接触、亲近和爱的需要。

四、婴幼儿人格的发展

首先提出人格发展理论的，是弗洛伊德所创建的精神分析论，尔后埃里克森的心理社会期发展论，也由弗洛伊德的理论演变立论而来。两位学者的基本理论在本章第一节已介绍过，在此将从弗洛伊德的人格结构论来探讨婴幼儿的人格发展。

弗洛伊德认为，人格结构分为本我、自我及超我，这三部分交互作用所产生的内在动力，支配了个人所有的行为(表1-3-3)。此三者虽然各司其职，然而三者之间需维持平衡，才能具有健全的人格，否则倾向任何一个极端，不是形成自我中心、缺乏自我控制，就是形成过分抑制自我。

表1-3-3 弗洛伊德人格结构表

	本我(id)	自我(ego)	超我(superego)
意义	生物我	真实我	道德我
原则	快乐原则	现实原则	完美原则
内涵	原始冲动、内在驱力	本我与超我之间的调节器	道德规范、社会约束的力量
作用	追求食、性与刺激等立即性的满足(满足个人的欲望)	协调本我与超我，使个体能在现实环境中得到满足	管制与压抑本我的冲动，以满足社会的期待与要求

(一) 本我(id)

本我是人格结构中最原始的部分，遵循快乐原则(pleasure principle)，其特质为追求个体的生物性需求，是个人行为的原始动力，如：食物的饱足、性欲的满足或避免痛苦的感觉等，借着立即的满足，来宣泄原始的冲动，以缓解紧张的状态。这是在人类大脑中潜意识形态下的思想。弗洛伊德认为人类在婴幼儿时期，“本我”的思想表现最为突出。

(二) 自我(ego)

自我由本我中逐渐分化出来，介于本我与超我之间，指个人有意识的部分，是人格的心理组成部分。它以现实原则(reality principle)去制约快乐原则(pleasure principle)。自我是人格结构中的主要部分，自我借着与现实环境相接触，从而形成适应的作用，故受现实原则支配。自我的主要功能为：满足基本的需欲以维持个体的生存、调节本我之原始需要，以符合现实环境，管制不为超我所接受的冲动，调节并解决本我与超我之间的冲突，弗洛伊德认为自我是人格的执行者。

（三）超我（superego）

超我在人格结构中居于管制地位，是监督者的角色，是个人由社会规范、道德标准、价值判断内化而成，故受道德原则（moral principle）所支配，其主要功能为：管制不容于社会的原始冲动，诱导自我使其能以合乎社会规范的目标代替较低的现实目标，使个人向理想努力达成完美的人格。

人格结构在 5 岁大致发展完成，家庭与学校是奠定人格的基础场所，照顾者常扮演举足轻重的角色，从生活照料的细节、哺乳方式、大小便习惯的训练等，对应不同性格特征的婴幼儿，都会对其人格发展产生影响。在教保过程中给予婴幼儿合理的照顾与学习机会，能有效建立婴幼儿的自立自主性，奠定优质人格的基础。

五、婴幼儿游戏行为的发展

婴幼儿的认知发展在游戏与生活中，透过不断的同化和调适的交互作用逐渐形成。因此游戏对婴幼儿来说，不仅是他们认识世界的方式，也是一种练习生活的机会，透过游戏可以有认知、情意、技能方面的学习，从游戏中逐渐增强对“自我”的发展，建立自我效能感。婴儿时期游戏行为的发展主要以动作、感觉为认识外在环境的主要方式。婴幼儿在第一年的玩物游戏是借着重复动作和未分化的动作，慢慢发展成为有组织、有前后顺序的动作模式，1 岁前的婴儿一次只玩一个玩物，1 岁之后可以玩多种玩物，2 岁之后可知道玩物的特性及玩法（表 1 - 3 - 4）。

表 1 - 3 - 4　不同月龄婴幼儿游戏行为表现

月龄	游戏行为表现
2 个月前	主要用眼睛探索
3 个月内	喜吸吮、触摸玩具及拳头，常手足挥舞
4—5 个月	喜手部动作，宜提供软球抓握，喜躲猫猫游戏
5—6 个月	喜触摸及感觉事物，喜填充玩偶、球、飘浮玩具，以及至户外走走
6—9 个月	喜爬行、碰触所有物品及简单易操作织物
9—12 个月	扩大活动范围，喜敲打、推拉物品且喜与大朋友玩
12—18 个月	喜探索事物性质，发现走路乐趣及功能，宜提供平衡木马、小脚踏车、敲打玩具
18 个月—2 岁	操弄性行为增加，适合培养专注习惯，喜户外活动、好奇
2 岁	模仿性渐明显，玩法由操弄进入创造，强烈喜爱拆散、组合玩具，喜大图片故事书，喜涂鸦
3 岁	好奇、幻想达最高峰，喜沙、水、美术活动

婴幼儿游戏的型态有以下分类方式。

（一）玩物游戏

玩物游戏是指在游戏中使用玩具的情形。借由重复动作和未分化的活动，慢慢发展成为有组织、有前后顺序的动作模式。例如，婴儿将玩具放到嘴里去玩，或乱敲打玩具等。

（二）表征游戏

表征是想象、假装的一种呈现，1 岁大的婴儿可以有假装喝水、吃东西、睡觉等游戏行为。

（三）社会游戏

美国心理学家帕顿（Parten）最早针对儿童的社会性游戏（social play）的发展进行研究，发现学龄前儿童社会性的参与会随着年龄的增长而逐渐增加，并定义出以下六种社会性游戏。

（1）无所事事行为（0—2 岁）：玩的时候无目的，随兴走走看看，并无明确目的。

（2）旁观行为（2—2.5 岁）：在一旁观看他人游戏，自己并未参与其中。有时会与游戏参与者有口语互动，但无动作参与。

（3）独自游戏（2—2.5 岁）：注意力在玩具上，聚集在一起，但各玩各的玩具，彼此之间不会交谈也没有交集，完全沉浸于自己与玩具的游戏中。

（4）平行游戏（2.5—3.5 岁）：依然是各玩各的，但他们所玩的玩具、材料与游戏方式类似。并未与其他同伴一起玩。

（5）联合游戏（3.5—4.5 岁）：渐渐开始与其他同伴互动，彼此会交换分享玩具或交谈。幼儿间从事类似的活动，但没有形成对游戏玩法的共识与规则。

（6）合作游戏（4.5—6 岁）：开始会为了达成某个目标或结果而一起游戏，已开启团体竞争游戏。

（四）动作游戏

动作游戏是指与婴幼儿身体有关感觉动作方面的游戏类型。随动作发展的原则，即"由头到脚，由躯干到四肢"的发展方向。婴儿会将自己的脚拿到嘴巴来吃；2—3 岁的幼儿喜欢边走边跳等。

（五）认知游戏

（1）功能游戏（或感觉动作游戏）：出生至 2 岁左右。

（2）建构游戏：约 2 岁起。

（3）象征游戏（或戏剧游戏）：2 岁至 7 岁。

（4）规则游戏：7 岁至 11 岁。

第四节　婴幼儿成长与测评实务

一、婴幼儿身高测评实务

婴幼儿的身高、体重会受遗传及环境因素的影响，尤其是身高格外显著。婴儿出生时的平均身高约 50 cm，从出生到 3 岁前，是婴幼儿身高发展的高峰期。1 岁之前，大约可长高 25 cm；1—2 岁长高 12—13 cm；2—3 岁长高 7—8 cm；从 4 岁开始，每年长 4—6 cm，人生中身高发展的高峰期就要等到青春期。

在测量婴儿身长时，需先将婴幼儿的身体摆成直线，头置于测量板的中线，轻柔地将其膝盖下压打直，再将测量固定板移至婴儿脚底，并阅读刻度。在进行测量时，可以准备一些小玩具供婴幼儿玩耍，避免因其任意扭动造成的测量误差。

操作演示

用物与设备

婴儿身高测量器。

实施步骤

（1）将婴儿身高测量器放在平稳台面。

（2）将婴儿抱到婴儿身高测量器上，并给予安抚（图 1－4－1）。

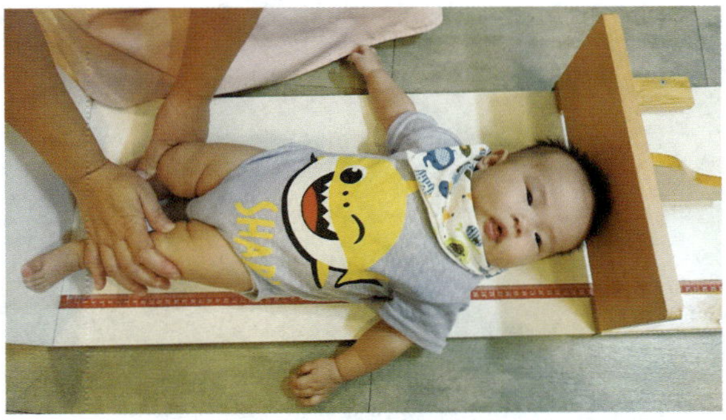

图 1－4－1　将婴儿放在测量器上

视频：测量身高

(3) 将婴幼儿的头置于测量板的中线，轻柔地将其膝盖下压打直，再将测量固定板移至婴儿脚底，并读取刻度(图 1-4-2，图 1-4-3)。

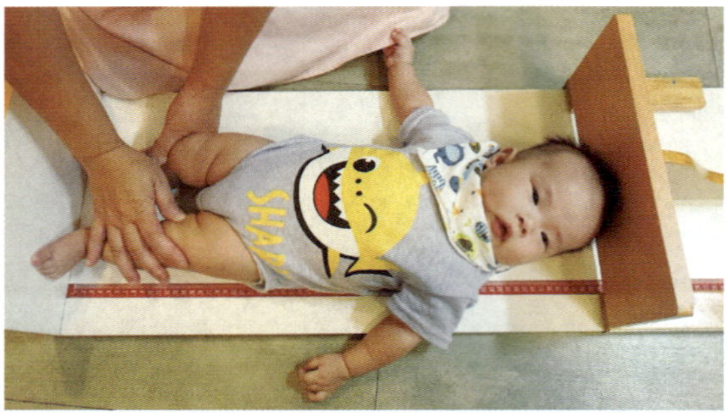

图 1-4-2 固定婴幼儿

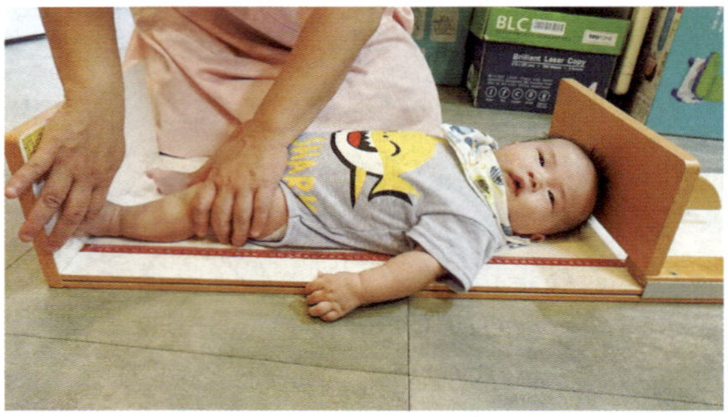

图 1-4-3 读取刻度

根据 2009 年 6 月 2 日由卫生部公布的中国 7 岁以下儿童生长发育参照标准，0—3 岁以下男童及女童的身高标准值可参照表 1-4-1、表 1-4-2。

表 1-4-1 0—3 岁以下男童身高(长)标准值(cm)

年龄	月龄	−3SD	−2SD	−1SD	中位数	+1SD	+2SD	+3SD
出生	0	45.2	46.9	48.6	50.4	52.2	54.0	55.8
	1	48.7	50.7	52.7	54.8	56.9	59.0	61.2
	2	52.2	54.3	56.5	58.7	61.0	63.3	65.7
	3	55.3	57.5	59.7	62.0	64.3	66.6	69.0
	4	57.9	60.1	62.3	64.6	66.9	69.3	71.7
	5	59.9	62.1	64.4	66.7	69.1	71.5	73.9
	6	61.4	63.7	66.0	68.4	70.8	73.3	75.8
	7	62.7	65.0	67.4	69.8	72.3	74.8	77.4
	8	63.9	66.3	68.7	71.2	73.7	76.3	78.9
	9	65.2	67.6	70.1	72.6	75.2	77.8	80.5
	10	66.4	68.9	71.4	74.0	76.6	79.3	82.1
	11	67.5	70.1	72.7	75.3	78.0	80.8	83.6
1 岁	12	68.6	71.2	73.8	76.5	79.3	82.1	85.0
	15	71.2	74.0	76.9	79.8	82.8	85.8	88.9
	18	73.6	76.6	79.6	82.7	85.8	89.1	92.4
	21	76.0	79.1	82.3	85.6	89.0	92.4	95.9
2 岁	24	78.3	81.6	85.1	88.5	92.1	95.8	99.5
	27	80.5	83.9	87.5	91.1	94.8	98.6	102.5
	30	82.4	85.9	89.6	93.3	97.1	101.0	105.0
	33	84.4	88.0	91.6	95.4	99.3	103.2	107.2
3 岁	36	86.3	90.0	93.7	97.5	101.4	105.3	109.4
	39	87.5	91.2	94.9	98.8	102.7	106.7	110.7
	42	89.3	93.0	96.7	100.6	104.5	108.6	112.7
	45	90.9	94.6	98.5	102.4	106.4	110.4	114.6

注：表中 3 岁前为身长，3 岁及 3 岁后为身高。

表 1-4-2　0—3 岁以下女童身高(长)标准值(cm)

年龄	月龄	−3SD	−2SD	−1SD	中位数	+1SD	+2SD	+3SD
出生	0	44.7	46.4	48.0	49.7	51.4	53.2	55.0
	1	47.9	49.8	51.7	53.7	55.7	57.8	59.9
	2	51.1	53.2	55.3	57.4	59.6	61.8	64.1
	3	54.2	56.3	58.4	60.6	62.8	65.1	67.5
	4	56.7	58.8	61.0	63.1	65.4	67.7	70.0
	5	58.6	60.8	62.9	65.2	67.4	69.8	72.1
	6	60.1	62.3	64.5	66.8	69.1	71.5	74.0
	7	61.3	63.6	65.9	68.2	70.6	73.1	75.6
	8	62.5	64.8	67.2	69.6	72.1	74.7	77.3
	9	63.7	66.1	68.5	71.0	73.6	76.2	78.9
	10	64.9	67.3	69.8	72.4	75.0	77.7	80.5
	11	66.1	68.6	71.1	73.7	76.4	79.2	82.0
1 岁	12	67.2	69.7	72.3	75.0	77.7	80.5	83.4
	15	70.2	72.9	75.6	78.5	81.4	84.3	87.4
	18	72.8	75.6	78.5	81.5	84.6	87.7	91.0
	21	75.1	78.1	81.2	84.4	87.7	91.1	94.5
2 岁	24	77.3	80.5	83.8	87.2	90.7	94.3	98.0
	27	79.3	82.7	86.2	89.8	93.5	97.3	101.2
	30	81.4	84.8	88.4	92.1	95.9	99.8	103.8
	33	83.4	86.9	90.5	94.3	98.1	102.0	106.1
3 岁	36	85.4	88.9	92.5	96.3	100.1	104.1	108.1
	39	86.6	90.1	93.8	97.5	101.4	105.4	109.4
	42	88.4	91.9	95.6	99.4	103.3	107.2	111.3
	45	90.1	93.7	97.4	101.2	105.1	109.2	113.3

注 1：表中 3 岁前为身长，3 岁及 3 岁后为身高。

注 2：如果在“中位数”，则表示处于群体中的平均水平；如果在“−1SD～中位数～+1SD”即处于群体中的平均水平的上下一个标准偏差范围之内，属于“正常范围”，代表了 68％的儿童；如果在“−2SD～−1SD”或者“+1SD～+2SD”即定义为“偏高(矮)”，代表了 27.4％的儿童；如果在“−3SD～−2SD”或者“+2SD～+3SD”则定义为“高(矮)”，代表了 4.6％的儿童。极少儿童在三个标准偏差(<−3SD 或者>+3SD)之外(比例小于 0.5％)。

二、婴幼儿体重测评实务

婴儿出生时的体重为 2.5—4 kg，平均在 3 kg 左右，出生后 3—4 天因生理性脱水的关系，体重会减轻约 10％，随着奶量需求的增加，到了第 8—9 天婴儿的体重慢慢恢复而与出生时的体重相近。满 1 岁时，许多婴幼儿已经可达 10 kg，体型增大为原有的 3 倍，2 岁半时约为出生时的 4 倍(12 kg)。由于婴幼儿体重的改变与生理健康关系甚切，往往因为生病厌食或是腹泻就使体重减少 1—2 kg，因此测量体重时，一定是要在身体健康的状态测量才具有意义。

测量婴儿体重时，需先提供温暖的室温环境，请成人将婴儿的衣物褪除，将婴儿放至体重计上使其呈仰躺或坐姿，测量者须将双手置于婴儿旁，避免婴儿翻落造成危险。

操作演示

用物与设备

婴儿专用磅秤。

实施步骤

（1）将磅秤放在平稳的台面上备用。

（2）将婴儿身上的衣物脱除。

（3）安抚婴儿，并将之放在磅秤上，扣掉尿布重量即为婴儿的净重量。

（4）若因室温因素无法脱除婴儿衣物，可先让婴儿着衣测量，之后再扣除衣服重量即可得知婴儿实际重量(图 1-4-4)。

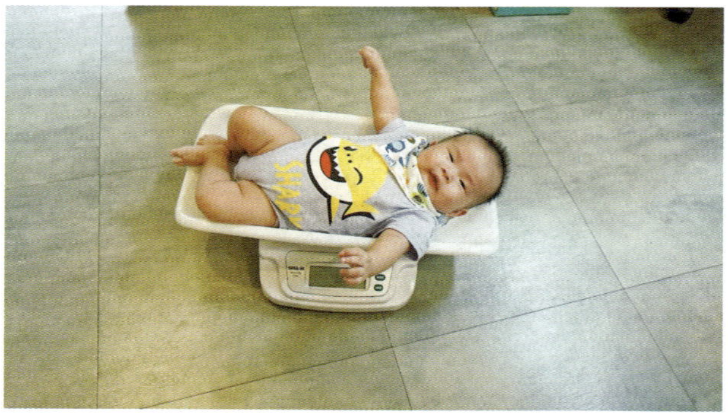

图 1-4-4　让婴儿着衣测量体重

根据 2009 年 6 月 2 日由卫生部公布的中国 7 岁以下儿童生长发育参照标准，0—3 岁以下男童及女童的体重标准值可参照表 1-4-3、表 1-4-4。

表 1-4-3　0—3 岁以下男童体重标准值(kg)

年龄	月龄	−3SD	−2SD	−1SD	中位数	+1SD	+2SD	+3SD
出生	0	2.26	2.58	2.93	3.32	3.73	4.18	4.66
	1	3.09	3.52	3.99	4.51	5.07	5.67	6.33
	2	3.94	4.47	5.05	5.68	6.38	7.14	7.97
	3	4.69	5.29	5.97	6.70	7.51	8.40	9.37
	4	5.25	5.91	6.64	7.45	8.34	9.32	10.39
	5	5.66	6.36	7.14	8.00	8.95	9.99	11.15
	6	5.97	6.70	7.51	8.41	9.41	10.50	11.72
	7	6.24	6.99	7.83	8.76	9.79	10.93	12.20
	8	6.46	7.23	8.09	9.05	10.11	11.29	12.60
	9	6.67	7.46	8.35	9.33	10.42	11.64	12.99
	10	6.86	7.67	8.58	9.58	10.71	11.95	13.34
	11	7.04	7.87	8.80	9.83	10.98	12.26	13.68
1岁	12	7.21	8.06	9.00	10.05	11.23	12.54	14.00

（续表）

年龄	月龄	−3SD	−2SD	−1SD	中位数	+1SD	+2SD	+3SD
	15	7.68	8.57	9.57	10.68	11.93	13.32	14.88
	18	8.13	9.07	10.12	11.29	12.61	14.09	15.75
	21	8.61	9.59	10.69	11.93	13.33	14.90	16.66
2岁	24	9.06	10.09	11.24	12.54	14.01	15.67	17.54
	27	9.47	10.54	11.75	13.11	14.64	16.38	18.36
	30	9.86	10.97	12.22	13.64	15.24	17.06	19.13
	33	10.24	11.39	12.68	14.15	15.82	17.72	19.89
3岁	36	10.61	11.79	13.13	14.65	16.39	18.37	20.64
	39	10.97	12.19	13.57	15.15	16.95	19.02	21.39
	42	11.31	12.57	14.00	15.63	17.50	19.65	22.13
	45	11.66	12.96	14.44	16.13	18.07	20.32	22.91

表 1-4-4　0—3 岁以下女童体重标准值(kg)

年龄	月龄	−3SD	−2SD	−1SD	中位数	+1SD	+2SD	+3SD
出生	0	2.26	2.54	2.85	3.21	3.63	4.10	4.65
	1	2.98	3.33	3.74	4.20	4.74	5.35	6.05
	2	3.72	4.15	4.65	5.21	5.86	6.60	7.46
	3	4.40	4.90	5.47	6.13	6.87	7.73	8.71
	4	4.93	5.48	6.11	6.83	7.65	8.59	9.66
	5	5.33	5.92	6.59	7.36	8.23	9.23	10.38
	6	5.64	6.26	6.96	7.77	8.68	9.73	10.93
	7	5.90	6.55	7.28	8.11	9.06	10.15	11.40
	8	6.13	6.79	7.55	8.41	9.39	10.51	11.80
	9	6.34	7.03	7.81	8.69	9.70	10.86	12.18
	10	6.53	7.23	8.03	8.94	9.98	11.16	12.52
	11	6.71	7.43	8.25	9.18	10.24	11.46	12.85
1岁	12	6.87	7.61	8.45	9.40	10.48	11.73	13.15
	15	7.34	8.12	9.01	10.02	11.18	12.50	14.02
	18	7.79	8.63	9.57	10.65	11.88	13.29	14.90
	21	8.26	9.15	10.15	11.30	12.61	14.12	15.85
2岁	24	8.70	9.64	10.70	11.92	13.31	14.92	16.77
	27	9.10	10.09	11.21	12.50	13.97	15.67	17.63
	30	9.48	10.52	11.70	13.05	14.60	16.39	18.47
	33	9.86	10.94	12.18	13.59	15.22	17.11	19.29
3岁	36	10.23	11.36	12.65	14.13	15.83	17.81	20.10
	39	10.60	11.77	13.11	14.65	16.43	18.50	20.90
	42	10.95	12.16	13.55	15.16	17.01	19.17	21.69
	45	11.29	12.55	14.00	15.67	17.60	19.85	22.49

注：如果在“中位数”，则表示处于群体中的平均水平；如果在“−1SD～中位数～+1SD”即处于群体中的平均水平的上下一个标准偏差范围之内，属于“正常范围”，代表了 68% 的儿童；如果在“−2SD～−1SD”或者“+1SD～+2SD”即定义为“偏胖(轻)”，代表了 27.4% 的儿童；如果在“−3SD～−2SD”或者“+2SD～+3SD)”即则定义为“胖(轻)”，代表了 4.6% 的儿童。极少儿童在三个标准偏差(<−3SD 或者>+3SD)之外(比例小于 0.5%)。

三、婴幼儿头围测评实务

头围的大小与脑部的生长有着密切的关系，若头围增加过快常见的原因为水脑、脑部肿瘤或脑水肿等问题。囟门是头颅上骨头与骨头之间的缝线连接处未骨化的膜性组织，可分为前、后囟门。前囟门呈菱形，出生后 12—18 个月关闭；后囟门呈三角形，出生后 8—12 周关闭，其可用手触诊，正常情形下会呈现平坦、柔软。

可使用纸尺或布尺测量婴幼儿头围，轻压固定后绕过枕骨隆突处围绕一圈，即为头围，测量头围时，可同时检查囟门状态。

操作演示

用物与设备

纸尺或布尺。

实施步骤

用布尺绕过枕骨隆突处围绕一圈，并读取刻度（图 1－4－5，图 1－4－6）。

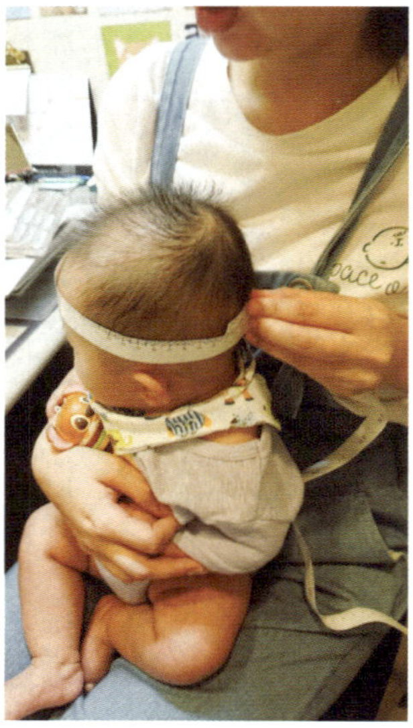

图 1－4－5　用布尺绕过枕骨隆突处围绕一圈

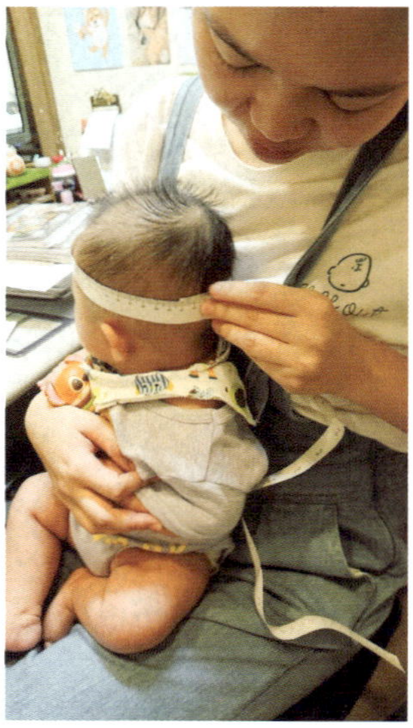

图 1－4－6　读取刻度

根据 2009 年 6 月 2 日由卫生部公布的中国 7 岁以下儿童生长发育参照标准，0—3 岁以下男童及女童的头围标准值可参照表 1－4－5、表 1－4－6。

表 1－4－5　0—3 岁以下男童头围标准值（cm）

年龄	月龄	－3SD	－2SD	－1SD	中位数	＋1SD	＋2SD	＋3SD
出生	0	30.9	32.1	33.3	34.5	35.7	36.8	37.9
	1	33.3	34.5	35.7	36.9	38.2	39.4	40.7
	2	35.2	36.4	37.6	38.9	40.2	41.5	42.9
	3	36.7	37.9	39.2	40.5	41.8	43.2	44.6
	4	38.0	39.2	40.4	41.7	43.1	44.5	45.9
	5	39.0	40.2	41.5	42.7	44.1	45.5	46.9
	6	39.8	41.0	42.3	43.6	44.9	46.3	47.7

（续表）

年龄	月龄	−3SD	−2SD	−1SD	中位数	+1SD	+2SD	+3SD
	7	40.4	41.7	42.9	44.2	45.5	46.9	48.4
	8	41.0	42.2	43.5	44.8	46.1	47.5	48.9
	9	41.5	42.7	44.0	45.3	46.6	48.0	49.4
	10	41.9	43.1	44.4	45.7	47.0	48.4	49.8
	11	42.3	43.5	44.8	46.1	47.4	48.8	50.2
1岁	12	42.6	43.8	45.1	46.4	47.7	49.1	50.5
	15	43.2	44.5	45.7	47.0	48.4	49.7	51.1
	18	43.7	45.0	46.3	47.6	48.9	50.2	51.6
	21	44.2	45.5	46.7	48.0	49.4	50.7	52.1
2岁	24	44.6	45.9	47.1	48.4	49.8	51.1	52.5
	27	45.0	46.2	47.5	48.8	50.1	51.4	52.8
	30	45.3	46.5	47.8	49.1	50.4	51.7	53.1
	33	45.5	46.8	48.0	49.3	50.6	52.0	53.3
3岁	36	45.7	47.0	48.3	49.6	50.9	52.2	53.5
	42	46.2	47.4	48.7	49.9	51.3	52.6	53.9

表 1-4-6　0—3岁以下女童头围标准值(cm)

年龄	月龄	−3SD	−2SD	−1SD	中位数	+1SD	+2SD	+3SD
出生	0	30.4	31.6	32.8	34.0	35.2	36.4	37.5
	1	32.6	33.8	35.0	36.2	37.4	38.6	39.9
	2	34.5	35.6	36.8	38.0	39.3	40.5	41.8
	3	36.0	37.1	38.3	39.5	40.8	42.1	43.4
	4	37.2	38.3	39.5	40.7	41.9	43.3	44.6
	5	38.1	39.2	40.4	41.6	42.9	44.3	45.7
	6	38.9	40.0	41.2	42.4	43.7	45.1	46.5
	7	39.5	40.7	41.8	43.1	44.4	45.7	47.2
	8	40.1	41.2	42.4	43.6	44.9	46.3	47.7
	9	40.5	41.7	42.9	44.1	45.4	46.8	48.2
	10	40.9	42.1	43.3	44.5	45.8	47.2	48.6
	11	41.3	42.4	43.6	44.9	46.2	47.5	49.0
1岁	12	41.5	42.7	43.9	45.1	46.5	47.8	49.3
	15	42.2	43.4	44.6	45.8	47.2	48.5	50.0
	18	42.8	43.9	45.1	46.4	47.7	49.1	50.5
	21	43.2	44.4	45.6	46.9	48.2	49.6	51.0
2岁	24	43.6	44.8	46.0	47.3	48.6	50.0	51.4
	27	44.0	45.2	46.4	47.7	49.0	50.3	51.7
	30	44.3	45.5	46.7	48.0	49.3	50.7	52.1
	33	44.6	45.8	47.0	48.3	49.6	50.9	52.3
3岁	36	44.8	46.0	47.3	48.5	49.8	51.2	52.6
	42	45.3	46.5	47.7	49.0	50.3	51.6	53.0

注：如果在"中位数"，则表示处于群体中的平均水平；如果在"−1SD～中位数～+1SD"即：处于群体中的平均水平的上下一个标准偏差范围之内，属于"正常范围"，代表了68%的儿童；如果在"−2SD～−1SD"或者"+1SD～+2SD"即定义为"偏大(小)"，代表了27.4%的儿童；如果在"−3SD～−2SD"或者"+2SD～+3SD"即：则定义为"大(小)"，代表了4.6%的儿童。极少儿童在三个标准偏差(<−3SD或者>+3SD)之外(比例小于0.5%)。

四、婴幼儿生长曲线

(一) 生长曲线的意义

婴幼儿生长发育是所有照顾者关心的话题,如何判定婴幼儿的发展达到标准,需要科学化测量系统,唯有透过持续性纪录资料才有办法判定婴幼儿的成长速率,并提供对应协助。生长曲线图的作用就在于将点状式的身高、体重等测量结果汇整成连续的生长趋势纪录,有助于发现生长缓慢或生长过速的异常情况(图 1-4-7,图 1-4-8)。

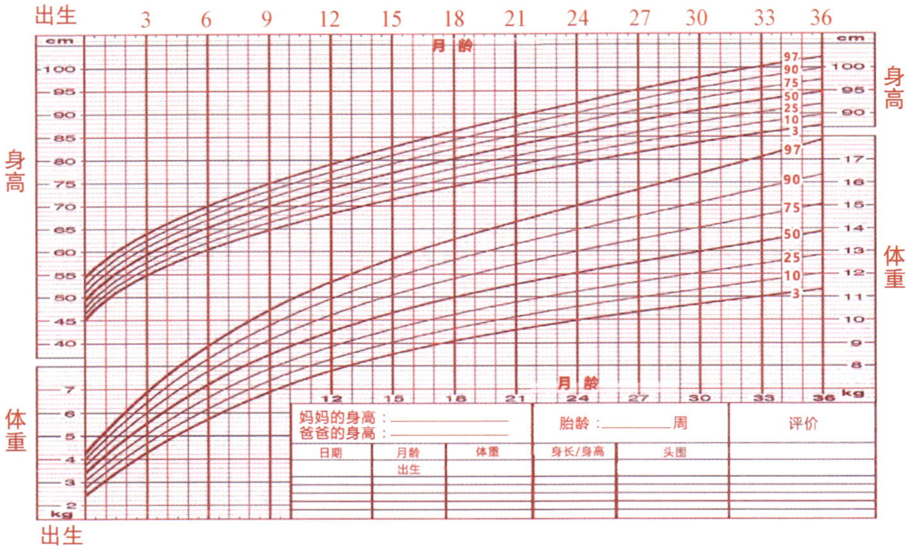

图 1-4-7 0—3 岁女童的生长发育曲线

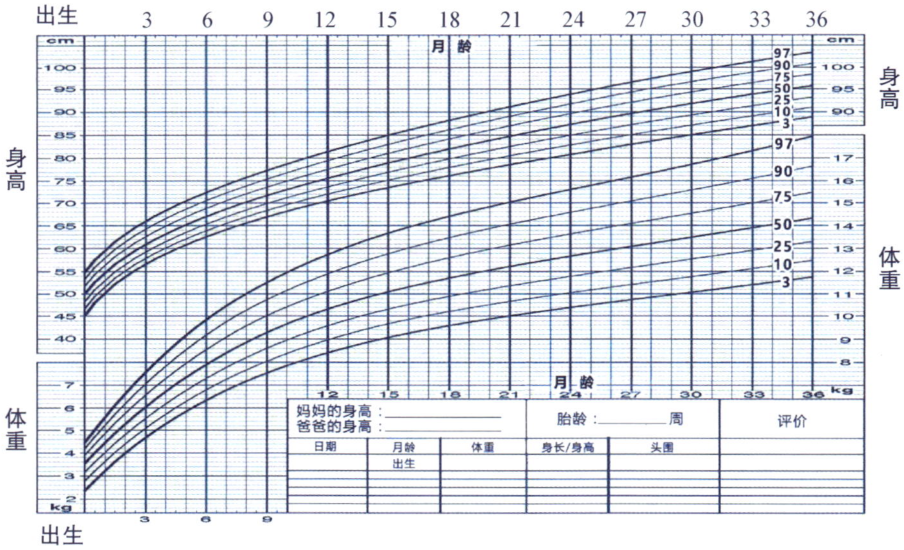

图 1-4-8 0—3 岁男童的生长发育曲线

(二) 生长曲线的使用

当测量好身高、体重与头围后,可以按婴幼儿的性别,先找到横座标上所标示的婴幼儿足月/年龄,再找到纵座标上身长/身高、体重与头围数值,在两条线的交会处画一个点做记号,并将每一次测量的数据连接成线段,便有助于判读婴幼儿生长速率的区间。

(三) 生长曲线使用的频率

- 6 个月以下的婴儿：1—2 个月一次。

- 6 个月—1 岁的婴儿：2—3 个月一次。
- 1—3 岁的幼儿：3—6 个月一次。
- 3 岁以后的儿童：每年至少测量 1—2 次。

（四）生长曲线图的解读

婴幼儿的生长水平只要位于 3%—97%之间，曲线沿着或平行于某一条曲线稳步增长，说明生长正常。一般来说，婴幼儿通常会沿着自己的生长曲线发展。由于疾病或营养问题等致使某段时间内身高或体重曲线上升变缓、变平、下降等，使得上一次与下一次的测量结果改变的幅度超过两个曲线区间（例如从 85%掉到 15%），或身高或体重单次测量点或生长曲线超 97%，或身高、体重曲线相差 2 条线或生长曲线低于 3%，都必须特别留意与追踪。须注意的是：生长曲线为连续性的纪录，不能只以一次的测量结果就断定婴幼儿的生长发展走势。

（五）百分位所代表的意义

生长曲线图上所显示的百分位，如果是 50%，表示在 100 个同年龄的婴幼儿中，大约平均为第 50 名，属于中间值。如果体重是 97%，表示 100 个婴幼儿中，只有 3 个婴幼儿比你的孩子重；如果体重是 3%，表示 100 个婴幼儿中，只有 3 个婴幼儿比你的孩子轻。一般而言，落在第 97 百分位到第 3 百分位之间，均属正常范围。通常只有当数值大于 97%或小于 3%时，就要担心婴幼儿的生长指标有过高或过低的情形，可能需要儿科医师的医疗介入，评估生长情形。此外，儿童生长是连续性的，除了观察每个落点外，其连线也应该依循生长曲线的走势，如果高于（或低于）2 个曲线区间时，也需请医师评估检查。

以身高为例：

- 高于第 97 百分位，表示该身高在人群中属于身材高大；
- 75%—97%之间属于中上等水平；
- 25%—75%之间属于中等水平；
- 3%—25%之间属于中下等水平；
- 低于第 3 个百分位的就属于身材矮小。

五、丹佛发展筛选试验

丹佛发展筛检测验（Denver Developmental Screening Test，DDST）用于早期发现 2 个月至 6 岁婴幼儿智力发育问题，为测量儿童发展最常用的方法。早产的儿童则需作调整，以矫正年龄（即实际年龄）来作测试（表 1-4-7，表 1-4-8）。测验结果判读如下：

（1）异常：指二个（含）以上的单元各有二个（含）以上的延迟；或某一单元有二个（含）以上的延迟而另一单元有一个延迟，同时与年龄线相接处无任一项目通过者。

（2）可疑：指一个单元有二个（含）以上的延迟；或一个（含）以上单元有一个延迟，同时与年龄线相接处无任一项目通过者。

（3）正常：凡是不属异常、可疑或无法测定者；或能通过同年龄孩子 90%的每一个项目者。

表 1-4-7　婴幼儿粗大动作发展里程碑

测试内容	25% 儿童通过	50% 儿童通过	75%—90% 儿童通过
俯卧时能抬头	1 个月内	1 个月内	1 个月内
俯卧时能抬头 45 度	1/2 个月	1 个月	2.5 个月
俯卧时能抬头 90 度	1.5 个月	2 个月	3 个月
坐着时头部稳定	1.5 个月	3 个月	3 个月以上
腿部稍负重	3 个月	4 个月以上	5 个月以上

（续表）

测试内容	25% 儿童通过	50% 儿童通过	75%—90% 儿童通过
俯卧以手支撑抬起胸部	2 个月	3 个月	3 个月以上
翻身	2 个月	3 个月	5 个月
卧姿拉成坐姿时头不向后仰	3 个月以上	4 个月以上	5 个月以上
不需支持能坐稳	5 个月	5.5 个月	6.5 个月
能扶住物品保持站立	5 个月	5 个月以上	8 个月以上
能拉住物品站起来	6 个月	7 个月以上	9 个月以上
自己坐起来	6 个月	7 个月以上	9 个月以上
能站立 2 秒钟	9 个月以上	9 个月以上	12 个月以上
能独立站立	9 个月以上	11 个月以上	13 个月以上
能弯腰并回复原姿势	10 个月以上	11 个月以上	13 个月以上
走得稳	11 个月以上	12 个月以上	13 个月以上
能倒退着走	12 个月以上	14 个月以上	18 个月以上
会上楼梯	14 个月以上	17 个月	21 个月
会向前踢球	15 个月以上	20 个月以上	22 个月
能举手过肩丢球	19 个月以上	19 个月以上	23 个月
能远距离跳跃	24 个月以上	2 岁以上	3 岁
能单脚平稳站立 1 秒钟	21 个月以上	2.5 岁以上	3 岁
能单脚跳	3 岁	3 岁以上	4 岁
能单脚平稳站立 5 秒钟	2 岁以上	3 岁以上	3.5 岁以上
以脚跟接脚趾行走	4 岁	4.5 岁以上	5.5 岁以上

表 1-4-8　婴幼儿精细动作发展里程碑

测试内容	25% 儿童通过	50% 儿童通过	75%—90% 儿童通过
眼睛随目标移动于视中线	1 个月内	1 个月内	1 个月内
眼睛随目标移动超过视中线	1/2 个月	1 个月	2.5 月
抓住发出声响的玩具	1.5 月	2 个月	3 个月
双手碰在一起	1.5 月	2 个月以上	3 个月以上
注视葡萄干	2 个月	3 个月以上	4 个月以上
伸手抓物	2 个月	3 个月	5 个月
寻找毛线球	4 个月以上	5 个月以上	6 个月以上
整只手抓葡萄干	5 个月	5 个月以上	6 个月以上
能拿起 2 块积木	5 个月	6 个月	7 个月
可用拇指与食指捡起葡萄干	7 个月以上	8 个月以上	9 个月以上
双手各拿一块积木并相互敲打	7 个月	8 个月以上	10 个月
涂鸦	12 个月	13 个月	15 个月
依示范将葡萄干倒出	9 个月以上	13 个月以上	24 个月

（续表）

测试内容	25% 儿童通过	50% 儿童通过	75%—90% 儿童通过
堆栈 2 块积木	10 个月以上	14 个月以上	17 个月以上
堆栈 4 块积木	11 个月以上	17 个月以上	20 个月以上
画直线不会偏离 30 度以上	12 个月以上	21 个月以上	24 个月以上
堆栈 8 块积木	14 个月以上	24 个月以上	2 岁以上
能照图画圈	15 个月以上	2.5 岁以上	3 岁
能照图画＋	19 个月以上	3 岁以上	3.5 岁以上
能画人体 3 个部位	24 个月以上	4 岁	4.5 岁以上
能照示范画□	21 个月以上	4 岁以上	4.5 岁以上
能画人体 6 个部位	3 岁	4.5 岁以上	5 岁以上
能照图画□	2 岁以上	4 岁以上	5.5 岁

第二章

婴幼儿饮食与营养

第一节 婴幼儿成长阶段营养需求

一、六大类营养素与食物来源

在成长的过程中，每一个人的发展都有个别的差异性，除了无法改变的先天遗传差异外，后天环境及喂养方式及均衡的营养摄取都扮演着重要的角色。婴幼儿期处于成长的关键时刻，生长速率较其他生理阶段高，需要充足的营养，以满足生长机能及体能活动的需求。然而由于婴幼儿时期器官、系统发育尚未成熟，过量的蛋白质、钠等营养素不仅无法让婴幼儿吸收，反而增加肾脏及其他器官的负担，得不偿失。相关研究显示，幼儿 2 岁之前若没有摄取适当的营养，例如缺乏足够的钙、铁等，则会造成永久的生长障碍。

一般将食物中常见的营养素分为六大类及膳食纤维，而这六大类又可分为两小类，分别是：产热营养素（可提供热量，如糖类、蛋白质和脂肪）及辅助性营养素（如维生素、矿物质和水）。

1. 糖类（碳水化合物）

为热量产生的主要来源（4 kcal/g），为了达到营养平衡，人体所需热量 60%—70%须由碳水化合物供给为宜。同时为节省蛋白质消耗，人体会优先选择消耗糖类，避免将宝贵的蛋白质用来提供热量，节省蛋白质消耗。若缺乏糖类，不仅缺乏活力，蛋白质及脂质在体内代谢也无法正常，但摄取太多则会转变为脂肪储存在身体内，易造成肥胖。食物来源：米饭、面条、面包、馒头等。

2. 蛋白质

蛋白质内含有人体所需的氨基酸，主要功能在于建造及修补细胞组织，调节生理机能并提供热量（4 kcal/g）。蛋白质可分为完全蛋白质、半完全蛋白质与不完全蛋白质。幼儿时期所需要的蛋白质有 2/3 以上来自完全蛋白质，即动物性蛋白质。大部分的植物性蛋白称之为半完全蛋白质，仅能维持生命无法促进发育。不完全蛋白质，例如胶原蛋白，无法维持生命，更不能促进发展。蛋白质虽然对身体有益，但摄取过多不仅增加肝肾的代谢负担，也容易造成钙质流失。食物来源：瘦肉、鸡肉、鸭肉、鱼肉、牛奶、豆类等。

3. 脂肪

脂肪的功用很多，是人体重要的组成部分，为人体提供热量（9 kcal/g）。身体中多余的热量也以脂肪的形态贮藏，可提供生长及维持皮肤健康所必须的脂肪酸，协助脂溶性维生素 A、D、E、K 吸收并保持体温及受外力冲击时作为保护器官的缓冲。脂肪占整体热量摄取的比例不宜超过 30%。食物来源：猪油、牛油、奶油、色拉油、蛋黄等。

4. 维生素

维生素一般无法在体内合成，须由食物中获取，主要功能是参与身体中的代谢，维生素种类繁多，包含脂溶性的 A、D、E、K 以及水溶性的 B 群及 C，各有不同功能(表 2－1－1)。

表 2－1－1　六大类营养素功能与食物来源

维生素	功能	主要食物来源
维生素 A	1. 维持正常的视觉 2. 维持上皮组织的正常形态及机能 3. 维持正常骨骼发育	肝、蛋黄、牛奶、奶酪、人造奶油、黄绿色蔬菜(如青菜、白菜、胡萝卜、菠菜、西红柿、红薯)、水果(如木瓜、芒果)、鱼肝油
维生素 D	1. 维持骨骼及牙齿发育 2. 维持血钙浓度 3. 参与钙与磷的代谢	鱼肝油、蛋黄、奶酪、鱼类、肝
维生素 E	1. 主要抗氧化剂，可接受细胞代谢过程中产生的自由基攻击 2. 防止多元不饱和脂肪酸及磷脂质被氧化，维持细胞膜的完整性，预防老化	谷类、米糠油、小麦胚芽油、棉子油、绿叶蔬菜、蛋黄、坚果类
维生素 K	帮助凝血作用，以免出血时间延长	绿叶蔬菜(如菠菜、莴苣)、蛋黄、肝
维生素 B_1	1. 能量代谢重要辅助 2. 增加食欲，促进肠蠕动及消化液分泌 3. 预防及治疗神经炎	胚芽米、麦芽、米糠、肝、瘦肉、酵母、豆类、蛋黄、鱼卵、蔬菜等
维生素 B_2	辅助体内氧化还原作用	酵母、内脏类、牛奶、蛋类、花生、豆类、绿叶蔬菜、瘦肉等
维生素 B_6	1. 体内蛋白质代谢及合成 2. 形成血红素	肉类、鱼类、蔬菜类、酵母、麦芽、肝、肾、糙米、蛋、牛奶、豆类、花生等
维生素 B_{12}	维持细胞正常代谢及合成	肝、肾、瘦肉、乳、干酪、蛋等
维生素 C	1. 作为抗氧化剂，保护其他水溶性维生素不被氧化 2. 能促进胶原的形成，加速伤口愈合 3. 帮助铁质吸收 4. 刺激免疫系统预防感染，减少过敏性物质的影响	深绿及黄红色蔬菜、水果(如青辣椒、番石榴、柑橘类、西红柿、柠檬)
烟碱酸	1. 体内氧化还原代谢反应中辅助成分 2. 能维持皮肤、神经及消化系统正常运作 3. 协助脂肪合成及细胞呼吸	肝、酵母、糙米、全谷制品、瘦肉、蛋、鱼类、干豆类、绿叶蔬菜、牛奶等

5. 矿物质

矿物质与维生素一样种类繁多，各有不同功能，但人体所需要的量不大，且容易由食物中摄取。矿物质又可分为巨量元素及微量元素。巨量元素：人体内含量多，需要量也大。包含钙、磷、钠、钾、镁、硫及氯等。微量元素：人体内含量少，需要量也少。包含铜、铁、碘、锰、锌、钴、钼、氟、铝、铬及硒等(表 2－1－2)。

表 2－1－2　矿物质功能与食物来源

矿物质	功能	主要食物来源
钙质	1. 构成骨骼和牙齿的主要成分 2. 调节心跳及肌肉收缩，使血液有凝结力 3. 维持正常神经的感应力	奶类及奶制品、带骨小鱼、鱼干、豆类、豆制品及深色蔬菜
铁质	1. 核酸、蛋白质、糖类、脂质的利用 2. 制造血红素、强化免疫功能 3. 维护脑神经系统的发育与功能	肝脏、红色肉类、鱼类、蛋黄、豆类及绿叶蔬菜

（续表）

矿物质	功能	主要食物来源
磷	1. 协助脂肪运送及热量反应的酵素 2. 组成骨骼牙齿、协助调节身体系统和肌肉收缩及松弛	奶类、肉类及鱼类
钠	体液平衡、神经刺激传导及肌肉收缩	食盐
钾	1. 蛋白质、糖类代谢必需 2. 调节细胞内的渗透压和体液的酸碱平衡	蔬菜、果汁及新鲜水果(香蕉)
锌	维持免疫功能、伤口愈合及生长必需	全谷类、肉类及肉制品
碘	促进生长发育	海带及紫菜

6. 水

人体有 60%为水，婴儿体内水约占 75%，随着年龄增长，脂肪的比例会增加而水的比例则会下降。不论是养分或废物都要靠它来溶解、输出和运送。细胞内外液、血液、组织液，甚至骨骼中都有水分。

7. 膳食纤维

膳食纤维是来自植物性的食物，在人体消化道中不能被消化吸收的物质，可刺激肠道帮助排便，减少肠道微生物数量，降低致癌物、降低胆固醇浓度。木耳、洋葱、豌豆、蚕豆、燕麦及苹果等均含水溶性膳食纤维，大多数的叶菜类都含有非水溶性膳食纤维(表 2－1－3，表 2－1－4)。

表 2－1－3　食物与营养素之间的关系

	糖类	蛋白质	脂肪	维生素	矿物质	膳食纤维
全谷根茎	●	●		●		
低脂乳品		●			●	
豆、鱼、肉、蛋		●				
蔬菜				●	●	●
水果	●			●	●	
油脂与坚果种子			●			

表 2－1－4　各大类食物的主要营养成分

食物类别	主要营养成分	次要营养成分
全谷杂粮类	糖类	精制米、面：蛋白质、脂肪、磷 未精制谷类：蛋白质、脂肪、维生素 B_1、维生素 B_2、膳食纤维
豆、鱼、肉、蛋	鱼蛋肉类蛋白质、维生素 B_1、维生素 B_2	* 蛋：维生素 A、维生素 B_{12}、磷 黄豆及其制品：脂肪、维生素 E、叶酸、钙、铁、磷 * 鱼：维生素 B_2 * 肉(家畜及家禽肉)：脂肪、烟碱素、维生素 B_6、维生素 B_{12}、维生素 A(内脏类)、叶酸(内脏类)、磷、铁
蔬菜类	维生素 C、膳食纤维	深绿及深黄红色蔬菜：维生素 A、维生素 E、叶酸、钙、铁、钾、镁 浅色蔬菜：钙、钾、镁
水果类	水分、维生素 C	维生素 A、钾、膳食纤维

婴幼儿期的活动量大，热能消耗多，在人生的第一年中，成长品质与营养及能量供给关系很大，婴幼儿期的营养供给与生长发育有以下关系(表 2－1－5)：

1. 影响身高、体重的成长

婴幼儿出生后的体重约为 2 500—4 000 g，在一个月之内，体重约以每天 30 g 的速度增加，到满月左右，约可增加将近 1 kg 的体重。4 个月大时体重可达出生时的 2 倍。平均而言，前 6 个月体重每个月增加 480—1 000 g，后半年速度较缓，每个月增加 200—400 g，满 1 岁时约为出生体重的 3 倍，饮食足量与否与婴幼儿的体重增长有密切关系。在婴幼儿出生后的前 6 个月，因为母乳富含许多抗体，可以提高宝宝的免疫力，建议多提供母乳喂养。婴幼儿的身高方面，出生时的身高为 45—55 cm，出生后第一年约可增高 25 cm，第二年起速度稍减，为 10—12 cm，之后约维持在每年 5—6 cm 的速度成长。

表 2-1-5　1 岁以下婴幼儿各阶段所需热量表

月龄	每 1 kg 体重所需的热量
0—3 个月	约 115 kcal
4—6 个月	约 100 kcal
7—9 个月	约 95 kcal
10—12 个月	约 100 kcal

2. 提供大脑发育所需养分

婴幼儿的脑发展期从在胚胎期 22 周就已开始，40 周出生时脑部神经元的发育为 25%，到 3 岁时脑结构完成度更高达 80%，3 岁之后的脑神经发展虽持续却趋缓。所以，在从胎儿到满 3 岁时，脑部发育特别快速，其中“神经髓鞘化”在婴幼儿大脑发展与神经连结上，扮演很重要的角色。所以这时候要非常注意均衡的饮食及营养的需求，可以通过母乳补充神经鞘磷脂，在辅食阶段也可让婴幼儿多摄取蛋、奶及牛肉等食物。

3. 根据肠胃道发展摄取营养源

新生儿的肠胃构造与成人的肠胃构造并无太大差异，但体内的胃酸浓度较低，肠胃的保护功能弱，若吃到不洁的食物，无法有效地对抗来自食物的病菌，在此之前婴幼儿以乳品为主要热量摄取来源是最佳选择。出生 4 个月后肠胃中的消化酵素开始发展，肠胃系统开始逐渐成熟，肠道可以尝试消化及吸收蛋白质、脂肪和碳水化合物，并可分解脂肪、蛋白质、糖类等，肾脏功能也日趋健全。此外对于 5 个月以上的婴儿而言，母乳与奶粉的营养已经开始不足，7 个月后，婴儿从母体得到的铁质就会消耗殆尽，所以从 6 个月后就要开始练习吃辅食，以多方摄取营养。1 岁左右的婴幼儿就能食用和大人相同的食物，约到 2 岁以上时，幼儿肠胃功能大致发育完全。

小提示

辅食阶段训练婴幼儿进食主要目的为：

(1) 透过不同型态的食物，训练婴幼儿吞咽食物和咀嚼的能力。

(2) 透过不同的食物味道，让婴幼儿学习接受不同食物的滋味。

(3) 透过不同食物的供给，提供婴幼儿较多不同的营养素来源。

4. 喂食方式刺激不同肌肉发展

吸吮动作是婴幼儿维持生存本能的反射动作，胎儿就已经有吮吸手指头及吞吐羊水的动作存在。婴儿出生后，最初仅会由乳头吸吮及吞咽液体，随着面颊肌肉、舌头、下巴、嘴唇等口部肌肉的发展成熟及进食经验，婴幼儿对于口部肌肉的控制会越趋成熟。

5 个月以上的婴儿舌头更加灵活，除了能前后移动外，也能做出向上、向下的动作，在喂食过程中，由于婴儿对于运用舌头接受食物并吞下的动作不熟悉，所以容易用舌头将食物往外推出。一般婴儿在 6 个月大时开始有咀嚼的动作，7 个月以上，则会用舌头和上颚把食物压碎后再吞食，8 个月大时可尝试用杯子饮用液体，但多半婴儿的颚、舌控制能力尚未成熟，特别是嘴唇闭合控制不好，所以液体会由嘴角流出，9—12 个月间的婴儿会尝试用舌头把食物推到两边，用牙龈压碎(图 2-1-1)。

在进食姿势上，4 个月以上的婴儿颈背肌肉控制的能力逐渐发展，能在扶持下坐直，6—8 个月大时便可自己坐直了，也可发展出自己用手去拿食物，大约满周岁后可以练习自己用汤匙进食（图 2-1-1～图 2-1-3）。

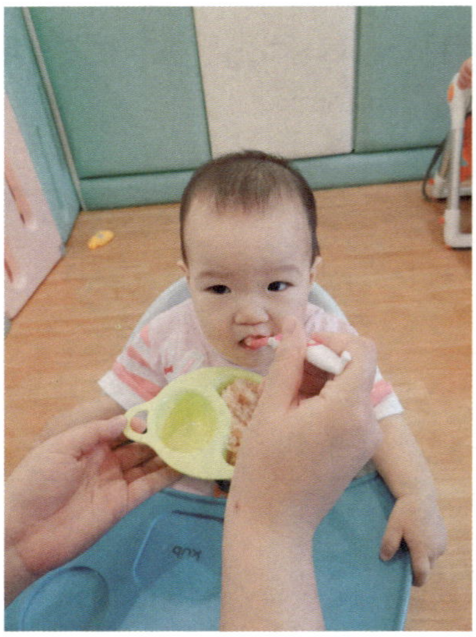
图 2-1-1　6 个月以上可尝试辅食

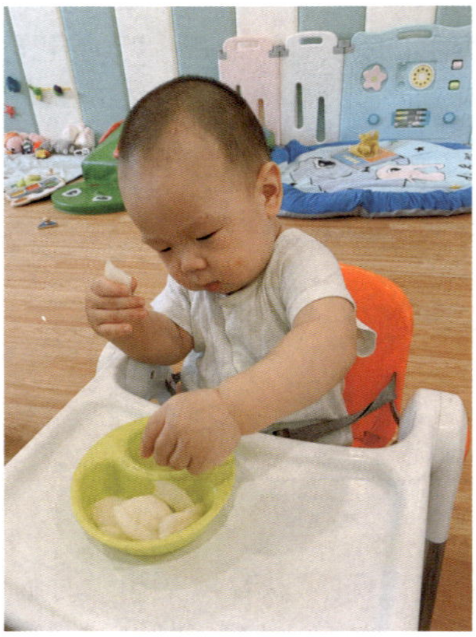
图 2-1-2　准备大小合适的食物鼓励婴幼儿自己进食

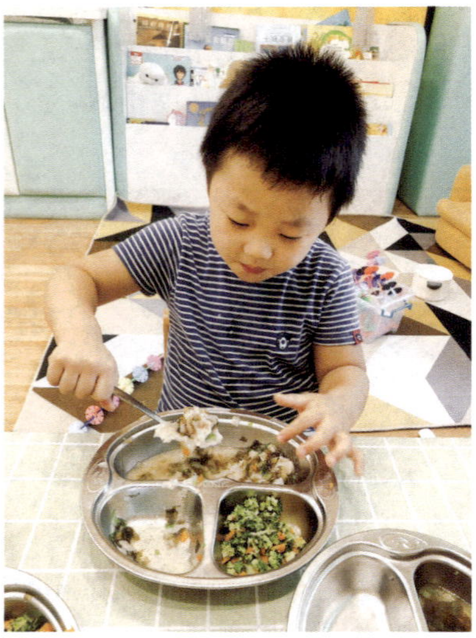
图 2-1-3　2 岁以上婴幼儿可尝试自己进食

二、断奶期各阶段的饮食建议

婴儿前 4 个月以母乳或婴儿配方奶粉为主要营养来源，世界卫生组织建议，以纯母乳哺育至 6 个月后为目标，再开始添加辅食。如果奶量足够，根据婴儿每天喝奶量、胃肠生理机能的成熟度可以到 5—6 个月再提供辅食。太早添加辅食，反而易引发消化、吸收不良的现象。但如果是以奶瓶喂养为主的婴幼儿，由于长期吸吮软质的塑胶奶嘴，口腔肌肉不如亲喂母乳的婴幼儿发展良好，可早一些提供辅食，让婴儿通过咀嚼食物增进舌头、口腔、牙齿、脸部肌肉、嘴唇等的协调配合能力，对语言能力的发展也有所帮助（表 2-1-6）。

每喂食一种新的食物时，必须注意婴儿是否有腹泻、呕吐、皮肤出疹子或潮红状况。若喂食 3—5 天内，没有上述不良反应，就可以再尝试其他新的食物；若有任何变化，应该马上停止该食物的喂食，带婴儿去看医生并携带喂食纪录。

表 2-1-6　婴幼儿月龄与食物摄取/烹调对应表

年龄（月）	主要食物	烹调方式
1 个月	母乳、婴儿奶粉	
2 个月	母乳、婴儿奶粉	
3 个月	母乳、婴儿奶粉 果汁	新鲜水果压挤果汁，通常与等量凉开水混合
4 个月	母乳、婴儿奶粉 果汁、果泥（香蕉、木瓜、苹果、西瓜、桃子、梨、菠萝等） 菜泥（卷心菜、豌豆、胡萝卜、土豆、菠菜等）、米糊/麦糊	以汤匙弄碎（刮碎）水果成泥糊状，使婴儿容易吞食 煮热至柔软、弄碎，可单独喂食或与米糊/麦糊混合
5 个月	母乳、婴儿奶粉 果汁、水果、菠菜 谷类、吐司 肉泥类、肝泥	煮熟、弄碎、单独喂食或与米糊/麦糊混合

（续表）

年龄(月)	主要食物	烹调方式
6—8个月	母乳、婴儿奶粉、果汁 水果、菠菜 谷类、粥、细面、肉、肝 吐司、蒸蛋、豆腐 鱼、瘦肉汤	开水量慢慢减少至只给纯果汁 7个月开始可以吃水果 可与碎肉、蔬菜共煮
9—12个月	牛奶、婴儿奶粉 水果、蔬菜 蛋、豆制品 粥、麦片、细面 鱼、肉	烹调方法如前，但种类及量增加
12个月以上	各种食物、牛奶、水果	

小提示

一般建议婴儿以纯母乳哺育至6个月后，再开始添加辅食为佳，但若有以下状况，则可以考虑提早在满4个月后开始添加辅食：

(1) 纯喂食母乳到6个月实在有困难；

(2) 明显吃不饱；

(3) 厌奶反应明显；

(4) 对于成人食物呈现高度兴趣；

(5) 头已可以自己抬起来稳住；

(6) 可利用舌头将食物从汤匙移动到自己的嘴部。

一般来说，婴儿从出生4个月后开始进入辅食阶段。在准备食物时须掌握循序渐进原则，由少而多，把握液体→半液体→固体的添加顺序，也要先从蒸蛋、稀饭、面糊、麦粉、米粉等容易消化的食物加起，婴儿长牙后，可以吃些小块固体食物，例如鱼、鸡肝等。辅食不应太甜或太咸，不要以成人的口味来衡量食物味道。辅食阶段分为断奶前期(4—6个月)、断奶中期(7—9个月)、断奶后期(10—12个月)及断奶完成期(15个月)。

(一) 断奶前期(4—6个月)

1. 咀嚼能力

此时期的婴幼儿已可较为灵活地运用口部肌肉及舌头，可利用舌头及口腔两侧肌肉及嘴唇一起将汤匙上的食物送入口中并吞咽。但口腔控制能力尚未发展成熟，因为反射作用，容易将食物顶出或吐出，在喂食时最好使用较浅的安全汤匙进行喂食。

2. 食物型态

此阶段为副食品的第一阶段，一次只能喂食一种新的食物，并从少量开始尝试；食物的浓度也要由稀至渐浓。食物型态以水状或泥糊状为主，米饭是低敏食物，因此可从市售米粉或是稀饭开始练习进食。刚开始进食时，可从“十倍粥”开始。所谓的几倍粥，其实区别就在于水的比例不同，做起来的浓稠度就不一样，按婴儿不同的接受程度由10倍慢慢转成7倍、5倍，也可以与其他蔬菜泥搭配食用。需要提醒的是，煮稀饭剩下的米汤虽然有米饭的味道，但其中营养成分相当低，不建议婴儿摄取。

小提示

1. 十倍粥＝米 1∶水 10；七倍粥＝米 1∶水 7；五倍粥＝米 1∶水 5
2. 十倍粥做法
(1) 把白米洗干净之后，将 30 g 的白米倒进锅中，加入 300 ml 的白开水，比例米 1∶水 10。
(2) 把装有米 1∶水 10 的锅子放进电饭锅(外锅一杯水)，完成后再闷 10 分钟后可以取出。
(3) 煮好的十倍粥用搅拌棒或果汁机打成泥，打到完全没有颗粒就完成了。

3. 可运用食材

• 蔬菜：卷心菜、红萝卜、绿花椰菜、白花椰菜、南瓜、青江菜、马铃薯、地瓜、米豆、苹果、山药、芋头、菠菜、小松菜。

• 肉类：白肉鱼(鳕鱼、鲷鱼等)、鸡肉、高汤(鸡汤、鱼汤、昆布汤等)。

• 其他：香蕉、米豆、毛豆、豌豆、新鲜栗子、梨、酪梨、葡萄、木瓜、哈蜜瓜、桃子、李子、豆腐、苹果。

4. 辅食品制作重点

在这个时期中，婴儿可以开始尝试蔬菜类、水果类及五谷根茎类，但其制作上和一般给成人所食用的有很大差距，制作重点如下：

(1) 蔬菜类—菜汤(汁)：将新鲜的蔬菜洗净切碎，投入锅内加水煮沸约 3 分钟后，再取出菜汤(汁)冷却即可。

(2) 水果类—果汁：

① 橙子、橘子类：切片后挤汁(制作好的果汁必须先与凉开水 1∶1 稀释后再给婴儿食用)。

② 西红柿、葡萄类：先置于碗内以热水浸泡 2 分钟取出、去皮，再用干净的纱布包起后压出汁。

③ 西瓜、香瓜类：将瓜肉挖出、置于碗内后，再用汤匙挤压出汁。

(3) 五谷根茎类—米糊、麦糊：取适量的米粉或麦粉于碗内，加入奶或水调匀后喂食。

• 柑橘类榨汁制作用具：

将水果洗净后剖半，利用榨汁模型挤压榨汁，并利用汤匙按压滤网滤渣，使口感更佳，再兑入等量凉开水(图 2-1-4，图 2-1-5)。

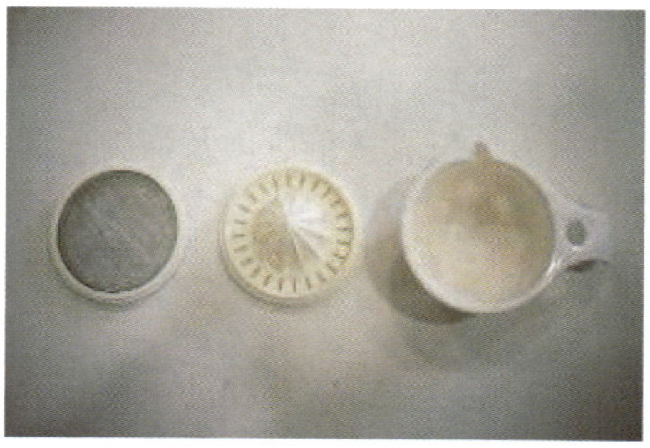

图 2-1-4　柑橘类榨汁组

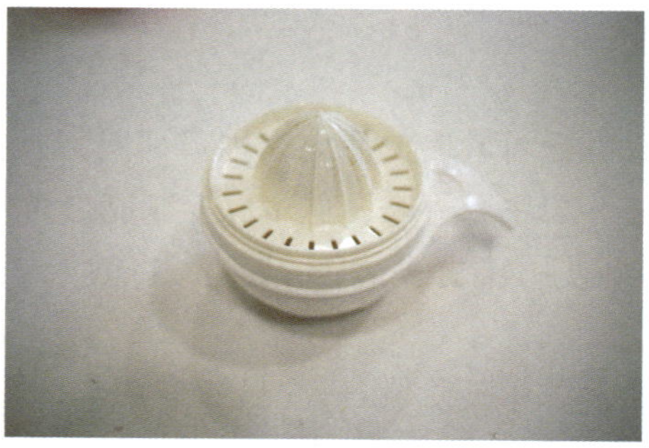

图 2-1-5　柑橘类榨汁器组合图

视频：制作柑橘汁

• 果物类取汁用具：

将苹果、梨等水果外皮洗净并刨皮之后，利用研磨器将水果磨成泥后，利用汤匙按压滤网滤渣，使口感更佳，再兑入等量凉开水(图 2-1-6，图 2-1-7)。

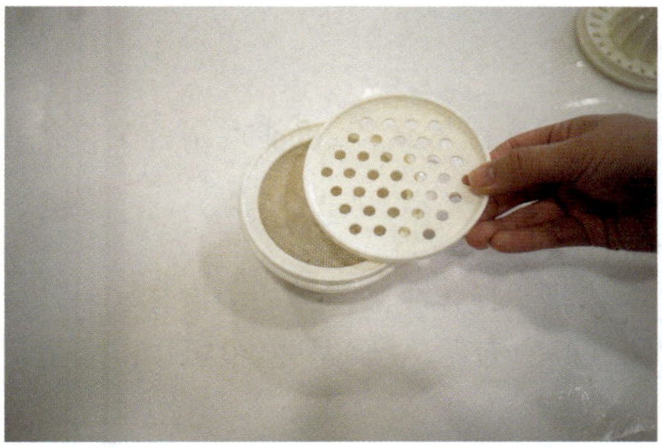

图 2-1-6　研磨类器材组

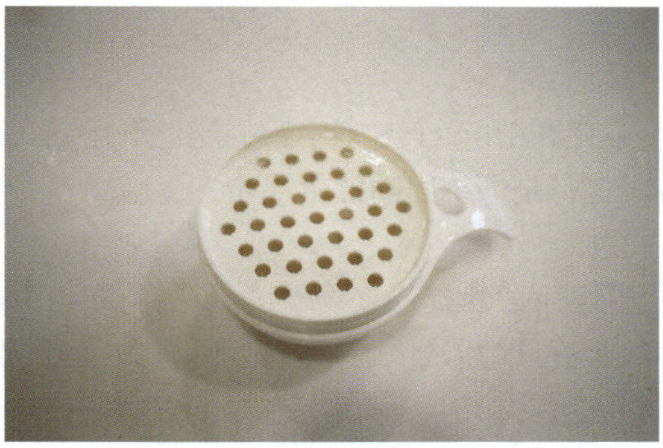

图 2-1-7　适用于研磨苹果汁、梨汁

- 蔬菜类研磨用具：

研磨碗底部设计有线条，利用研磨棒可将蔬菜类捣烂并压碎研磨（图 2-1-8，图 2-1-9）。

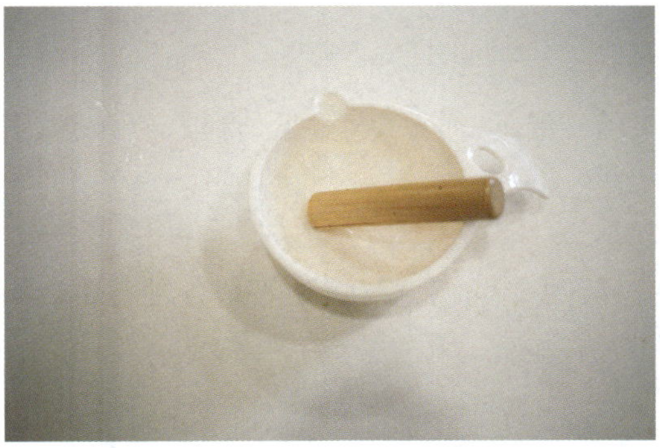

图 2-1-8　研磨棒及研磨碗可用以研磨食材

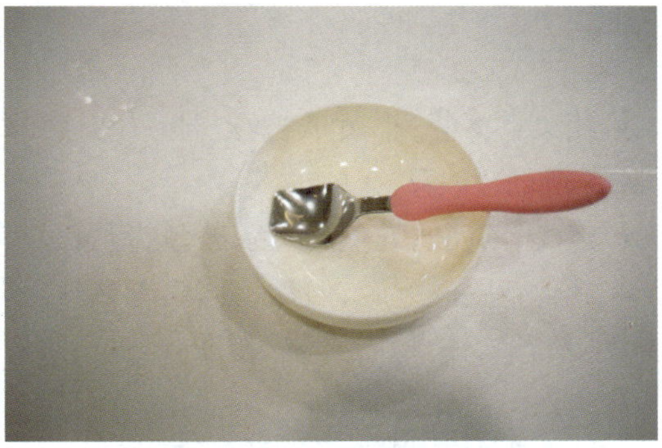

图 2-1-9　以喂食专用汤匙及小碗喂食

5. 喂食建议

- 每日辅食餐数：1—2 次。
- 奶水喂养次数：4—5 次。
- 新尝试：米糊、麦糊及各种果汁、菜汁。

断奶前期婴儿喂食参考见表 2-1-7：

表 2-1-7　断奶前期喂食参考表

时间	餐别	内容
AM07:00	喝奶时间	奶 150—180 ml（建议）
AM09:00	点心时间	果汁和菜汁各 1—2 匙
AM11:00	午餐时间	1. 米糊（以 60 ml 的配方奶加入约 4 匙米粉调制成米糊） 2. 奶 90—120 ml（建议） 3. 果汁 1—2 匙 ** 先喂辅食再喂婴儿配方奶
PM15:00	喝奶时间	奶 150—180 ml（建议）
PM17:00	点心时间	果汁 1—2 匙
PM19:00	晚餐时间	1. 米糊 2. 奶 90—120 ml（建议）
PM20:00	点心时间	菜汁 1—2 匙
PM23:00	宵夜时间	奶 150—180 ml（建议）

(二) 断奶中期(7—8 个月)

1. 咀嚼能力

婴儿在 7—8 个月多半舌头能上下运动,能用舌头将食物推至上颚压碎,也能运用舌头将食物送进食道内,是训练咀嚼的第一步。

2. 食物型态

这个阶段所提供食物硬度以豆腐、布丁为标准,大约是以指头捏住食品不需用力即能轻易压碎的程度。也可以开始给予半固体食物,如菜泥、果泥、蛋黄泥、肝泥、肉泥、豆腐泥等,也可以准备五倍粥让婴儿进食。

小提示

蛋类虽然富含铁质及维生素 B,但也是极易造成过敏的食物。蛋黄应在宝宝 7 个月大时再给予;蛋白更易过敏,应等宝宝 10 个月大甚至 1 岁之后再给予。

3. 可运用食材

- 蔬菜:莴苣、小黄瓜、西红柿、大头菜、小白菜、大白菜、蛋黄、洋葱、大黄瓜、青椒、红黄椒、芥蓝菜、秋葵、茄子、油菜。
- 肉类:鸡肝、鲑鱼、旗鱼、鲔鱼、蛋黄、鸡肉、猪肉。
- 其他:黑白芝麻、西瓜、蘑菇、无调味海苔、豆类(扁豆、四季豆、毛豆、豌豆等)、各种谷类(燕麦、荞麦、小米等)、橘子、葡萄柚、橙子。

4. 辅食制作重点

(1) 蔬菜类—菜泥。

可选择菠菜等蔬菜捣碎成泥,或是南瓜、胡萝卜等洗净切片,放入锅内加少量水煮熟,再盛出用汤匙压碎呈泥状(图 2-1-10)。

(2) 水果类—果泥。

以新鲜水果(最好是熟软、纤维少、肉多的水果,如木瓜、香蕉、苹果等)洗净去皮,再用汤匙取果肉碾碎成泥即可(图 2-1-11)。

(3) 五谷根茎类。

- 粥:米加 5—10 倍水(视婴儿前期进食状况调整),以小火煮烂。
- 土司面包、馒头:可以将土司面包或馒头烤过,让婴儿自己拿着吃或将硬皮去掉,撕碎后泡入奶水内,用小汤匙喂食。

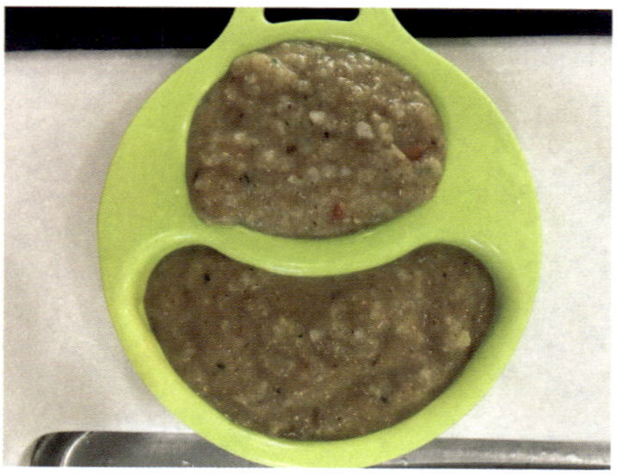

图 2-1-10 肉泥蔬菜粥

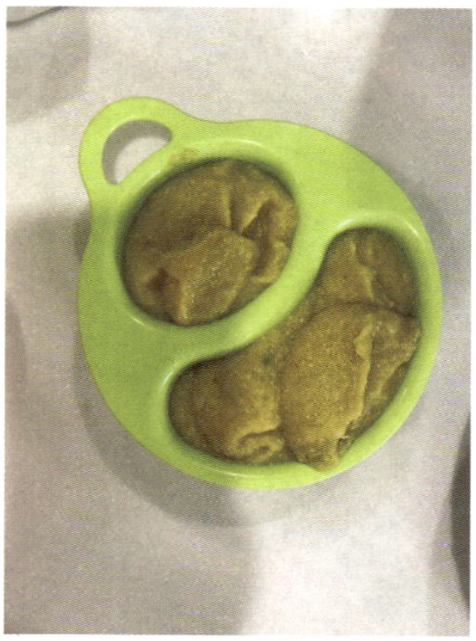

图 2-1-11 地瓜泥

(4) 鱼肉蛋类。

- 鱼泥：用汤匙刮下煮熟的鱼肉捣成泥。
- 肉泥：猪肉绞细两次以上再加以烹调。
- 蛋黄泥：将蛋煮熟后取出蛋黄，压碎后加入少量冷开水调成泥状。
- 豆腐泥：豆腐用冷开水冲洗后，用汤匙直接挖食。
- 肝泥：猪肝或鸡肝切成小块煮熟，再用汤匙压成泥。

5. 喂食建议

- 每日辅食餐数：2 次(上下午)。
- 奶水喂养次数：4—5 次。

断奶中期婴儿喂食参考见表 2-1-8：

表 2-1-8　断奶中期喂食参考表

时间	餐别	内容
AM07:00	喝奶时间	奶 200—250 ml(建议) 若婴幼儿可以进食，可增加半碗米糊或麦糊
AM09:00	点心时间	奶 200—250 ml
AM11:00	午餐时间	1. 红萝卜豆腐稀饭 2. 苹果泥 2—3 匙
PM15:00	喝奶时间	奶 200—250 ml(建议)
PM18:00	晚餐时间	1. 菠菜软面条 2. 蛋黄泥 2—3 匙
PM21:00	宵夜时间	奶 200—250 ml(建议)

(三) 断奶后期(9—11 个月)

1. 咀嚼能力

这个阶段又称为咀嚼期，固体食物占总热量的 1/2，舌头能左右移动，将食物推到牙龈上方，用牙龈咬碎食物。食物的硬度以香蕉为标准；为咀嚼练习的重要阶段。

2. 食物型态

此阶段对于食物混合的味道接受度有提升，可食用的食物也逐渐增多，所提供的食物以软质固体状的食物为主，若婴儿已经可以满足辅食的进食，则可适度调整奶量的供给。

3. 可运用食材

- 蔬菜：芦笋、玉米、白萝卜、菜豆、芹菜、韭菜、葱、豆芽菜、冬瓜、茼蒿。
- 肉类：蓝绿鱼皮的鱼(如秋刀鱼)、牛肉。
- 其他：坚果类、水蜜桃、草莓、黄豆、奇异果、菇类。

4. 喂食建议

- 每日辅食餐数：3—4 次。
- 奶水喂养次数：2—3 次。

断奶后期婴儿喂食参考见表 2-1-9：

表 2-1-9　断奶后期喂食参考表

时间	餐别	内容
AM07:00	喝奶时间	奶 200—250 ml 或一碗米糊或稀饭
AM10:00	点心时间	苹果片或其他水果
AM12:00	午餐时间	肉丝蔬菜面
PM15:00	点心时间	奶 200—250 ml 或一碗米糊或稀饭
PM18:00	晚餐时间	1. 红萝卜土豆稀饭 2. 半个蛋
PM21:00	宵夜时间	奶 200—250 ml

（四）断奶完成期（12 个月以后）

1. 咀嚼能力

这个阶段有了前期的练习进食基础以及尝试不同食物的经验后，舌头能灵活转动，且由使用牙龈逐渐改为使用牙齿咬食。同时伴随乳牙的长出，婴幼儿已经可以练习使用牙齿进行咬食，配合舌头及嘴部肌肉运动正常进食，食物应充分咀嚼而非整个吞食。

2. 食物型态

此阶段婴幼儿对固体食物的接受度较高，可逐渐自主进食软饭及固形蔬菜。成人也可以将食物煮熟后切成 0.5 cm 见方以下的小丁，鼓励婴幼儿利用牙齿咀嚼后再吞下去，有助于训练咀嚼及进食能力，同时也可以让婴幼儿与成人一起用餐，培养餐桌礼仪。

3. 可运用食材

此阶段婴幼儿可运用的食材多元，只要是不引发过敏的食材都可以让婴幼儿尝试，但仍建议选择新鲜度高、品质良好的天然食物为主，并减少调味料，以清淡为原则。所提供的食材种类必须多元，以避免婴幼儿的偏食。

4. 喂食建议

婴幼儿此时期的喂食规划与前时期相当，差别在于量的增加，可视婴幼儿的饮食状况调整奶量并逐渐完成辅食阶段的训练。

小提示

1. 由于婴幼儿肠胃道对于每种食物的接受程度有所不同，在进行辅食训练过程当中，会造成婴幼儿大便表征及习惯的改变，或是有时会在粪便中看见青菜、萝卜等食物，这是自然现象，成人无须过于紧张，可以放心继续喂食。

2. 让婴幼儿自己抓食物放嘴里称之为 BLW（baby-led weaning），让婴幼儿自己选择食材、用手直接抓取食材喂食自己，可帮助孩子熟悉手部的动作练习，对手眼协调的能力是很棒的练习。

★ 关于辅食喂食的问答（Q & A）

Q：婴幼儿在进食时将食物往外推，怎么办？

A：婴幼儿用舌头将食物往外推是因为尚未将舌头的功能与进食之间产生链接，是自然现象，只要多尝试几次婴幼儿就会知道可利用舌头把食物吞下去。

Q：每次喂食婴幼儿都喜欢将食物含在口里不吞下去，怎么办？

A：如果是初期尝试辅食的宝宝可能还不知道如何运用技巧吞咽食物，需多加练习，但若是已学会咀嚼及吞咽的婴幼儿，将食物含在口里就有可能是对食物兴趣不大，也有可能是还不饿。

Q：婴幼儿每次吃辅食都需要花很久的时间，怎么办？

A：有些婴幼儿天生气质属于慢吞吞类型，因此照顾者在喂食时不要过于心急，配合婴幼儿的节奏使其喜欢吃东西的感觉。

三、断奶期的辅食营养食谱

婴幼儿的辅食喂养不仅是为了让婴幼儿可以有饱足感，更是要从均衡营养的角度有目标地规划婴幼儿各餐食的内容，尤其是食物中富含各种营养成分，及时添加辅食可解决或降低易缺乏营养素（如铁、钙等）的状况发生。且根据不同食物特性及烹调变化性让婴幼儿在进食过程中也能培养对食物的喜好。

食物是各类维生素摄取的安全来源，从铁质的供给面来说，4—6个月大的婴儿体内所储存的铁质已耗尽，在饮食规划上可以多选择富含铁的食物，如蛋黄、红肉、猪肝、深绿色蔬菜等，维生素C可以帮助食物中铁的吸收，也可以通过橙子、番石榴等富含维生素C的水果增进铁质吸收；从维生素D来说，婴儿出生满6个月后，可以通过适当的日光浴补充身体的维生素D，同时在食物中补充鱼类、鸡蛋、乳品、黑木耳、香菇等食材；从碘的摄取而言，碘是影响婴幼儿脑部发育的必需营养素，除在烹调过程中适量添加碘盐外，也可以通过蛋黄、海带或紫菜等海藻类食物加强碘的摄入（表2-1-10）。

表2-1-10　婴儿一日饮食建议量

<table>
<tr><th rowspan="2">年龄（月）</th><th colspan="5">食物种类</th></tr>
<tr><th>母乳或婴儿配方食品</th><th>全谷杂粮类</th><th>蔬菜类</th><th>水果类</th><th>豆鱼蛋肉类</th></tr>
<tr><td>1—4</td><td rowspan="9">母乳或婴儿配方食品（以母乳为主）</td><td></td><td></td><td></td><td></td></tr>
<tr><td>5—6</td><td rowspan="2">婴儿米精/麦精或稀饭4汤匙</td><td rowspan="4">菜泥1—2汤匙</td><td rowspan="4">果泥或鲜榨果汁1—2汤匙</td><td></td></tr>
<tr><td>7</td><td rowspan="3">开始尝试给予蛋黄0.5—1份</td></tr>
<tr><td>8</td><td rowspan="2">婴儿米精/麦精或稀饭2—3份</td></tr>
<tr><td>9</td></tr>
<tr><td>10</td><td rowspan="3">婴儿米精/麦精或稀饭3—4份</td><td rowspan="3">剁碎蔬菜2—4汤匙</td><td rowspan="3">软的水果（剁碎）或鲜榨果汁2—4汤匙</td><td rowspan="3">开始尝试给予高质量蛋白质食物1—1.5份</td></tr>
<tr><td>11</td></tr>
<tr><td>12</td></tr>
</table>

食物中有一些容易引发过敏的食材，在辅食制备的过程中无须刻意回避，延迟提供食物反而会增加过敏体质引发的风险。初期先从少量开始，待观察没有任何不良反应，则可每3—5天提供一种新食物，并根据婴幼儿进食状况逐渐增加喂食量。承上，婴幼儿辅食食谱的设计，除了避开过敏原、考虑适龄性外，更需要从饮食供给的质量进行考虑，在设计辅食的提供与搭配时，需要先考虑婴幼儿的年龄及其热量需求，并尽量给予各种新鲜营养食物，让婴幼儿进食味道多样化、口感不同的食物，可帮助养成良好的饮食习惯，并从中乐于进食，减少偏食（表2-1-11）。

表2-1-11　婴幼儿每日膳食营养比例

营养素	每日膳食热量比例	主要食物来源
糖类	50%—60%	五谷根茎类
脂肪	20%—30%	动物性油脂（牛奶、各种肉类等） 植物性油脂（橄榄油、大豆油等）
蛋白质	10%—20%	牛奶、鸡蛋、肉类

下面介绍一些常见的断奶期婴幼儿辅食制作方法。

（一）断奶前期：4—6个月

1. 用餐规划

◎ 早、午餐及睡前：母乳或婴儿配方奶180—210 ml

◎ 午点：糊状食物3匙+果汁30—60 ml

◎ 晚餐：糊状食物4—6匙+蔬菜汁30—60 ml

2. 食谱范例

蔬菜高汤

食材（可依时令任意搭配蔬果）：

1. 玉米1根
2. 红萝卜1根
3. 西红柿1颗

4. 洋葱1颗
5. 卷心菜1/4颗
6. 芹菜1瓣

做法：

1. 将所有食材放入锅中加水淹过食材。
2. 大火煮滚后，再转小火熬煮40分钟到汤头入味。
3. 熬煮完成后，以滤网过滤出汤汁，放凉后可立即食用或分装冷冻。

地 瓜 粥

食材： 生米20 g、地瓜20 g、水200 ml(此为二份)

做法：

1. 生米洗净后，泡水静置30分钟以上。
2. 地瓜洗净去皮，切除头尾纤维较粗部分，并切成小块。
3. 泡水米、地瓜、水一起放入电饭锅蒸熟。
4. 以研磨机或食物调理棒磨碎。
5. 用滤网筛掉较大米粒。

胡 萝 卜 粥

食材： 生米20 g、胡萝卜15 g、蔬菜高汤200 ml

做法：

1. 生米洗净后，泡水静置30分钟以上。
2. 胡萝卜洗净去皮，切成小块。
3. 泡水米、胡萝卜、蔬菜高汤一起放入电饭锅蒸熟。
4. 以研磨机或食物调理棒磨碎。
5. 用滤网筛掉较大米粒。

香 蕉 泥

食材： 香蕉1/4根

做法：

1. 选用较为成熟的香蕉。
2. 放入钵中磨成泥即可。

*亦可放入锅中加1/4杯的水煮至糊状。

菠 菜 泥

食材： 菠菜100 g

做法：

1. 将菠菜洗净，切至细碎。
2. 锅内烧水，水滚先放菠菜梗再放入菠菜叶(若婴儿刚开始接触菠菜泥，取叶部即可)。
3. 转小火，当叶子颜色转深绿，叶梗软熟时即可起锅。
4. 将菠菜及少量汤汁放入研钵中磨成泥即可。

南 瓜 浓 汤

食材： 南瓜20 g

做法：

1. 南瓜洗净，去皮。
2. 将南瓜放入电饭锅蒸熟。
3. 以研磨机或食物调理棒磨碎。
4. 加入适量开水或是奶，混合均匀后以小汤匙喂食。

(二) 断奶中期：7—9 个月

1. 用餐规划

◎ 早餐、午点及睡前：母乳或婴儿配方奶 180—210 ml

◎ 午餐：鱼肉稀饭 1 碗＋鱼肉泥(或面线糊 1 碗＋萝卜泥香蕉泥 1/2 两)

◎ 晚餐：鸡汁面 1 碗＋鸡肉蔬菜泥 3—4 汤匙(或面线 1 碗＋猪肝菠菜泥 3—4 汤匙)

2. 食谱范例

西红柿蔬菜鸡肉粥

食材： 西红柿 20 g、卷心菜 10 g、洋葱 10 g、花椰菜 10 g、鸡胸肉 10 g、米 20 g

做法：

1. 在西红柿上划十字，过煮沸的水以去皮。
2. 将西红柿、卷心菜、洋葱、花椰菜、鸡胸肉等食材切细末状。
3. 根据婴幼儿辅食摄取状况将米煮成粥。
4. 粥煮好后，加入所有食材搅拌，煮至滚熟，关火即可。

鱼肉芹菜燕麦粥

食材： 芹菜 20 g、白鱼肉 10 g、燕麦 30 g

做法：

1. 芹菜、白鱼肉去刺切细末状备用。
2. 加入适量的水将燕麦煮成粥。
3. 放入所有食材煮至滚熟即可。

蔬　菜　面

食材： 面条、任何一种蔬菜 20 g、高汤

做法：

1. 蔬菜切成细末状。
2. 水煮滚加入面条煮软。
3. 加入青菜(还没长牙的婴儿可用菜泥取代青菜末)。
4. 以食物剪刀将面条剪至婴儿适合入口大小。

黄　瓜　蒸　蛋

食材： 鸡蛋 1/2 个、鸡汤 2 大匙、黄瓜泥 1/2 小匙

做法：

1. 将蛋打成蛋液后，再加入鸡汤搅拌均匀。
2. 放入电饭锅中蒸熟。
3. 蒸熟后取出，搭配黄瓜泥食用。

注：配合婴幼儿进食状况，可以加入鱼肉、绞肉等其他食材。

法　国　土　司

食材： 去边土司 1 片、鸡蛋 1/2 个、牛奶 2/3 杯、奶油少许

做法：

1. 土司切成可以一口吃的大小。
2. 将蛋、牛奶混合在一起均匀打散，将土司片放入浸泡。
3. 平底锅涂上一层薄奶油，用小火煎浸泡过的土司片。

(三) 断奶后期：10—12 个月

1. 用餐规划

◎ 早餐及睡前：母乳或婴儿配方奶 120—150 ml

◎ 早点：吐司 1 片或小馒头 1 个

◎ 午点：面条 1 碗＋蒸鱼肉半片＋剁碎地瓜叶
◎ 晚餐：米饭 1 碗＋碎绞肉 4 汤匙＋剁碎菠菜

2. 食谱范例

牛肉西红柿拌饭

食材： 牛绞肉 20 g、米饭 60 g、西红柿丁 40 g、洋葱末 10 g、高汤、酱油少许

做法：

1. 在锅中将洋葱炒软至有香味。
2. 放入西红柿丁与牛绞肉一起煮软。
3. 加入米饭与高汤搅拌均匀。

红萝卜豆腐绞肉烩饭

食材： 豆腐 30 g、绞肉 20 g、米饭 60 g、白菜一片、红萝卜丁少许、太白粉

做法：

1. 将红萝卜切丁、白菜切末。
2. 在锅中先将绞肉炒熟，再加入白菜末及红萝卜丁拌炒。
3. 在锅中加入一杯水及豆腐煮滚，加上调味料。
4. 加入太白粉水勾芡。
5. 起锅淋在米饭上。

蘑菇鸡蓉浓汤

食材： 蘑菇 5 朵、鸡胸肉 100 g、土豆 1/2 颗、水 500 ml、盐少许、油少许

做法：

1. 蘑菇切成小丁，以少许的橄榄油和奶油炒软。
2. 土豆切小块，放入电饭锅蒸熟后压成泥。
3. 鸡胸肉切成碎末，烫熟后捞起备用。
4. 汤锅内倒入水及马铃薯泥均匀搅散。
5. 放入蘑菇及鸡胸肉后续煮，再以盐调味。

香甜南瓜卷

食材： 低筋面粉 80 g、鲜奶 150 ml、鸡蛋 1 颗、南瓜 200 g、无盐奶油 5 g

做法：

1. 南瓜切块以电饭锅蒸熟。去皮后压成泥状，趁热加上无盐奶油拌匀。
2. 低筋面粉与鲜奶、鸡蛋一起混合搅拌。
3. 面粉糊用勺子舀起放入平底锅，煎至两面金黄。
4. 将南瓜泥抹至面饼上，由下往上慢慢卷起即可。

萝卜牛肉粥

食材： 白萝卜 25 g、红萝卜 25 g、芹菜 10 g、牛绞肉 30 g、米 40 g、水 120 ml

做法：

1. 将米煮成粥备用。
2. 红萝卜、白萝卜切小丁，芹菜切末，与牛肉丝一同烫熟。
3. 将所有食材与粥拌匀即可。

（四）断奶完成期：12—15 个月以上

1. 用餐规划

断奶完成期的婴幼儿已可进食与大人相同的食物。但由于 1 岁以上的幼儿牙齿发育未完成，以至咀嚼固体食物的能力有限，照顾者须根据婴幼儿进食状况调整食物的大小，并避免加入过多调味料。

2. 食谱范例

鱼肉面线

食材： 香菇1朵、红萝卜少许、白肉鱼20 g、煮熟面线1/2碗

做法：

1. 香菇及红萝卜切丝，鱼肉去刺。
2. 锅中放1杯高汤，将香菇、萝卜丝及白肉鱼放入一起煮熟。
3. 加入面线煮熟即可。

蔬菜汉堡排

食材： 牛绞肉300 g、花椰菜适量、洋葱1/3颗、红萝卜半条、盐少许、鸡蛋1颗、油少许

做法：

1. 先将花椰菜(取叶子的部分)、洋葱、胡萝卜切成小丁。
2. 把所有的材料与调味料、鸡蛋混合拌匀，拌至黏稠状。
3. 放少许油，中小火煎熟即可。

山药枸杞炖饭

食材： 白米、山药、枸杞

做法：

1. 白米煮熟备用。
2. 山药蒸熟。
3. 枸杞冲洗干净。
4. 白米、山药块、枸杞一起放入电饭锅内，煮熟调味即完成。

蔬菜西红柿通心面

食材： 洋葱10 g、西红柿10 g、鸡肉10 g、红萝卜5 g、花椰菜10 g、通心面20 g、油3 g

做法：

1. 洋葱、西红柿、红萝卜、花椰菜洗净后切丁烫熟备用。
2. 水煮滚后放入通心面后捞起备用。
3. 锅热油后依序放入食材拌炒至收汁即可。

芝士土豆片

食材： 土豆1颗、芝士条适量、奶油少许

做法：

1. 土豆洗净切成约1 cm厚的片状，放入沸水中煮至半熟备用。
2. 土豆片两面抹上少许奶油，正面洒上适量芝士条。
3. 烤箱180℃预热10分钟，将土豆片以180℃烘烤15分钟左右即可。

第二节 婴幼儿乳汁喂养实务

一、母乳哺喂的方法与原则

(一) 母乳哺喂的重要性及作用

世界卫生组织及联合国儿童基金会推崇母乳是上天赐给人类婴儿最美好的食物，美国儿科医学会也提出母乳是婴儿出生至4—6个月最好的营养。借由母乳的哺喂，可增进亲子关系的建立，同时安全卫生也环保省钱。母乳营养最完整均衡，成分更会随着婴儿成长而调整，含有A型免疫球蛋白、生长因子、补体及运铁蛋白等成分，可降低婴儿的过敏症状，如湿疹、荨麻疹、气喘、过敏性鼻炎等。因母乳含免疫调节因子，也可发展及加强婴儿的免疫系统，减少过敏性疾病的发生。

(二) 母乳正确储存与使用原则

1. 储存方式

(1) 分量储存。

挤出来的母乳，依婴儿每次的奶量以专用母乳储存袋或奶瓶储存，储存时注意容器的清洁。若是使用储存袋，不可选用一般塑料袋，而须选用聚乙烯(PE)材质，有些储奶袋为 LDPE(低密度聚乙烯)或 LLDPE(线性低密度聚乙烯)都是聚乙烯的一种，只是密度和结构不一样，但在安全性上没有太大差别。装好母乳后，须将多余的空气施压挤出后，再反折对口。若是使用奶瓶储存，建议使用玻璃瓶或 PP(聚丙烯)、PE(聚乙烯)材质的奶瓶。

储存时勿盛装过满以免吃不完丢掉，同时避免在母乳冰冻过程中胀破储存袋。

小提示

有些母乳经过冰冻后，会产生些许腥味，此为正常现象。只要婴儿愿意喝，还是可以继续喝。

(2) 标记挤奶日期。

母乳是婴儿主要的进食来源，所以储存时的安全性十分重要，可以在收集好母乳后记录存放日期，贴在容器上。

(3) 放入冰箱冷冻。

冰箱门边的温度会因为拿取物品开关而不稳定，因此母乳存放于冰箱时，最佳位置是在冰箱内部，冷藏的最佳温度在 0—4℃。挤出来的新鲜母乳接近人体温度，若要直接放入冷冻须待母乳降至室温后，再放入冷冻库。存放时也尽量与鱼、肉等生鲜食物分开存放，降低母乳被污染的可能性。

2. 母乳保存期限

研究显示，因为母乳本身就有抗体，所以初乳在室温下静置 12 个小时都没有长出坏菌，但从初乳发展到一般的成熟奶，可存放于室温的时间会变短，因此借由冷藏技术可以让母乳获得良好的保存(表 2-1-1)。保存母乳以冷藏为主，重点要把握“333 原则”，也就是常温下 3 小时、冷藏 3 天、冷冻 3 个月。

3. 母乳回温方式

库存的母乳是因应不时之需，尽量给婴儿喝新鲜的母乳是最佳选择，冷藏和冷冻母乳取用方式，原则上与食材相同，以“先进先出”为原则。冷冻的母乳可以先泡在冷水中解冻，解冻后，将冷冻母乳直立放在有温水的容器或流动的温水中(水温不要超过 55℃以免破坏酵素或抗感染因子)，透过隔水加热到适合婴儿喝的温度，使用前轻微地摇晃，使脂肪混合均匀，不可直接于燃气灶或以微波炉加热，以免破坏母乳的营养价值。

表 2-2-1　母乳储存要点

	刚挤出的母乳	解冻退冰中的母乳	已经以温水解冻的母乳
一般室温(25℃以下)	6—8 小时	2—4 小时	立刻食用
冰箱-冷藏室(0—4℃)	5—8 天	24 小时	4 小时
冰箱-冷冻室	3 个月	解冻过的母乳，不可再放回冷冻室	解冻过的母乳，不可再放回冷冻室

(三) 如何判断婴儿是否吃饱

当确定婴儿含乳姿势正确，哺喂时间充足，观察尿液呈清澈淡黄色，婴儿能持续吸吮 15—20 分钟以上后不再有吸吮动作且婴儿表现满足，安详并舒服地入睡就可确认婴儿已经吃饱。一般而言，出生 4 周内，每天喂奶达 8—12 次以上，出生第五天后，每天小便 6—8 次以上，都可以确认婴儿已获得足量的母乳。

小提示

勿将母乳和配方奶混在一起喂养。

1. 两种奶品储存条件不同，宜先喝母乳，不足的分量再冲泡配方奶补足。

2. 把两种奶混合等于是以母乳来冲泡配方奶，不仅改变母乳的成分，也让配方奶中的微量营养素变得过于集中，加重婴儿的肾脏负担。

二、奶粉冲泡的方法与原则

（一）配方奶粉的选用概念

以母乳哺喂宝宝是最好且最适当的，但有时因为母亲或婴儿的特殊因素，无法以母乳进行哺喂时，婴儿配方奶粉就可作为理想的替代品。为确保奶粉新鲜，建议购买小瓶装奶粉，并注意奶粉使用期限。配方奶的所需分量可根据婴儿月龄及体重进行调整，一般婴儿配方奶 30 ml 的热量约 20 kcal，早产儿配方奶及母乳 30 ml 的热量约 24 kcal，婴幼儿成长所需热量为每公斤体重约为 100—120 kcal，照顾者可观察婴幼儿喂食情形及健康需求给予。根据婴儿不同月龄，奶粉所需冲泡浓度不同，在调配时应该注意罐上使用说明，太浓易导致拉肚子，太淡易造成便秘或营养不均衡。在喂食过程中，一般婴儿对于奶量的需求有一定惯性，但有时喝多些，有时喝少些，照顾者可保持弹性不必勉强。

市售配方奶粉根据不同婴幼儿成长需求有不同种类：

（1）早产儿奶粉：专供早产儿使用，当体重大于 2 500 g 后可换成一般婴儿配方奶粉。

（2）婴儿配方奶粉：一般足月婴幼儿使用。

（3）免敏配方奶粉：成分中不含乳糖，适用于缺乏乳糖酶及慢性腹泻的婴幼儿。

（4）水解蛋白配方：营养成分已事先经过水解，进食后无须经由肠胃消化即可直接吸收，多使用在急慢性腹泻、多种消化酵素缺乏或短肠症的婴幼儿。

小提示

1. 喝不完的牛奶超过 30 分钟后请勿再给婴幼儿饮用，切勿重复温热喂食。

2. 如欲更换常用奶粉，请渐进性更换。

3. 奶粉包装上的保存日期通常是 1—2 年，是指在未开封和适当的保存条件下的时间，奶粉开封后，建议一个月内尽早食用完毕。

为确保奶粉的饮用安全，奶粉的保存也相当重要。未开封奶粉的保存：避免光线直接照射，于干燥环境存放，在保鲜期限内，常温环境保存即可。已开封奶粉的保存：奶粉是容易吸潮的，放在冰箱容易变质，因此不可放在冰箱内。开封后的奶粉应盖紧塑胶盖，放在室内通风、干燥、阳光照射不到的地方，尽早食用完毕。

（二）配方奶粉的冲泡原则

冲泡奶粉时，使用一般家用经过氯化的自来水煮沸即可，但要注意供水系统的水管是否遭受环境污染。市售的矿泉水由于内含成分不明，不宜长期用来冲泡奶粉；逆渗透水、蒸馏水或纯水几乎不含矿物质及微量元素（如氟），也不适合用来泡奶粉；山泉水与井水最有被污染的风险，不建议使用。

针对泡奶的温度，世界卫生组织在 2007 年指出，针对 1 岁以下的婴儿，建议使用煮沸、过滤、灭菌后的开水，并且使用 70℃的水温调配冲泡，可大幅减低阪崎肠杆菌的感染几率。实际冲泡时可在泡好配方奶后以冷水冲奶瓶，约 1 分钟内就可将配方奶的温度下降到 40℃左右或放置到适当温度后（36—40℃）再喂食婴儿。

（三）配方奶粉的冲泡方法

实操训练

视频：冲泡奶粉

准备用物/设备

(1) 奶粉 4 罐，其中两罐为使用大量匙调制(60 ml 的水配一汤匙奶粉)；另两罐为使用小量匙调制(30 ml 的水配一汤匙奶粉)(图 2-2-1)。

(2) 冷热水壶及奶瓶(图 2-2-2)。

(3) 有靠背的椅子(有扶手为佳)。

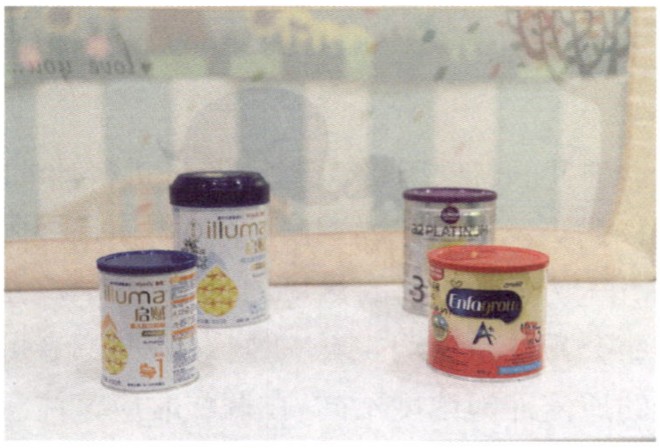

图 2-2-1　奶粉四罐

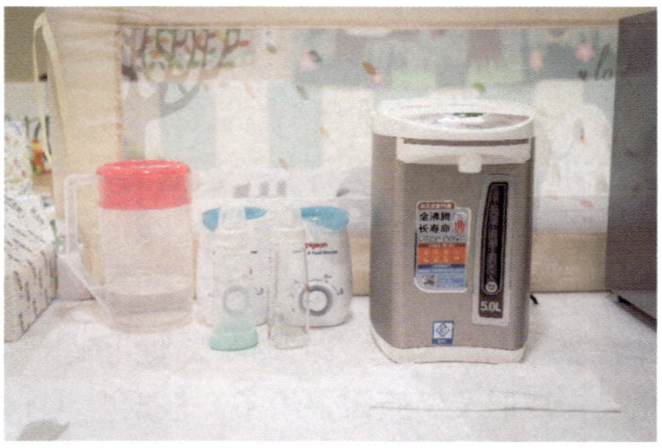

图 2-2-2　冷热水壶及奶瓶

实施步骤

1. 准备工作

准备冲泡奶粉前确认个人的卫生是最为重要的，照顾者必须卸除所有的指甲油，且必须将指甲修短与指肉齐，将头发束起并着围裙，确认好所有用物均已齐备，并做好个人手部清洁工作后，再开始冲泡奶粉(图 2-2-3～图 2-2-6)。

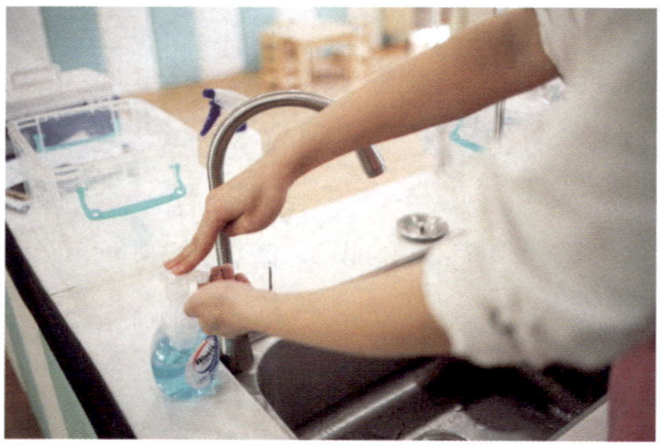

图 2-2-3　将双手充分打湿，按取适量洗手液

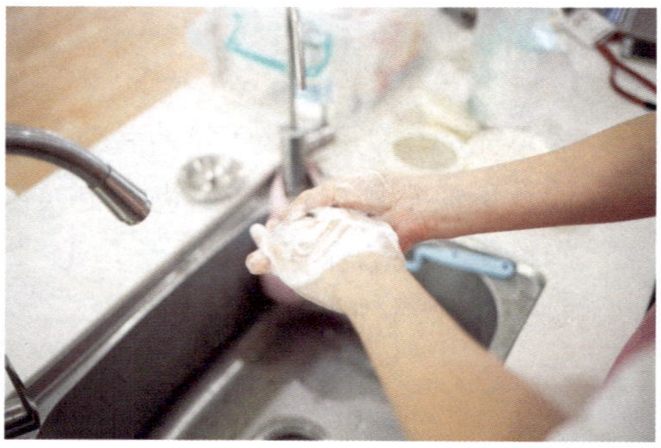

图 2-2-4　将双手充分搓揉起泡

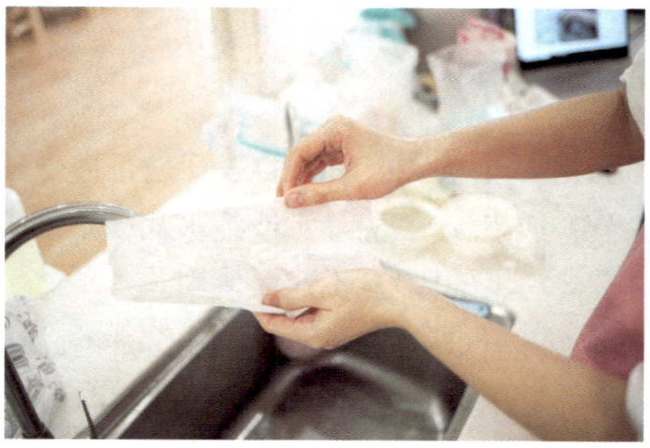

图 2-2-5　取擦手纸将手擦干

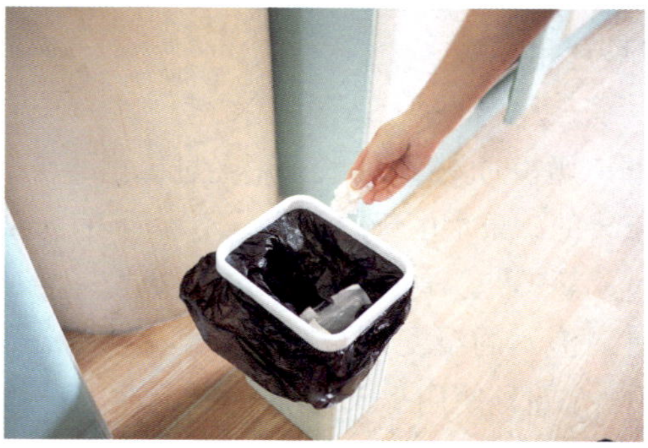

图 2-2-6　将用过的擦手纸丢入垃圾桶内

2. 冲泡奶粉

(1) 依据本练习技术设定,注入 120 ml 70℃的热水准备泡奶(图 2-2-7～图 2-2-10)。

① 打开奶瓶盖,注入 120 ml 热水。

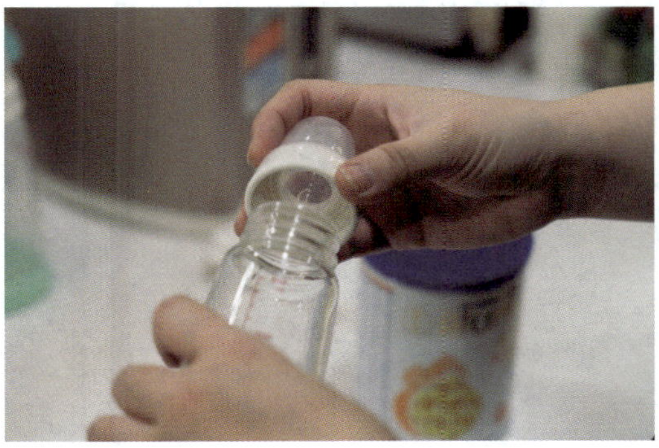

图 2-2-7　打开奶瓶盖

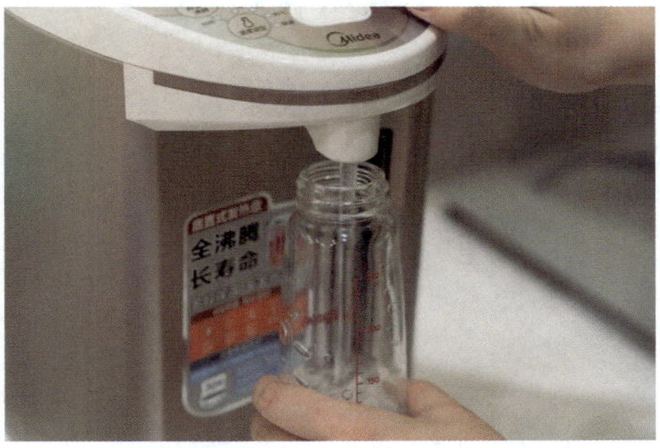

图 2-2-8　加入热水至水量为 120 ml

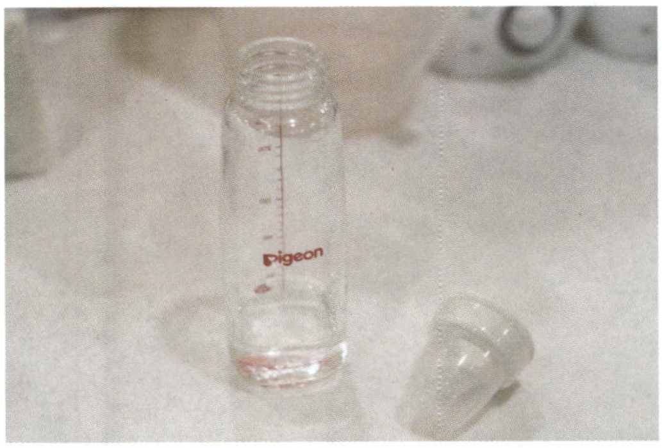

图 2-2-9　奶瓶盖不可接触桌面以保持清洁

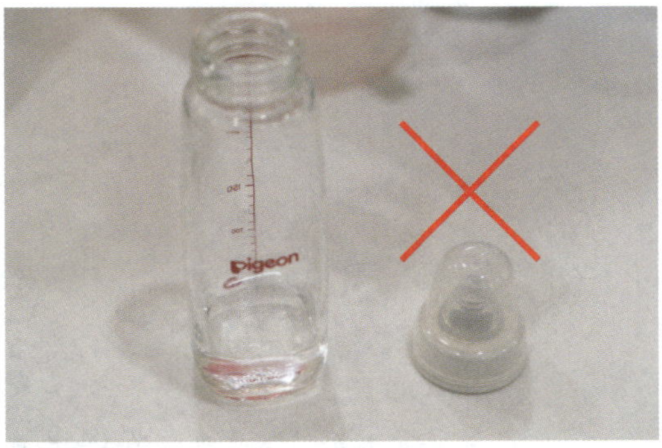

图 2-2-10　奶瓶盖朝下放置容易污染

② 注入热水后,建议放置在流动的自来水冲凉,或放入装有冷水或是冰水的容器中,约等待 3 分钟,等待降温至 40℃,即可冷却到适合哺喂的温度。喂奶前应用手腕内侧先测试温度,再行喂食(图 2-2-11)。

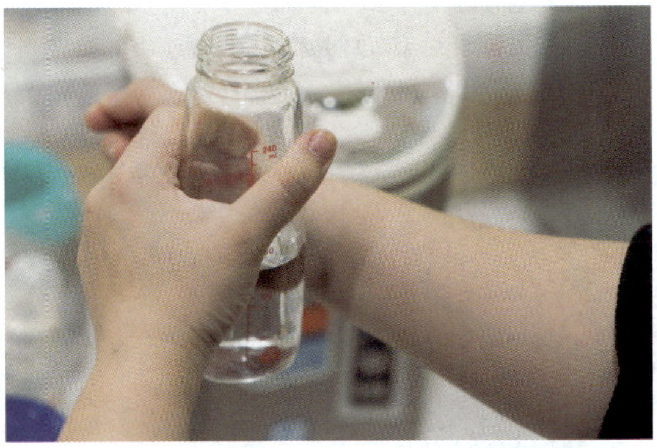

图 2-2-11　等待降温,以手腕内侧确认温度适口

小提示

目前市面上有贩售定温热水瓶,先将水煮沸后,再将水温维持在 70℃恒温,是方便照顾者冲泡配方奶的利器。

(2) 检查奶粉保存期限与冲泡比例。

① 由罐身底部检查制造日期及有效日期;确认所取奶粉未过期之后,由罐身查阅 2 个月大的婴儿饮用 120 ml 奶水需加几匙奶粉(图 2-2-12,图 2-2-13)。

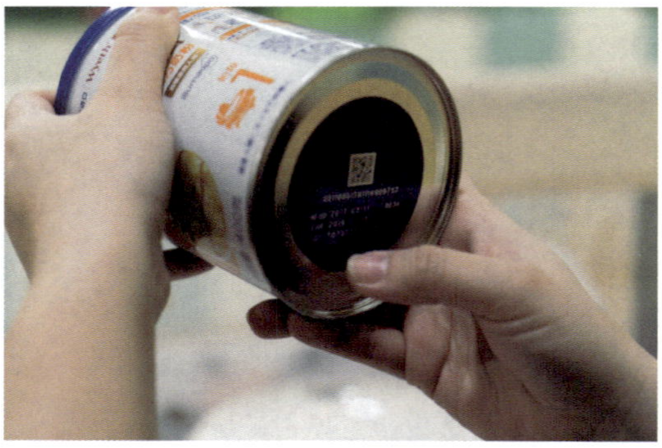

图 2-2-12 由罐身底部检查保存期限

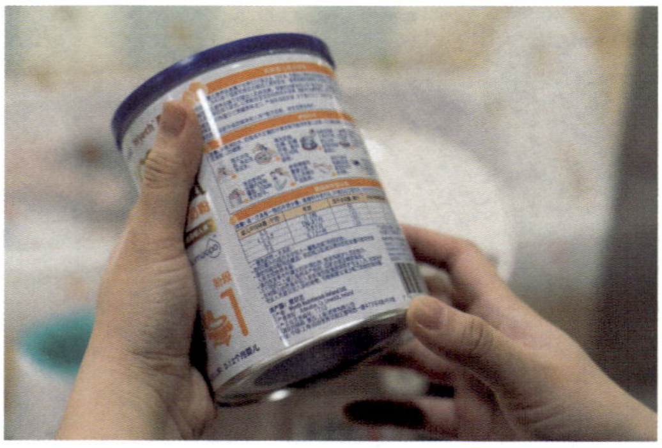

图 2-2-13 由罐身检查冲泡比例

② 以正确且避免污染的方式打开并置放奶粉盖(图 2-2-14)。

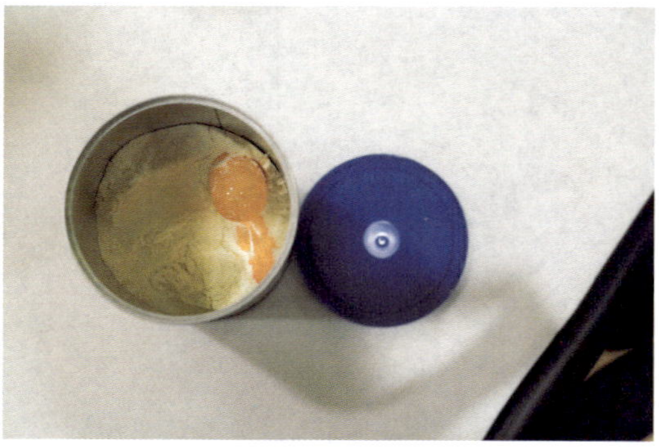

图 2-2-14 奶粉盖须朝上放置

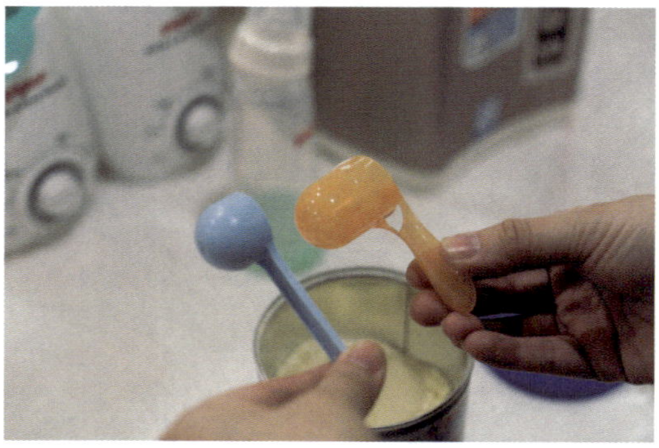

图 2-2-15 奶粉匙依厂家不同有不同容量

③ 利用压舌板取出罐内奶粉匙,并刮平奶粉。

(3) 依据罐身上的说明取用正确匙数的奶粉冲泡(图 2-2-15)。

① 利用压舌板或罐内设计的隔板刮除多余奶粉。

② 取正确的匙数将奶粉倒入奶瓶内;盖紧奶粉盖。

③ 将奶瓶正确组装好;拴紧奶嘴固定圈(图 2-2-16,图 2-2-17)。

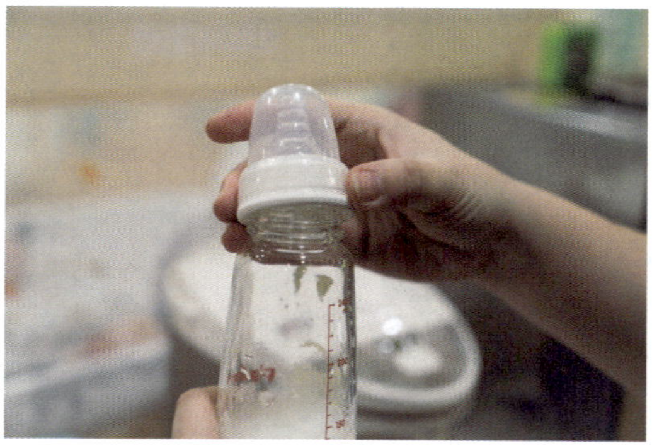

图 2-2-16 正确组装好奶瓶

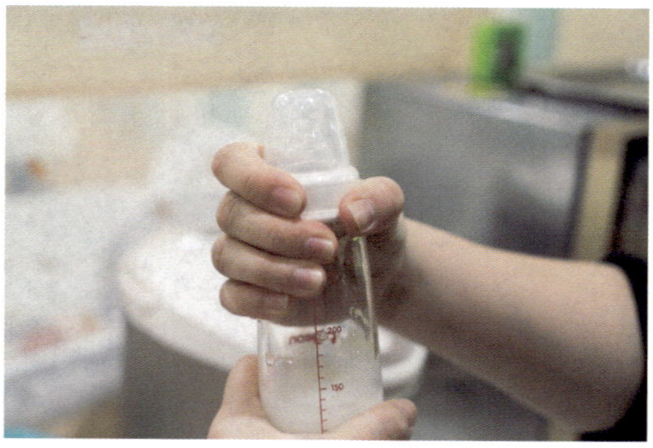

图 2-2-17 拴紧奶嘴固定圈

(4) 以双手握紧瓶身旋转,促使奶粉完全溶解于温水中。

① 以左右旋转方式促使奶粉溶解;由瓶底检查奶粉冲泡是否均匀(图 2-2-18,图 2-2-19)。

② 将奶瓶斜倾,确认奶嘴孔不要过大,奶水不轻易外漏,并将奶瓶置放于喂奶椅旁的小桌子上备用。

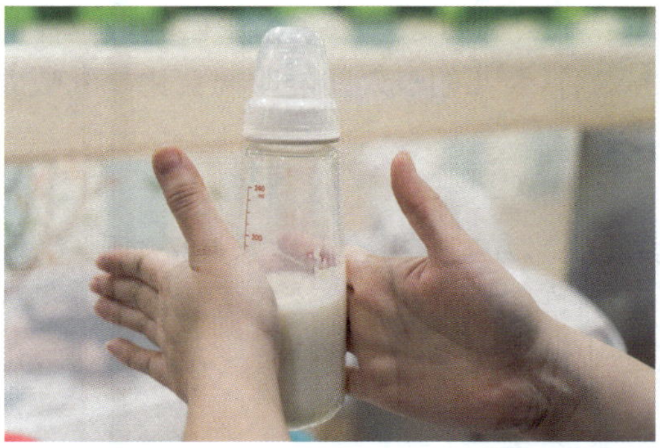

图 2-2-18　以左右旋转方式促使奶粉溶解

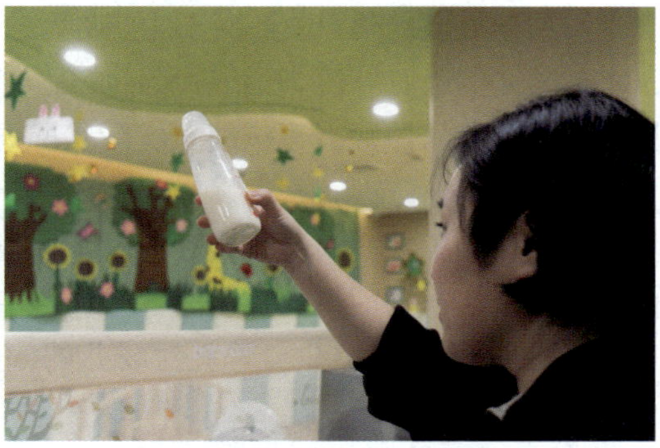

图 2-2-19　由瓶底检查奶粉冲泡是否均匀

小提示

泡奶粉时，将奶瓶上下摇晃容易产生大量的气体，当婴幼儿喝下肚时，就容易产生胀气。

三、混合喂养的方法与原则

（一）什么是混合喂养

哺喂母乳对婴儿及母亲而言在身心方面有诸多益处，母乳是婴儿的理想食物，它包含了营养、矿物质及其他提供最佳生长所需要的物质。但在母乳喂养婴儿的过程中，产生母乳喂养不足或者母乳喂养有困难时，就必须辅以其他代乳食品（如牛奶、奶粉），以满足婴儿的生长发育需求，维持正常的生长发育，称为混合喂养。

混合喂养虽然不如母乳喂养好，但对于母乳不足，不能满足婴儿营养需要的母亲而言，混合喂养是折中的最佳选择。对于仍期待坚持哺喂母乳的家长们而言，混合喂养需坚持先让婴儿吸吮母乳，等宝宝吸吮过仍感觉不足，再添加配方奶粉，这样的方式仍保持对母亲乳房足够的刺激，持续维持乳汁的正常分泌，有机会增加奶量再回到纯母乳喂养，对婴儿的口腔吸吮能力及营养摄取仍然有很多好处，此称之为补授法。对于无法亲自哺喂母乳的母亲而言，可采用代授法，也就是一次母亲喂母乳，一次哺喂配方奶粉，轮换间隔喂食，较适合于 6 个月以后的婴儿。这种喂法的缺点是因为减少了吸吮频率，容易使母乳减少，较适用于可准备接受辅食的婴儿，母亲的奶量也顺其自然减少，可为以后断奶做好准备。

（二）混合喂养的原则

1. 不可以将母乳当水冲泡奶粉

母乳有一定的营养素，配方奶也有其冲泡比例，因此在混合喂养时，宜各自作为单一食品看待，先哺喂母乳，母乳不足时，再冲泡配方奶补足。

2. 不要轻易放弃母乳

混合喂养最容易发生的情况就是放弃母乳供应与喂养，母乳喂养的功能性不仅在于生理性热量的需求，更大的益处在哺喂过程中母子情感的连结，混合喂养的功能在于补充母乳的不足，而非取代性功能。

3. 添加配方奶的依据

母乳的品质与母体有相当大的关系性，如果哺喂母乳的婴儿一周体重增长低于 200 g，可能是母乳量不足，可依实际状况添加 1 次配方奶，增加热量供给。

（三）混合喂养的注意事项

1. 观察婴儿的进食状态

以母乳哺喂的婴儿较无进食计量的概念，完全借由婴儿的进食行为来判断其需求，当婴儿饥饿时会产生哭闹与寻乳动作，也会有强烈的吸吮需求，进行混合喂养时，母亲可以观察自己乳房乳汁的丰沛程度与婴儿的吸吮状况，开始少量补充配方奶。加配方奶后，婴儿的喂奶间隔时间会比母乳喂养时延长 0.5—1 小时，照顾者可依婴儿实际状况调整喂食时间。

2. 坚持持续哺喂母乳

当婴儿接触配方奶后也代表婴儿开始接触橡皮奶嘴瓶喂的方式。相较于母乳直接哺喂，橡皮奶嘴孔大，吸吮很省力，而母乳流出来比较慢，吃起来比较费力，许多母亲在这个过程中逐渐放弃母乳哺喂，母乳分泌也就因此减少。母乳对婴儿的健康最有益，所以在混合喂养过程中，坚持持续哺喂母乳是必要的。

小提示

乳头混淆是指婴儿在接触奶嘴后，因无法分辨吸吮乳头与奶嘴方式的差异，造成吸吮乳头的方式不对，无法顺利吸出乳汁或拒绝吸吮母亲乳头，而使母亲无法亲喂。避免乳头混淆的做法如下：

1. 不要让初生婴儿太早接触奶瓶，让婴儿先熟悉吸吮妈妈乳房的感觉与技巧。
2. 选择宽口径奶瓶，选择与妈妈的乳房较接近且洞孔较小的奶嘴喂食。

第三节　婴幼儿辅食添加与制作实务

一、婴幼儿蔬果汁制作

蔬果中含有人体需要的重要营养，断奶前期各种口味的蔬果汁是让婴幼儿接触不同口味的好选择，基本上果汁与蔬菜汤的食用根据婴幼儿月龄与接受程度，以每日 1—2 次为原则。橙子、苹果、梨等水果水分多，是自制果汁的好选择。但在给婴幼儿食用时需加以稀释，避免婴幼儿对甜味产生偏好而不愿意喝奶或喝水；而蔬菜汤，只要是无特殊气味的蔬菜，都适合给婴幼儿尝试。

实操训练

准备用物/设备

调理桌、围兜、卫生纸、喂食用椅（照顾者）、喂食座椅（婴幼儿）、食品盒与冷开水，沥水篮内需有中盘 3 个、小碗 3 个、调理汤匙 1 支、喂食汤匙 2 支、削皮刀、砧板、水果刀、菜刀、厨余桶与垃圾桶（图 2-3-1～图 2-3-6）。

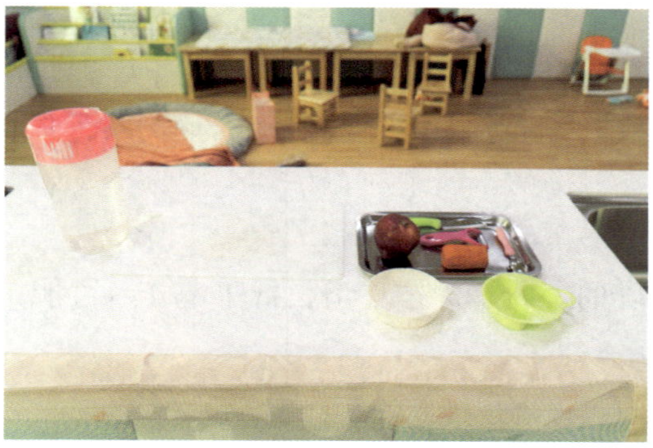

图 2-3-1　调理桌

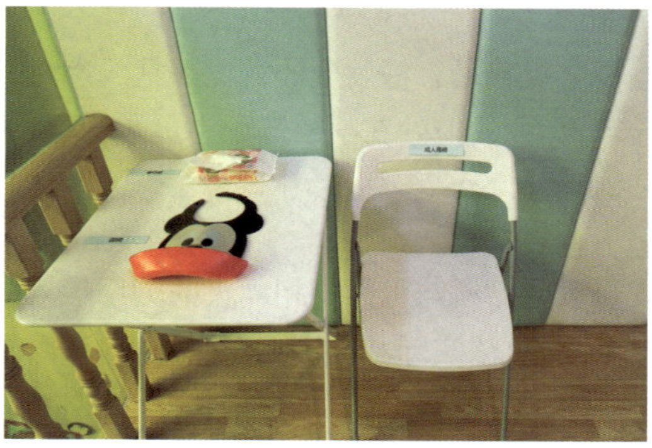

图 2-3-2　围兜、卫生纸、喂食用椅

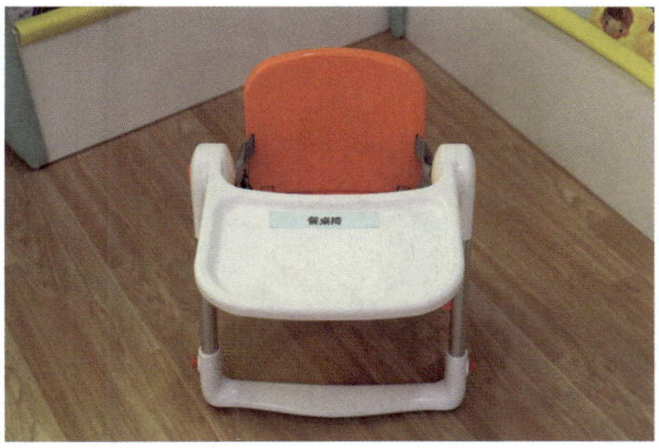

图 2-3-3　喂食座椅

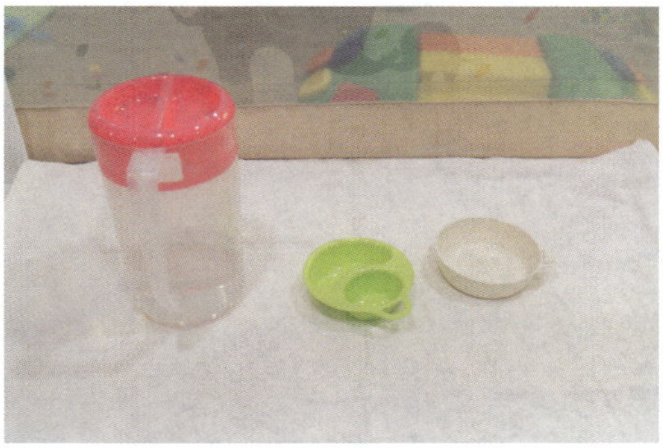

图 2-3-4　食品盒与冷开水

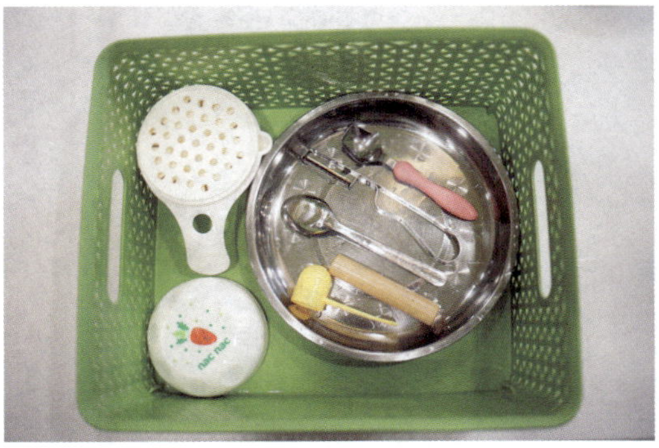

图 2-3-5　沥水篮

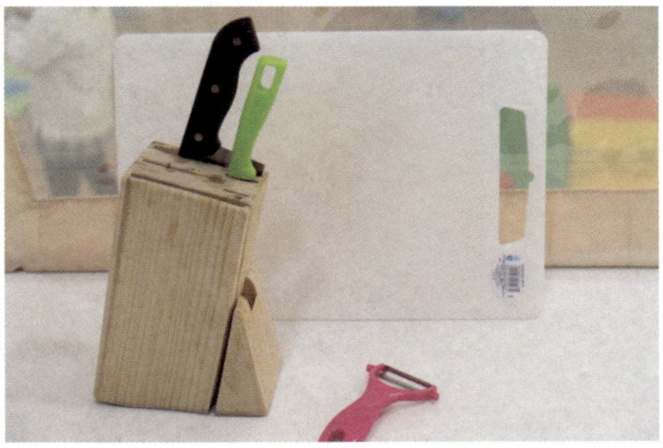

图 2-3-6　砧板、水果刀、菜刀

实施步骤

以下以苹果汁的制作步骤为例。

视频：制作苹果汁

1. 准备工作

（1）先用洗手液搓揉双手起泡、冲干净，以擦手纸擦干。

（2）用冷开水分别冲洗制作辅食所需的用具（图 2-3-7，图 2-3-8）。

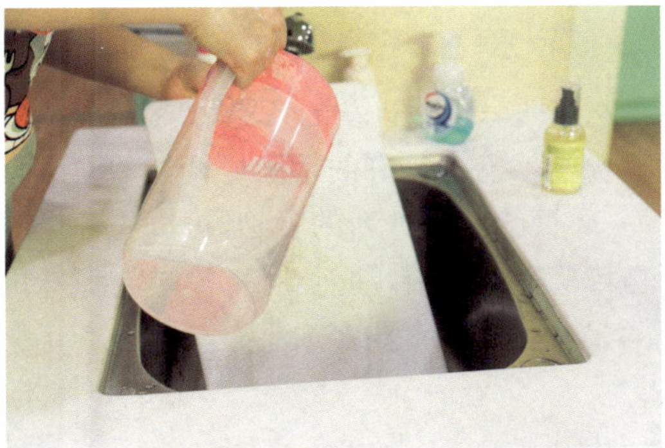

图 2-3-7　用冷开水冲洗砧板

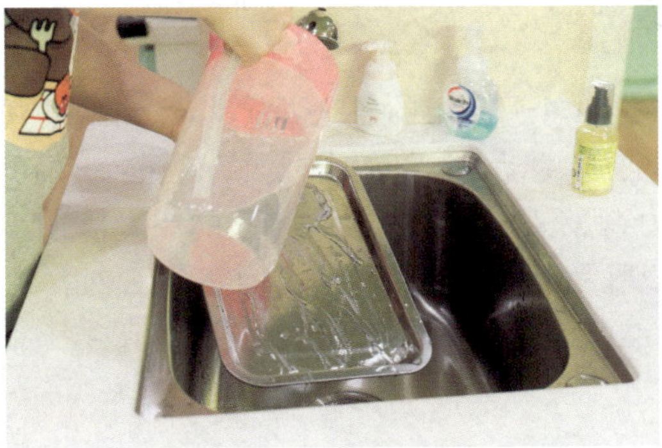

图 2-3-8　用冷开水冲洗托盘

2. 制作过程

（1）取苹果一只，将外皮洗净，以削皮刀在盘子上去皮，以调理汤匙去果核后，再以冷开水冲洗（图 2-3-9，图 2-3-10）。

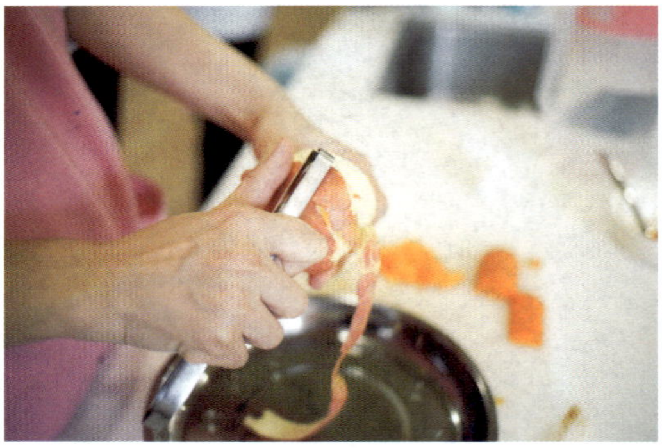

图 2-3-9　以削皮刀在盘子上去皮

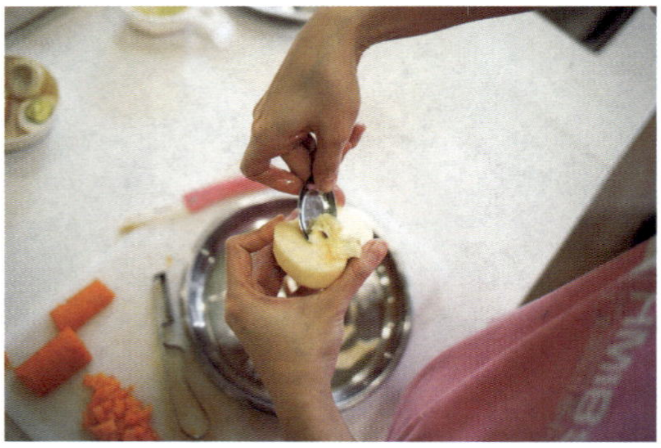

图 2-3-10　去果核

(2) 组合好研磨器，用研磨器将苹果磨成泥状，以滤网去渣（图 2-3-11，图 2-3-12）。

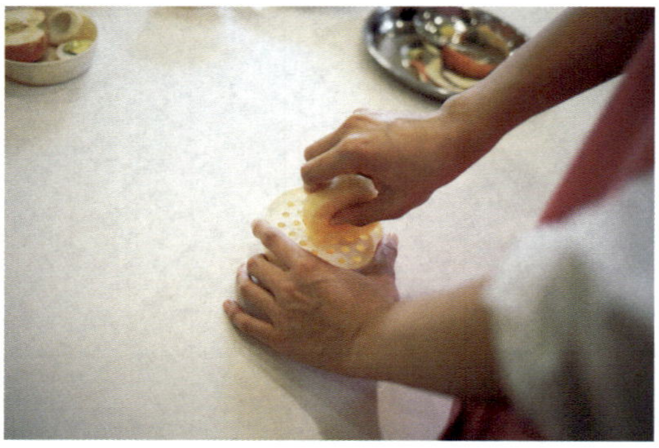

图 2-3-11　用研磨器将苹果磨成泥状

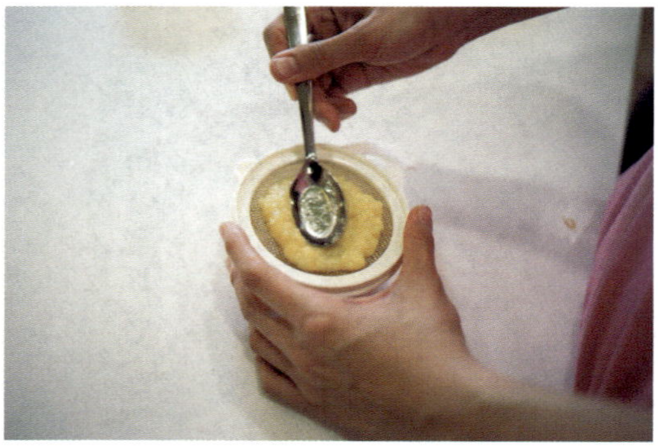

图 2-3-12　以滤网去渣

(3) 用量匙取一大匙苹果汁，放入小碗内，加入等量冷开水调匀。

小提示

美国儿科学会（AAP）最新的婴幼儿饮食指南提出，不建议家长给 1 岁以下的婴儿饮用果汁，尤其是市售的 100%纯果汁可能会影响他们的健康，因为果汁缺乏膳食纤维。照顾者应鼓励孩子吃新鲜水果。

二、婴幼儿泥状食物制作

当 4 个月以上的婴儿体重达 6 kg 以上，观察到当大人吃东西呈现想进食的意愿（如：盯着看或是嘴部有咀嚼动作），开始出现厌奶现象：夜奶可有可无、奶量减少、已有良好的手眼协调能力及颈部支撑力，就是身体准备好要吃辅食的一个信号。在实施时，一次只给予一种新的食物，可以先让婴儿进食以乳品混合调制的粥泥，制作时以天然食物为主，少加糖、盐等调味料，注意新鲜、简单与原味的原则，准备食物时要注意调制者的卫生清洁习惯，对食器消毒及食物的保存要多加小心。

实操训练

准备用物/设备

本项技术以制作蛋黄泥为例，操作前须准备小碗、盘子、调理汤匙、白煮蛋、冷水壶、切菜板及菜刀（图 2-3-13，图 2-3-14）。

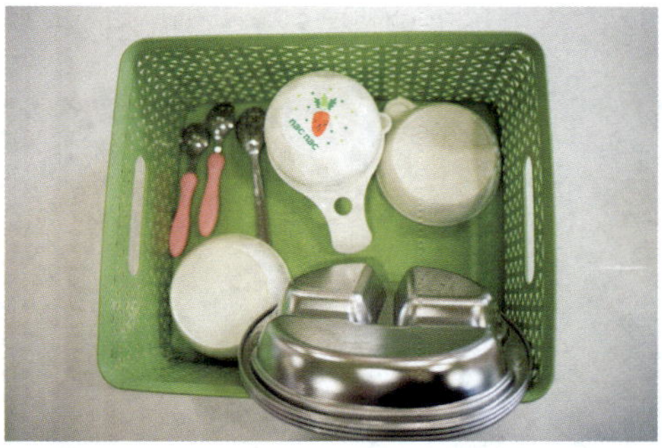

图 2-3-13　碗、盘及调理汤匙

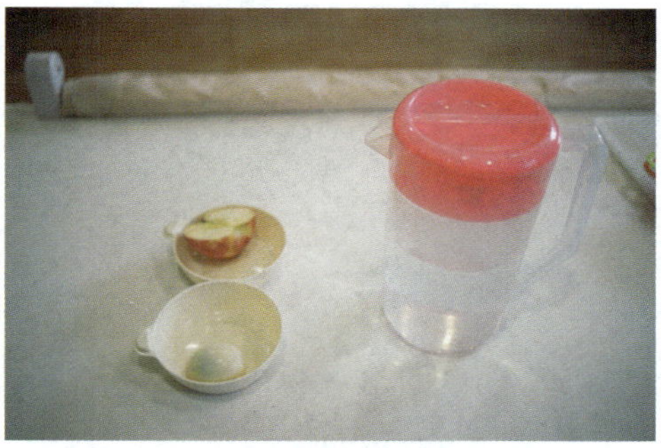

图 2-3-14　冷开水及白煮蛋

实施步骤

视频：制作蛋黄泥

1. 准备工作

（1）成人以洗手液洗净双手，并用擦手纸彻底擦干双手。

（2）以冷开水冲洗切菜板及菜刀、冲洗 1—2 个盘子备用。

（3）冲洗装蛋黄泥的小碗、冲洗压蛋黄泥的调理汤匙。

2. 制作过程

（1）在盘子上去除蛋壳（图 2-3-15，图 2-3-16）。

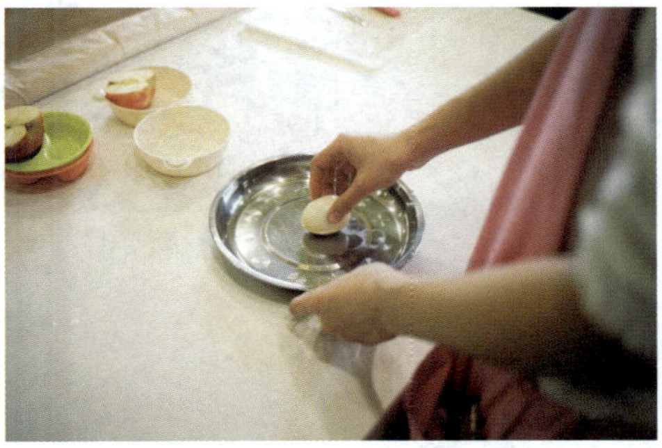

图 2-3-15　在盘内敲击蛋壳

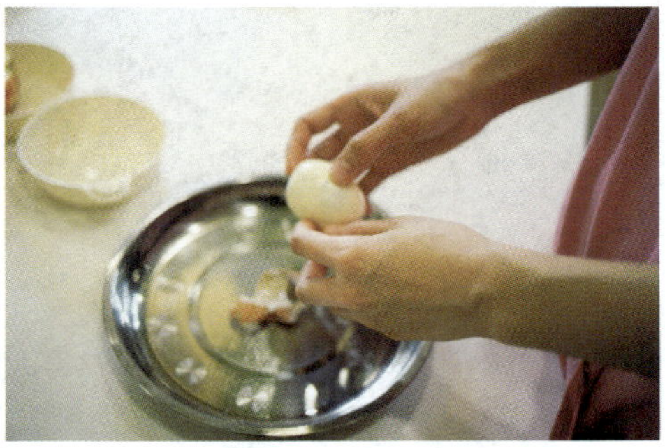

图 2-3-16　剥除蛋壳

小提示

敲击蛋壳时，为确保食材不受污染，不得在厨房台面或洗手台内敲击蛋壳，必须在已冲过冷开水的盘内操作。

（2）已去壳的蛋必须先用冷开水冲洗掉附着在其表面的微小蛋壳，再用菜刀将蛋剖为两半（图 2-3-17，图 2-3-18）。

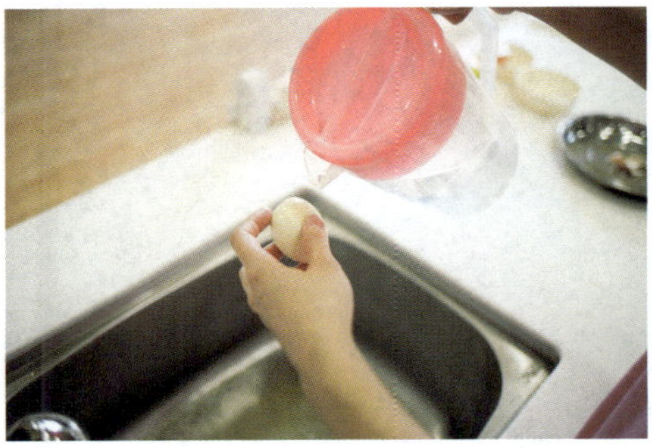

图 2-3-17　用冷开水冲洗白煮蛋

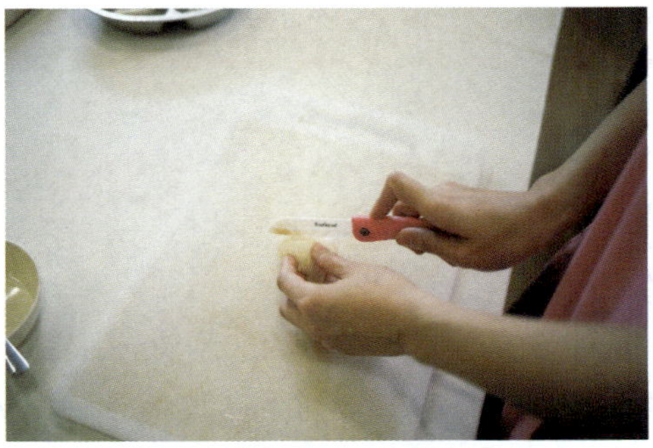

图 2-3-18　将白煮蛋切为两半

(3) 以调理汤匙取出 1/4—1/2 量的蛋黄，并用汤匙将蛋黄压至细碎(图 2-3-19，图 2-3-20)。

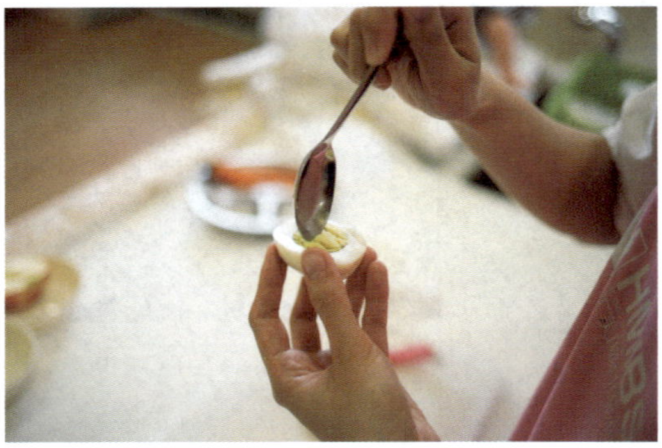

图 2-3-19　用调理汤匙挖出 1/4 至 1/2 的蛋黄

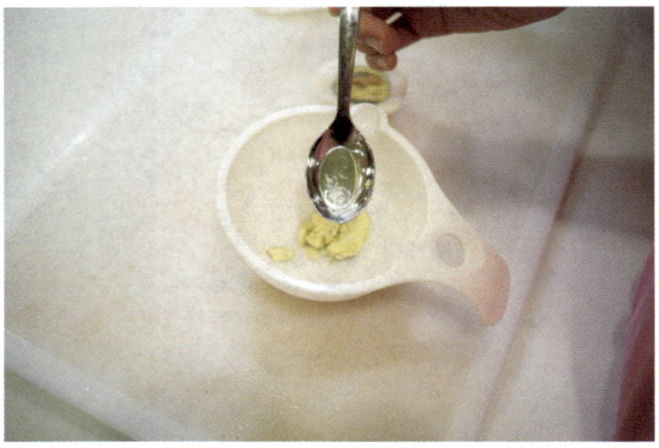

图 2-3-20　用调理汤匙将蛋黄泥压细碎

(4) 加入冷开水并充分搅拌成泥状(图 2-3-21，图 2-3-22)。

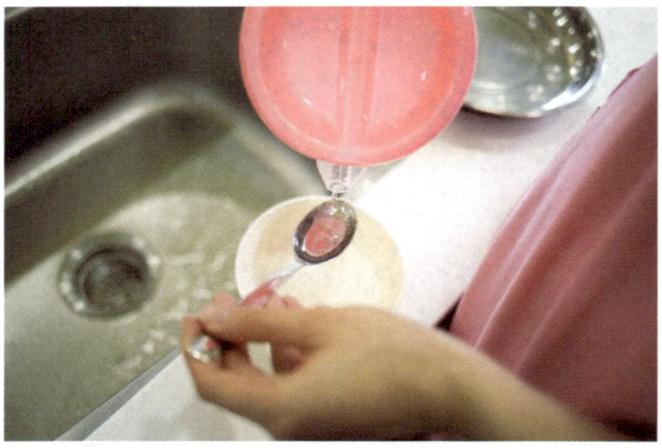

图 2-3-21　加入适量冷开水

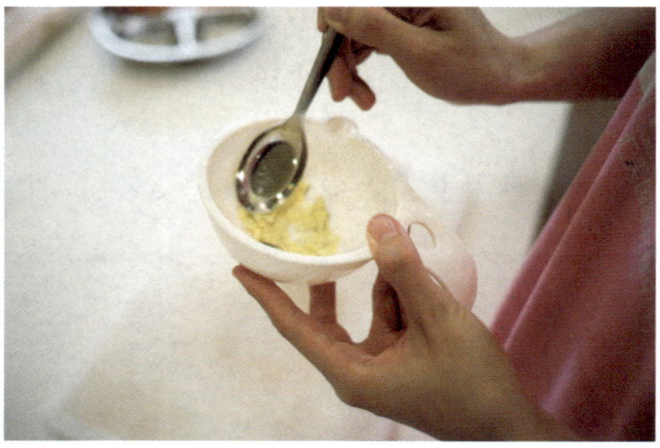

图 2-3-22　搅拌调匀蛋黄泥

(5) 确认蛋黄泥内无颗粒且水分足够适合婴幼儿进食(图 2-3-23)。

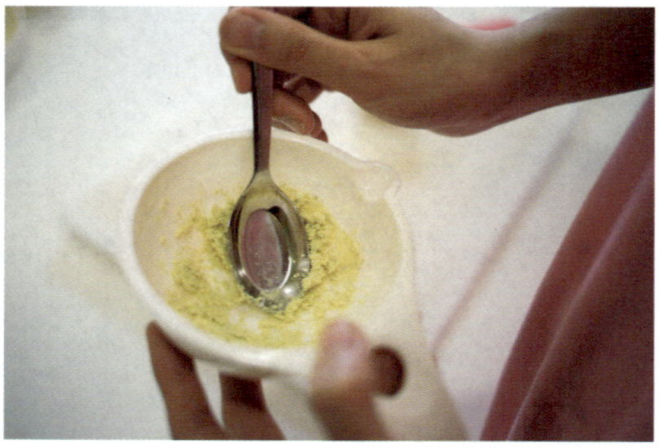

图 2-3-23　调制好的蛋黄泥

三、婴幼儿丁状食物制作

视频：制作胡萝卜丁

实操训练

准备用物/设备

不同月龄的婴幼儿有不同的膳食需求，此处以制作丁状辅食为例。所需用物有调理桌、围兜、卫生纸、喂食用椅、喂食座椅、食品盒与冷开水，沥水篮内需有中盘 3 个、小碗 3 个、调理汤匙 1 支、喂食汤匙 2 支、削皮刀、砧板、水果刀、菜刀、厨余桶与垃圾桶(图 2-3-24～图 2-3-29)。

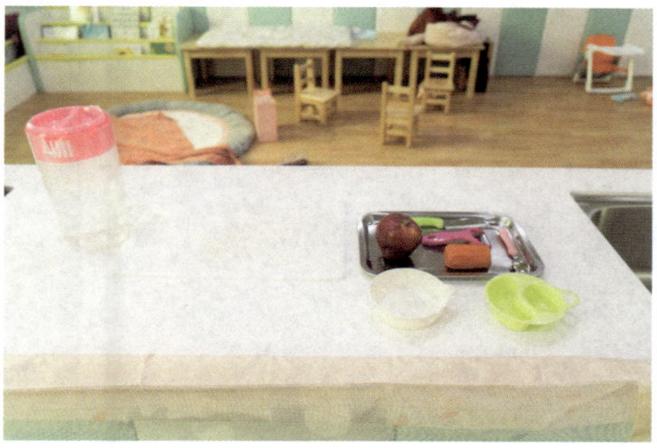
图 2-3-24　调理桌

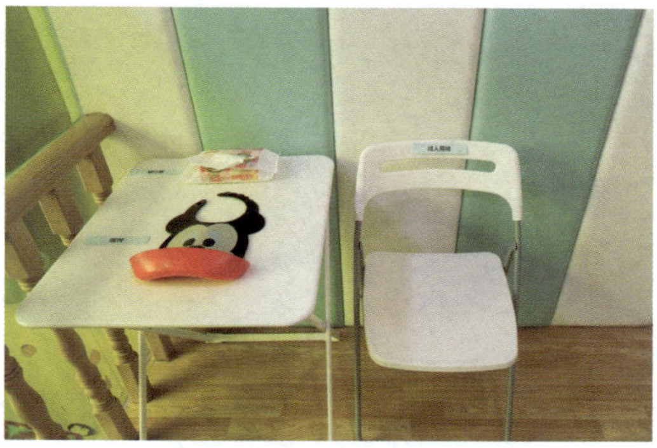
图 2-3-25　围兜、卫生纸、喂食用椅

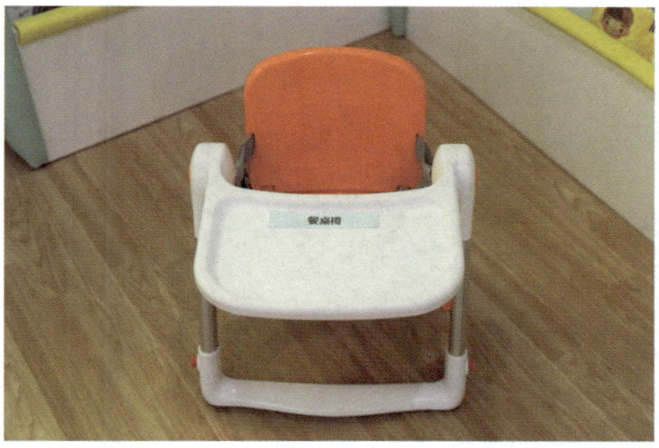
图 2-3-26　喂食座椅

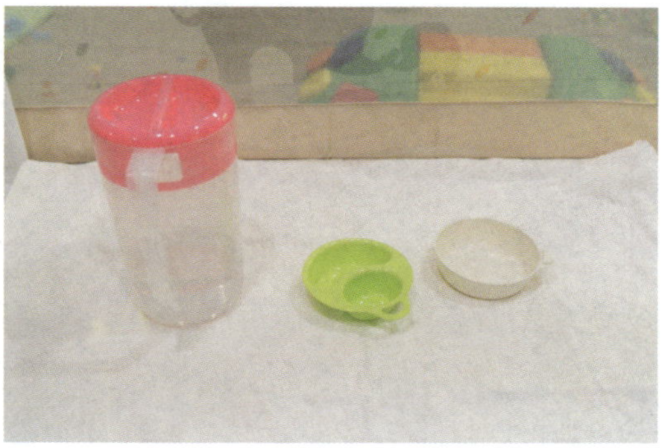
图 2-3-27　食品盒与冷开水

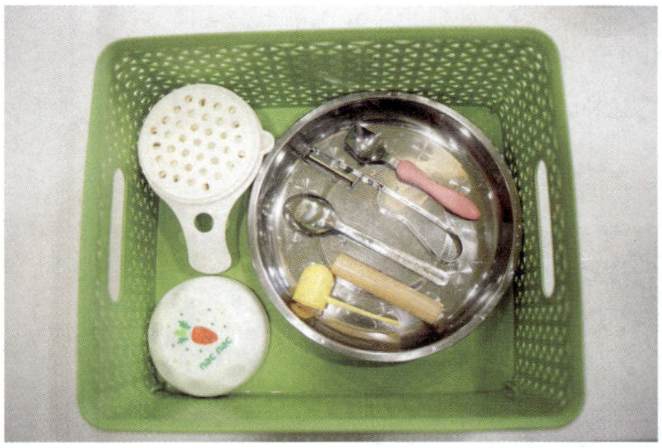
图 2-3-28　沥水篮

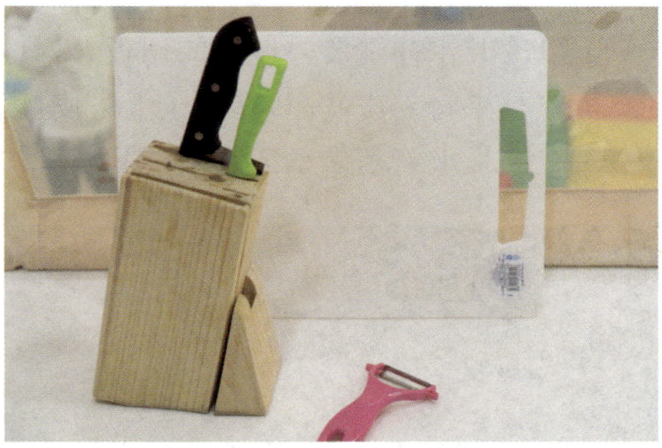
图 2-3-29　砧板、水果刀、菜刀

实施步骤

以下为同时制作胡萝卜丁与苹果丁的操作流程，因为苹果的多酚氧化酵素会使削皮过后的苹果产生褐变，所以在备制辅食时，要先备制胡萝卜丁再备制苹果丁，食用时，则先食用苹果丁再食用胡萝卜丁。丁状辅食的制作步骤如下：

1. 准备工作

（1）用洗手液搓洗双手起泡，冲洗干净，以擦手纸擦干。

（2）用冷开水分别冲洗制作副食品所需的用具。

2. 制备胡萝卜丁

（1）取胡萝卜一段，在干净的盘子上去皮，再以冷开水冲洗。

（2）先切胡萝卜一段，在砧板上将胡萝卜切成小丁（图 2-3-30～图 2-3-32）。

（3）以汤匙量取至少一大平匙胡萝卜丁放置碗中（图 2-3-33）。

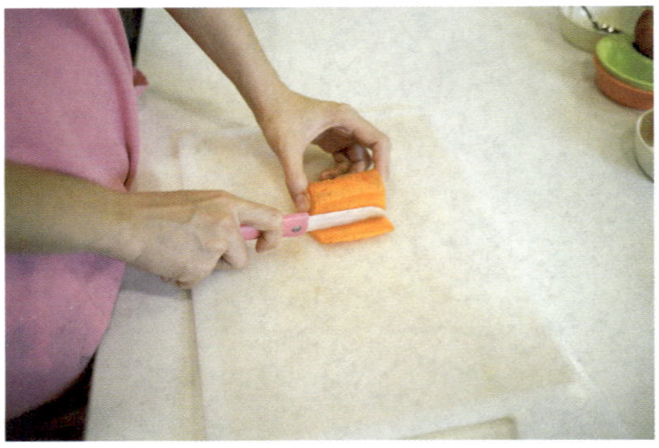
图 2-3-30　切胡萝卜一段

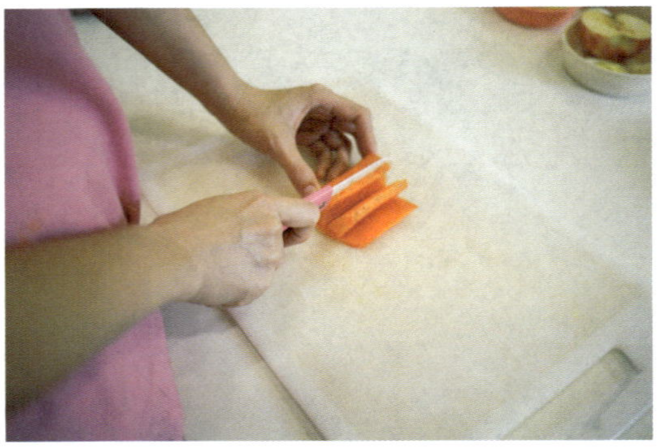
图 2-3-31　切薄片状

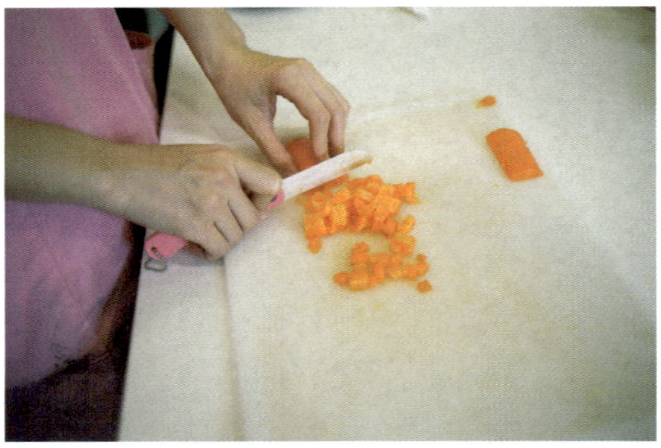
图 2-3-32　切成小丁

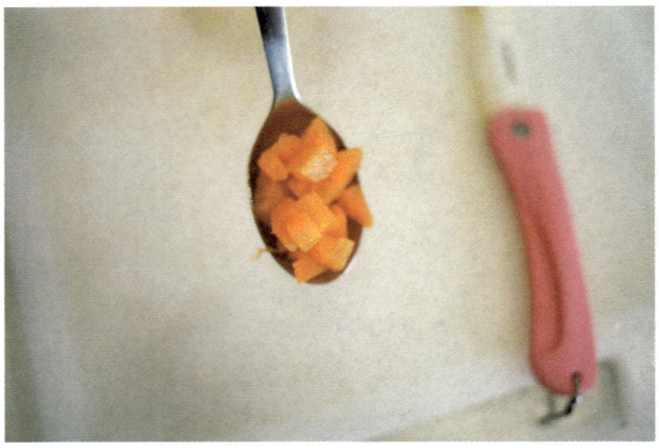
图 2-3-33　将胡萝卜丁放入调理汤匙内

3. 制备苹果丁

(1) 以冷开水冲洗要再使用的砧板、刀具及调理汤匙。

(2) 取苹果将外皮洗净，在盘子上去皮，以调理汤匙去果核再以冷开水冲洗。

(3) 在砧板上将苹果切成小丁(图 2-3-34，图 2-3-35)。

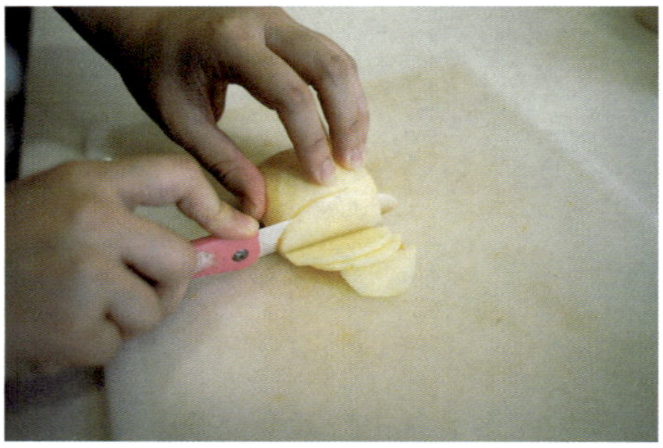
图 2-3-34　将苹果切片

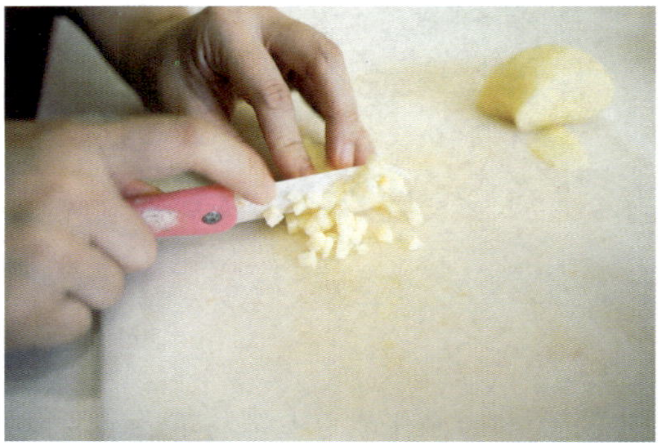
图 2-3-35　切成小丁

(4) 以汤匙量取至少一大平匙苹果丁放置碗中。

第四节　托育机构各阶段婴幼儿一周餐点设计范例

一、托育机构菜单设计的基本概念

一般而言，托育机构的规模小，但婴幼儿因为月龄差距对辅食的需求程度不同，且不同托育机构在招收年龄段上有所差异，因此各托育机构中婴幼儿所需要的餐点有相当大的差异性，因此如何设计一套符合所有年龄段婴幼儿所需的餐点就十分重要。作为一个托育机构的餐点设计者必须要有以下基本认知。

（1）具备食物多样性方面的知识。需考虑食材利用的最佳性，包含季节性的食物使用搭配及食材成本的评估，并思考不同食材的制备方法及取用来源。

（2）具备食物搭配的美学眼光。许多婴幼儿对食物的喜好来自食物的外观，因此在设计菜单时也须考虑到使用互补色或对比色作为自然食物颜色的调配，并将菜式的外型、色彩等作良好的分配。

托育机构在刚开始设计菜单时为使工作简化可依季节设计循环性菜单，并与厨师根据食材属性、烹调方便性及婴幼儿接受性等逐步调整菜单内容。这样的做法可以简化菜单设计工作，菜单显得相当有变化，同时也简化采买，易于控制食材内容，并对价格能有良好控制。最重要的是可使制备过程更标准化，使厨师更能熟练其技巧，待第一批循环菜单稳定后，就可以逐渐使循环周期拉长，增加婴幼儿饮食的多样性。

二、托育机构各阶段循环菜单范例

1. 6—8个月循环菜单

表2-4-1　6—8个月循环菜单

	6—8个月循环菜单			
	早点	午餐	点心	水果
第一天	红萝卜粥泥	南瓜鸡肉粥泥	马铃薯鸡蓉面泥	当季水果(泥)
第二天	马铃薯粥泥	西红柿鱼肉粥泥	地瓜蔬菜粥	当季水果(泥)
第三天	卷心菜粥泥	蔬菜猪肉粥泥	胡萝卜鸡蓉粥糊	当季水果(泥)
第四天	南瓜粥泥	玉米猪肉粥泥	什锦翡翠粥泥	当季水果(泥)
第五天	地瓜叶粥泥	鲜菇猪肉粥泥	丝瓜鱼片粥泥	当季水果(泥)

2. 8—10个月循环菜单

表2-4-2　8—10个月循环菜单

	8—10个月循环菜单			
	早点	午餐	点心	水果
第一天	蔬菜面线	鲜菇红萝卜粥	时蔬绞肉粥	当季水果(泥)
第二天	卷心菜小鱼粥	马铃薯肉粥	香菇时蔬粥	当季水果(泥)
第三天	紫菜蛋汤面线	地瓜叶肉粥	丝瓜瘦肉粥	当季水果(泥)
第四天	鸡肉粥	花椰菜南瓜粥	时蔬鱼肉粥	当季水果(泥)
第五天	地瓜粥	鱼肉卷心菜粥	瓠瓜绞肉粥	当季水果(泥)

3. 10—15 个月循环菜单

表 2 - 4 - 3　10—15 个月循环菜单

	10—15 个月循环菜单			
	早点	午餐	点心	水果
第一天	鸡肉粥	红萝卜鸡肉翡翠粥	鲜菇鸡肉粥	当季水果
第二天	地瓜粥	地瓜马铃薯绿叶粥	蔬菜肉末粥	当季水果
第三天	卷心菜粥	鲜菇卷心菜肉粥	滑蛋肉粥	当季水果
第四天	南瓜粥	大骨猪肉南瓜豆腐粥	猪肉南瓜蔬菜粥	当季水果
第五天	丝瓜肉粥	蔬菜肉末粥	丝瓜银鱼粥	当季水果

4. 16—24 个月以上循环菜单

表 2 - 4 - 4　16—24 个月以上循环菜单

	16—24 个月以上循环菜单			
周数	早点	午餐	点心	水果
第一周	时蔬绞肉粥	玉米浓汤烩饭	吻仔鱼时蔬粥	当季水果
第二周	吐司	丝瓜面线	时蔬瘦肉粥	当季水果
第三周	香菇时蔬粥	玉米炒蛋＋卤冬瓜＋饭	南瓜地瓜粥	当季水果
第四周	地瓜稀饭	蒸蛋＋炒瓠瓜＋饭	瓠瓜绞肉粥	当季水果
第五周	吻仔鱼时蔬粥	萝卜绞肉面	南瓜粥	当季水果

5. 24 个月以上循环菜单

表 2 - 4 - 5　24 个月以上循环菜单

	24 个月以上循环菜单			
	早点	午餐	点心	水果
第一天	地瓜燕麦粥	软饭 卷心菜猪肉卷/蒸鱼 小黄瓜炒杏苞菇	冬瓜绿豆汤	当季水果
第二天	蔬菜拉面	软饭 蛋煎豆腐/酱烧冬瓜 红烧香菇猪肉丸	枸杞山药粥	当季水果
第三天	豆腐时蔬瘦肉粥	软饭 胡萝卜煎蛋 枸杞丝瓜/芋头炖肉	法式香蕉卷	当季水果
第四天	法式土司	软饭 玉米洋葱鸡肉干酪 欧姆蛋/炒白菜/木耳炒肉丝	芋头西米露	当季水果
第五天	苹果燕麦粥	软饭 黄瓜镶肉/煎鱼 卷心菜豆腐蒸蛋	碎肉薯饼	当季水果

小提示

托育机构膳食烹调过程的卫生安全

1. 生、熟食砧板、刀具需分开使用，以避免交叉污染。处理食物的过程中，也要注意上述用具与容器、锅、盘等用具的交互使用的清洁与卫生。

2. 厨房用布的使用应区分清楚，如：抹布、擦手布等。

3. 不同种类的时才要分别处理，如：蔬菜、水产品、畜产品等应分开洗涤，以免交互污染。

4. 手、砧板、碗盘等接触生的肉类、海鲜后，务必要用温热水和肥皂洗净，且绝对不可把煮熟的食物放在装过生食的容器或碗盘里。

5 需尝试味道时，每一次试吃都要使用干净的器皿，不可以重复使用同一汤匙或直接用手取用。

6. 餐点份量以当次烹调当餐原则，熟食置于室温不得超过 2 小时。

第五节　托育机构餐点存放、提供与留样

托育机构招收的婴幼儿因其月龄不同有不同的餐点需求，托育机构餐点服务工作包括：餐点设计、食材采购、餐点准备及制作、餐点卫生与设备管理、餐点卫生教育及其他相关工作等，工作内容相当繁琐。

(1) 餐点设计：依照婴幼儿每日饮食建议配置合宜的餐点内容。

(2) 食材采购：依据餐点设计内容进行各类食材及物品的采购。

(3) 餐点准备及制作：厨房工作人员负责餐点的准备及制作，并依餐点设计表进行各项食材的处理、留样，制作营养、卫生且符合健康原则的餐点。

(4) 餐点卫生及设备管理：除了厨房工作人员在餐点准备及制作时的卫生管理，也包括厨房及相关设备的消防、安全管理。

(5) 餐点卫生教育：应于用餐前、中、后指导婴幼儿卫生习惯及用餐礼仪等。

(6) 其他相关工作：包括餐点的收费与支出、厨房工作人员的差勤管理、亲职营养教育的推动、婴幼儿特殊需求餐点服务等(如：过敏、素食、宗教信仰禁忌)。

在上述工作中，如何确保婴幼儿饮食安全是最为重要的工作，以下就食品储存安全原则、食材清洗原则、食物样品保存原则详细说明。

一、食品储存安全原则

1. 食材须分类存放

罐头、干货、调味品、食品等不同食材需分类储存，若因空间限制必须与其他物品置放在同一储物柜时，应遵循“食材在上”原则置放在柜内较高处，其他清洁品或杂物放下层，且不能直接放置地面，以避免食物污染。

2. 冰箱须保持清洁

冰箱应保持清洁，需要冷冻(－18℃)或冷藏(7℃以下)的食材应除去外袋包装，密封后分类储放在冰箱内，不必要的包装也应拆除，避免影响冷冻库的冷度。冰箱勿存放大量食物，宜维持在容量的50%—60%，以利于冷气循环保持食材新鲜度。

小提示

许多细菌在7—60℃温度间会快速生长繁殖，所以冰箱的冷藏温度必须低于7℃，保温温度要高于60℃，才能抑制细菌生长，使食物不容易腐坏。

3. 先买先煮先进先出

新买进的食品应放置冰箱内层，将先前采买的食品挪至外层，以符合先买先煮、先进先出原则。

4. 食品须及时保鲜

已烹调好的食品若未有即刻食用的需求，应在2小时内或更短时间内放入冰箱以避免细菌的生长和繁殖。

5. 海鲜肉制品须分装冷冻（藏）

如海鲜类、畜产类及需冷冻的食材买回来后应清洗沥干，根据所需的份量分别包装分装或冷藏冷冻。

小提示

食物保存有“FAT TOM”（“胖汤姆”）原则，因为前缀缩写是FAT TOM。

F=Food（食物）：指的是食物组成中，蛋白质多的易败坏、脂肪多的易氧化。

A=Acidity（酸性）：指的是酸碱度，越酸的像是泡菜等腌渍物，因酸性强较不易产生细菌。

T=Temperature（温度）/T=Time（时间）：两个T分别指温度与时间，两者都要注意。

O=Oxygen（氧气）：指氧化情况，真空包装较不易腐坏。

M=Moisture（湿度）：指湿度，水分越多越易长细菌。

二、食材清洗原则

（一）蔬菜清洗切割注意事项

（1）应以清洁的水浸洗后，再以流动的自来水冲洗即可将蔬菜洗净，不可使用清洁剂来浸洗，以避免清洁剂残留于蔬菜中。

（2）应依水槽大小、当日蔬菜量与清洁度，分多批清洗，每次更换水前，都应将水槽清洗干净，并确认无其他异物。

（3）为避免营养素流失，宜先洗再切，蔬菜根蒂处因易有泥沙卡积，应特别注意清洗。清洗后的蔬菜以干净的有洞容器盛装，以利水分沥干。

（4）容易褐变的蔬菜（例如：牛蒡、莲藕、马铃薯）应去皮后立刻泡水。

（5）遇台风、梅雨季节或产季尾端（例如：绿花椰菜），易有蜗牛或菜虫，应延长以流动水浸泡的时间。

（二）肉品清洗切割注意事项

（1）冷冻肉品解冻，应以冷藏冰箱解冻为优先，于解冻食材上标示使用日期并妥善覆盖；若以流水解冻则应以完整塑胶袋包装，以清洁的流水解冻。不可反复解冻再冷冻，避免造成细菌繁殖、肉质劣化的现象。

（2）清洗时应依量分批清洗，勿长时间浸泡水中，以避免肉品变质。

（三）海产类清洗切割注意事项

（1）严禁以盐水洗涤海产类，避免肠炎弧菌滋生。

（2）清洗时，应将鳞、鳃、肠泥等确实清洗干净，无残留或夹杂其他异物。

(四) 蛋类清洗注意事项

(1) 清洗蛋壳上的夹杂物,将蛋敲打于干净硬器上,剥开蛋壳,将蛋放入一容器内逐一检视蛋有无腐坏。

(2) 避免未检视新鲜度前,将所有蛋混入同一容器内。

三、食物样品保存原则

托育中心提供给婴幼儿的食物都应留存样品以确保食品安全(表 2-5-1)。留存样品时应注意下列四个原则:

(1) 机构提供的辅食,每样食物应分开收集,每样至少留存约 50 g 以上,且需以密封盒分开保存。

(2) 食物样品留存的日期应清楚标示年、月、日。

(3) 食物样品应置于冰箱冷藏室。

(4) 食物样品至少应保存 48 小时备查。

表 2-5-1　托育中心餐点留样纪录表

日期	餐点别	取样时间	年　月 取样者	丢弃时间	处理者	主管确认
	□______餐 □______点	点　分		点　分		
	□______餐 □______点	点　分		点　分		
	□______餐 □______点	点　分		点　分		

第三章

婴幼儿日常生活照料

第一节　婴幼儿身体清洁实务

一、婴幼儿头发清洁

新生儿的毛发发育从胎儿阶段就开始发展，经历胎毛(Lanugo)、柔毛(Vellus hair)直至最终的永久毛(Terminal hair)三大生长阶段。胚胎 8—12 周时第一阶段的胎毛开始生长，约在胎儿 20 周时，颜色较淡的胎毛已可覆盖全身，32 周时全身的胎毛逐渐消退，开始长出颜色较深的柔毛。新生儿出生后约 2—3 周剩下的胎毛逐渐脱落，头发的生长开始进入永久毛阶段。在此过程中婴幼儿掉头发也为正常现象，照顾者若发现婴幼儿某一部位头发较为稀疏，则为该部位头发的生长周期与其他部位不同步，无须过度担心，稍加一段时日头发便能长齐。也可利用双手的指腹轻轻帮孩子按摩头皮，按摩 3—5 分钟即可，对促进婴幼儿头发生长有所帮助。

在头发的清洁工作上，由于婴幼儿毛发相当细嫩，很多照顾者认为婴幼儿极少外出，只要简单用毛巾擦拭头发就好，不需要清洗头发。事实上婴幼儿的新陈代谢非常快，流汗可能引发汗臭，在旺盛的皮脂分泌下，如未适时清洁也容易藏污纳垢，可能造成毛囊炎。因此需要天天洗头，保持卫生，但可视情况决定是否每一次都要用清洁用品。

小提示

1. 若是在洗澡过程中使用同一盆水清洗头发、身体及脸部，清洗顺序为：眼睛→脸部→头发→身体。

2. 在洗发露的使用上，照顾者须先将洗发露放在自己手中加水搓到起泡再抹在婴幼儿头发上，不可直接倒在婴幼儿头上，避免让婴幼儿一次接触太多清洁用品。此外，洗发露的去油效果较强，不可拿来清洗身体。

3. 有些婴幼儿在头皮或囟门附近，出现黄色或咖啡色的块状物，有点油且带点油臭味，这是婴幼儿常见的脂漏性皮肤炎，约到婴幼儿 6 个月大症状就会自行消失，不宜过度清洗。

操作演示

准备用物/设备

(1) 一盆37℃到41℃之间的温水。

(2) 婴幼儿洗发露或是一块可以洗头发的婴儿皂。

(3) 小毛巾或纱布巾一条。

实施步骤

(1) 以橄榄球式抱姿,将婴幼儿的身体夹在照顾者的腰侧,掌心托住婴幼儿的头、颈,确保婴幼儿安全(图3-1-1,图3-1-2)。先将手打湿,用少许水轻轻地拍在婴幼儿的头上,让婴幼儿先适应一下水温,然后按压适量洗发露,并在手上搓揉起泡。

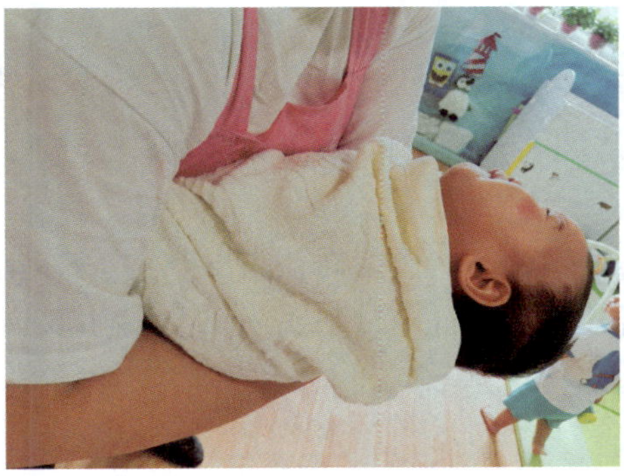
图3-1-1 橄榄球式抱姿正面

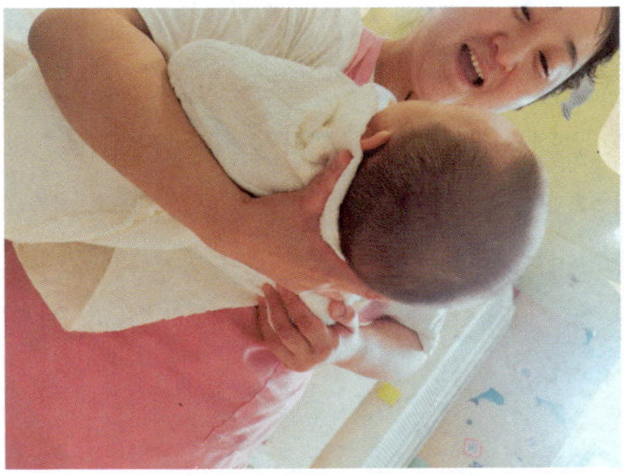
图3-1-2 橄榄球式抱姿背面

(2) 利用指腹轻轻按压清洗婴幼儿的头顶(图3-1-3,图3-1-4)。

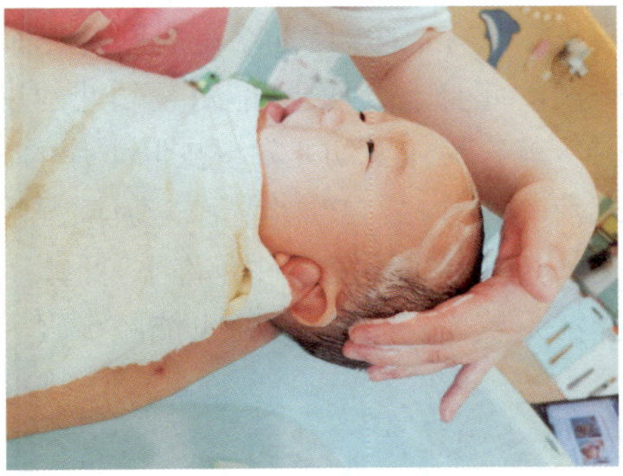
图3-1-3 用指腹按压清洗头顶处

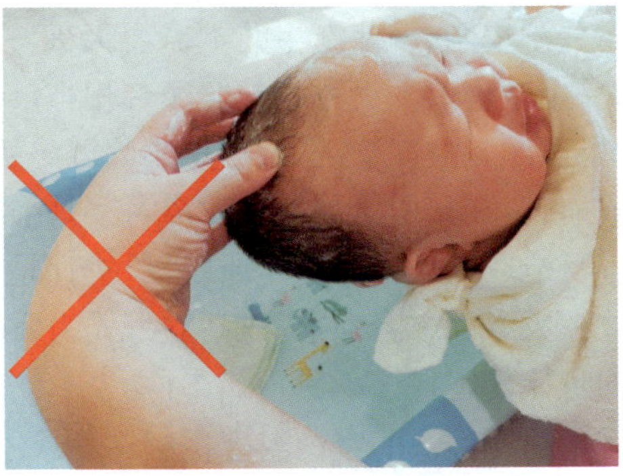
图3-1-4 不可用指尖及指甲抓头皮

(3) 用指腹清洗婴幼儿的后脑勺(图3-1-5,图3-1-6)。

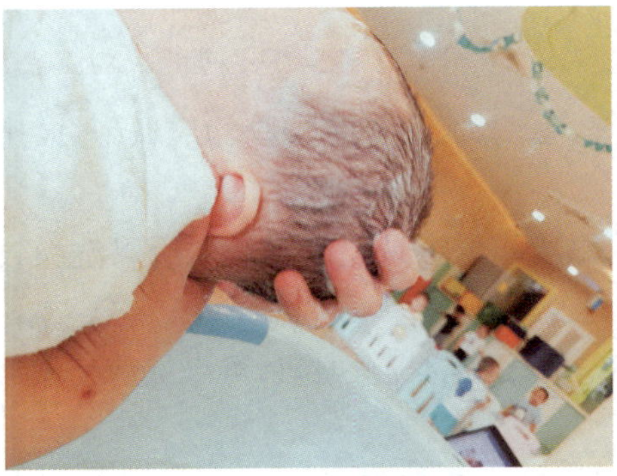
图3-1-5 用指腹清洗后脑勺处

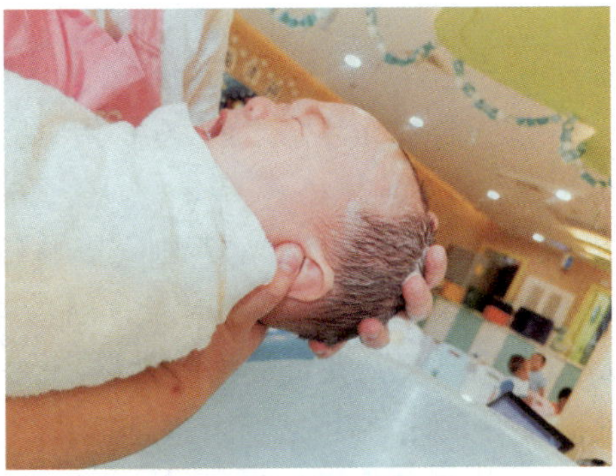
图3-1-6 清洗过程中捂住耳朵

(4) 利用纱布巾及水冲洗掉头发上的泡沫,并用拧干的纱布巾擦干头发(图 3-1-7,图 3-1-8)。

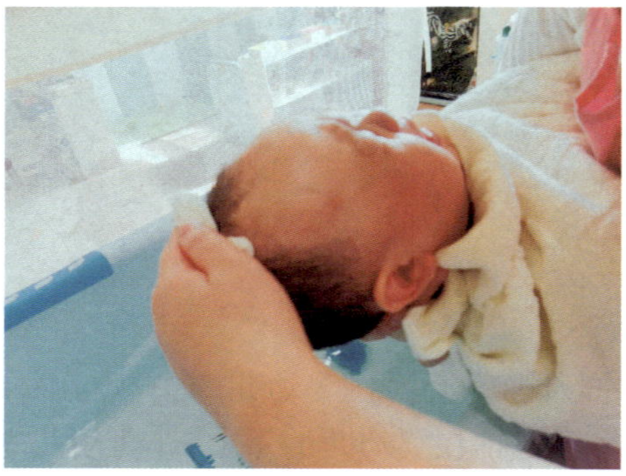

图 3-1-7 用清水冲洗泡沫

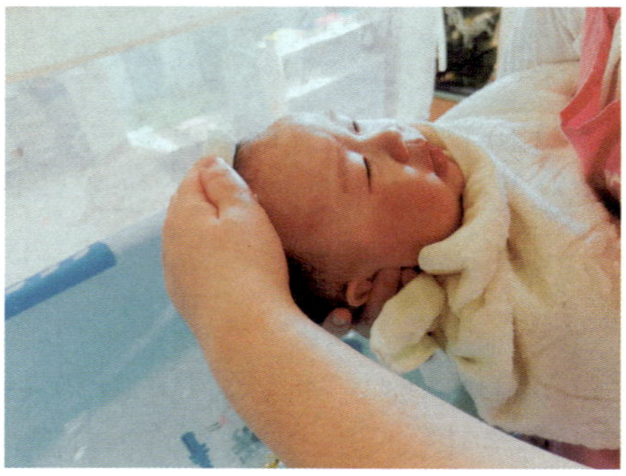

图 3-1-8 用拧干的纱布巾擦干头发

小提示

1. 婴幼儿的头皮呈弱酸性(pH 值在 4.5 至 6.5 之间),选择婴幼儿洗发露时,一定要注意产品 pH 值才不会伤害到婴幼儿的细嫩肌肤。

2. 利用婴儿专用梳梳理头发能刺激头皮,促进头发生长。然而婴幼儿头皮非常娇嫩,前后囟门并未完全闭合,若要使用梳子必须使用婴儿按摩梳,梳的方向尽量与头发的自然生长方向一致,以免伤及头皮。

二、婴幼儿身体清洁

婴幼儿的皮肤厚度只有大人的 1/3 至 1/2,角质层更只有大人的 30%,皮肤保湿能力不佳,却容易流汗与分泌皮脂,即使新生儿不需要天天洗澡,但还是需要保持干净,且洗澡是肌肤补充水分的时间,所以采用正确的洗澡方式是照顾者相当重要的工作。婴幼儿身上的油脂,能对婴幼儿的皮肤产生保护,如果照顾者过度清洗,致使皮脂腺分泌的油脂被洗掉,就容易使婴幼儿发生皮肤干痒的情形。

一般而言,在家中给婴幼儿沐浴时都是采取蹲坐方式,在浴室内帮婴幼儿洗澡。但潮湿浴室及久坐站立容易造成成人站立不稳或跌倒,进而造成婴幼儿意外,因此在环境条件允许下,照顾者将沐浴用物置放在大桌面或台面上,以站立方式为婴幼儿进行沐浴是较为安全的做法,也能减少因大幅度弯腰造成的身体伤害。

适宜婴幼儿洗澡的室内温度控制在 25℃左右,若是冬天室温要调整到 25—26℃,夏季室温则调整到 26—28℃。适宜婴幼儿沐浴的水温与清洗头发的水温相同,在 37℃到 41℃之间。调整时需掌握安全原则,先放冷水再放热水,将水略作搅动混合之后在手腕内侧测试水温,并将水量控制在澡盆的 1/2 或 2/3 盆深。

小提示

1. 在进行婴幼儿沐浴之前,双手指甲应剪短,手表、手镯、戒指等装饰物均应取下,以避免刮伤婴幼儿皮肤。

2. 喂奶后不宜马上洗澡,否则会影响婴幼儿的消化功能也容易引起呕吐。所以洗澡较佳时间为喂奶前 1 小时或喂奶 2 小时后,可避免溢奶和吐奶现象。

3. 沐浴后是婴幼儿最放松的时刻,也是最佳的婴幼儿按摩与抚触时机,可以提前将大浴巾及按摩油准备好,沐浴结束之后可进行按摩。

4. 婴儿的脐带未脱落前,可视情况以拭浴取代水浴,减少给宝宝洗澡的次数,洗澡后务必要用 75%酒精棉签擦拭消毒脐带根部。

实操训练

准备用物/设备

（1）澡盆。

（2）洗澡台面（上铺有尿布垫）。

（3）可放冷热水的莲蓬头。

（4）置物架（内置放包巾、大浴巾、纱布巾、尿布、外衣、纱布衣、水温计、婴儿皂或沐浴露、棉签）（图3-1-9～图3-1-14）。

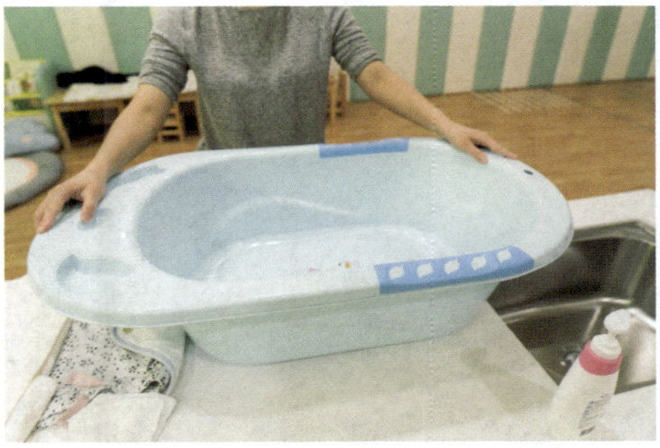

图3-1-9　澡盆

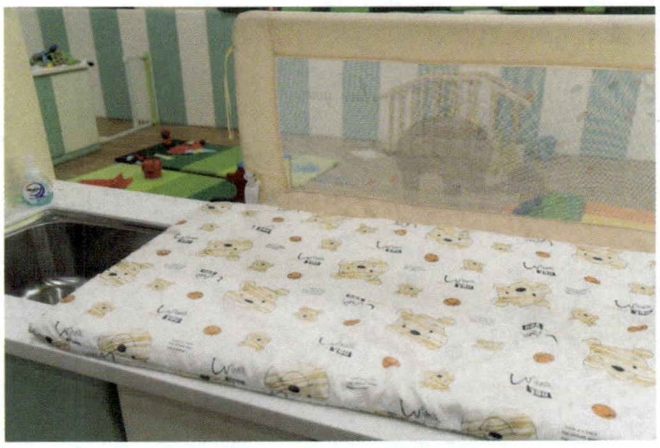

图3-1-10　坚固的洗澡台面

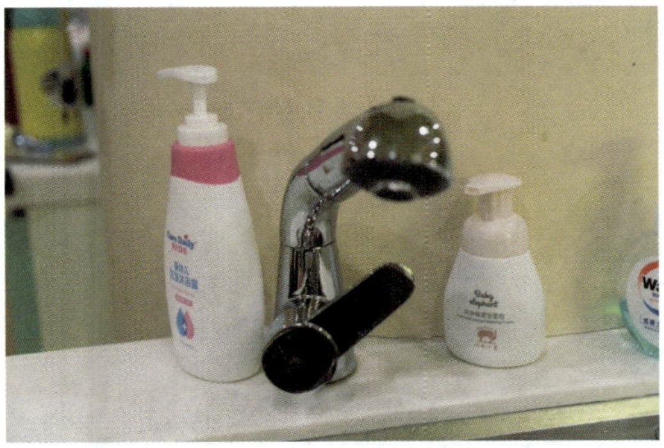

图3-1-11　可放冷热水的莲蓬头

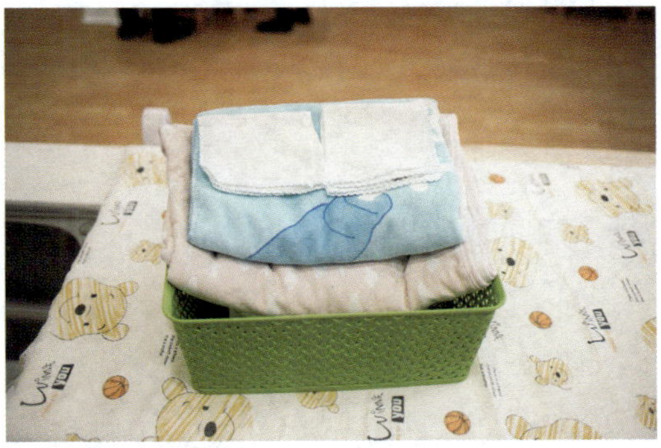

图3-1-12　包巾、大浴巾、小纱布巾

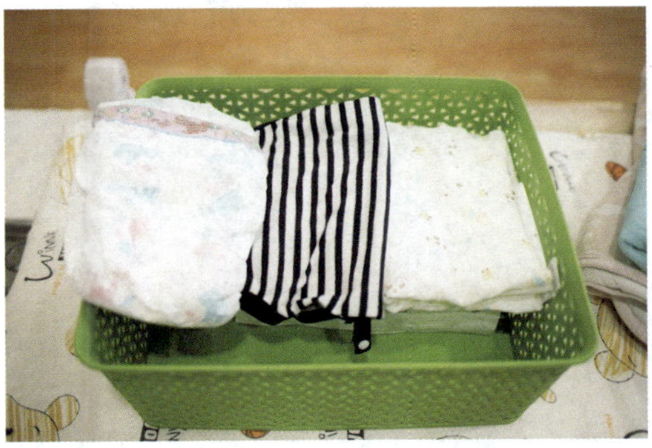

图3-1-13　尿布、外衣、纱布衣

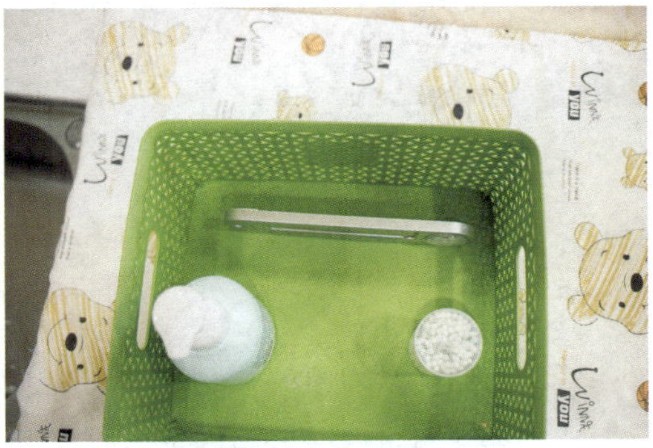

图3-1-14　肥皂(或沐浴露)、水温计、棉签

实施步骤

（1）按压洗手液并用双手搓揉起泡，冲洗干净后以擦手纸擦干，并将擦手纸丢入垃圾桶。

（2）准备干净的婴幼儿衣服、洗澡用具及洗澡水。

① 先在防湿尿垫上铺好包巾，上面按顺序先放置长袍，再于长袍内套进纱布衣。

② 放上浴巾，并将洗澡用纱布巾、肥皂、尿布、棉签放在伸手可及的地方。

③ 在衣服上方放置浴巾，以便沐浴完毕擦拭身体所用(图 3-1-15～图 3-1-20)。

视频：婴儿沐浴

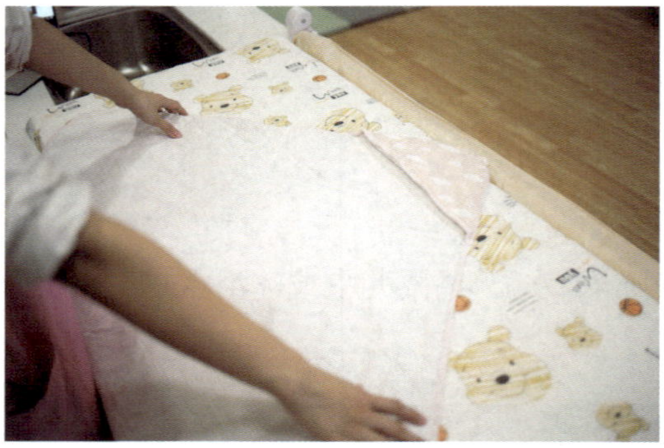
图 3-1-15　在防湿尿垫上铺好包巾

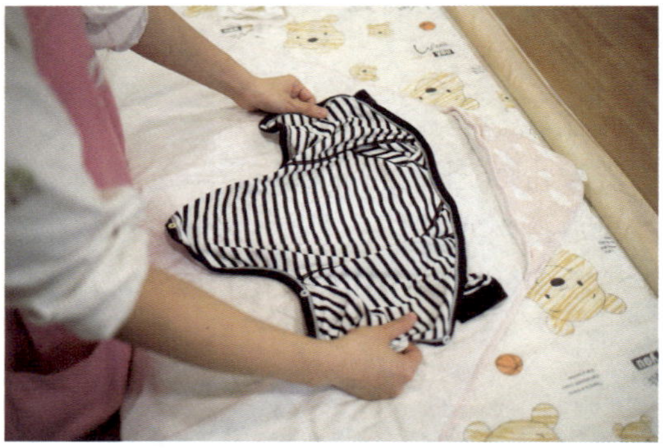
图 3-1-16　在包巾上方放外衣

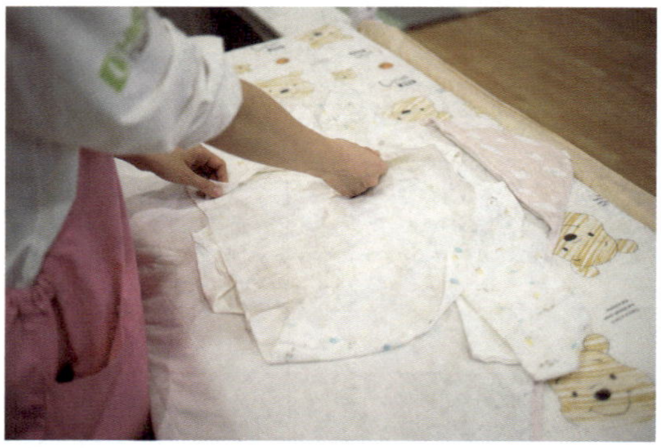
图 3-1-17　在外衣内套上纱布衣

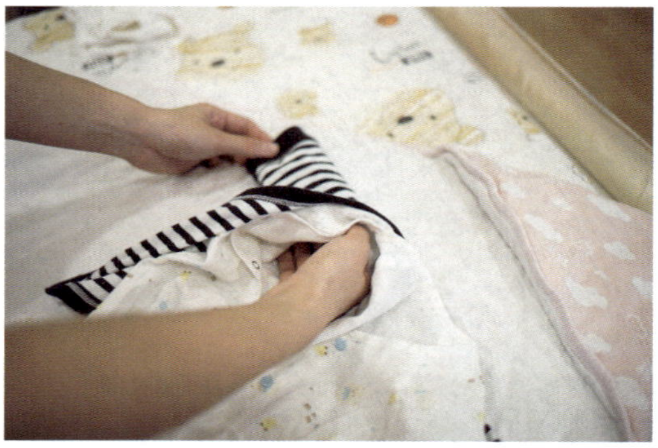
图 3-1-18　将纱布衣的袖子套进长袍袖子内

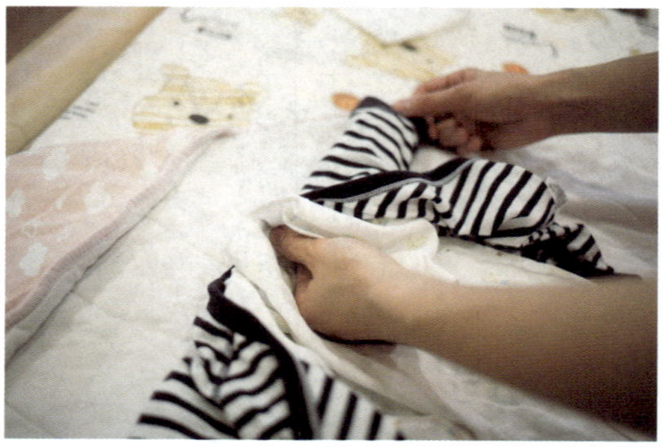
图 3-1-19　将纱布衣的袖子套进外衣内

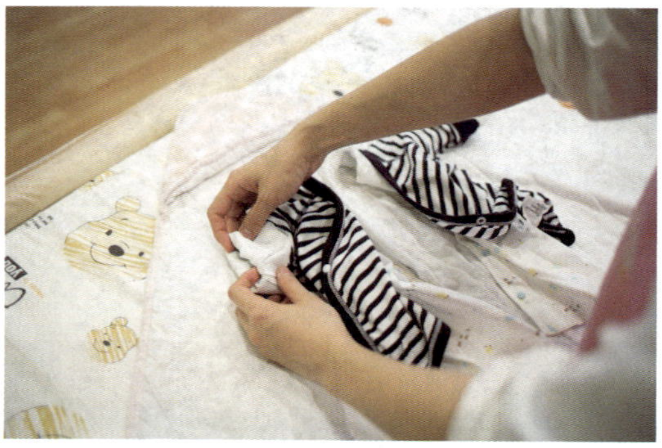
图 3-1-20　将衣服袖子向上折，以便穿着

小提示

1. 洗澡过程中因为温度差异，婴幼儿可能会在未包着尿布的状态下小便，防湿尿垫可避免环境污染。

2. 多半婴幼儿不喜欢眼睛被衣服遮住的感觉，因此事先将沐浴完要穿的衣物做好准备及套迭，可缩短婴幼儿穿衣服的时间，提高效率。

(3) 准备洗澡水。

① 将浴盆放在桌上，用莲蓬头先放冷水再放热水。

② 水量为澡盆的 1/2 至 2/3 深。

③ 用水温计或手腕测试水温，调整水温至 37—41℃。

（4）为婴幼儿脱除衣物。

① 在婴幼儿床内安全地为婴幼儿脱下衣服(图 3－1－21～图 3－1－24)。

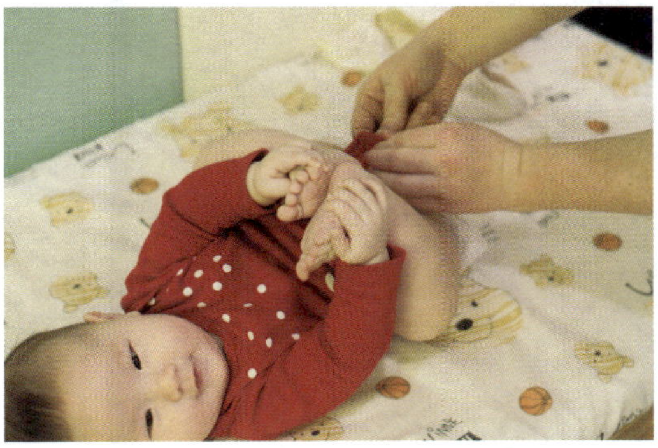

图 3－1－21　和婴幼儿互动，解开长袍

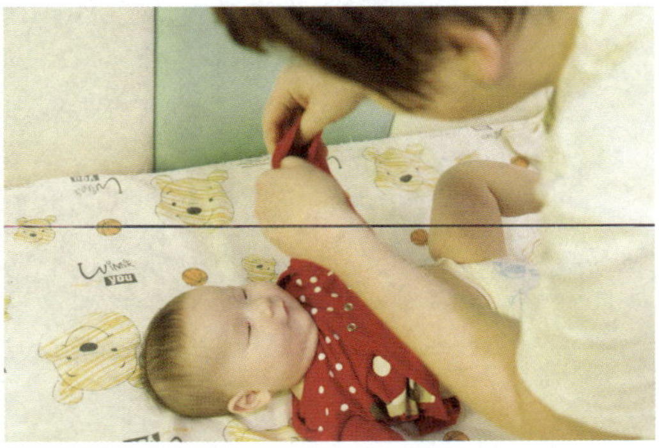

图 3－1－22　解开纱布衣

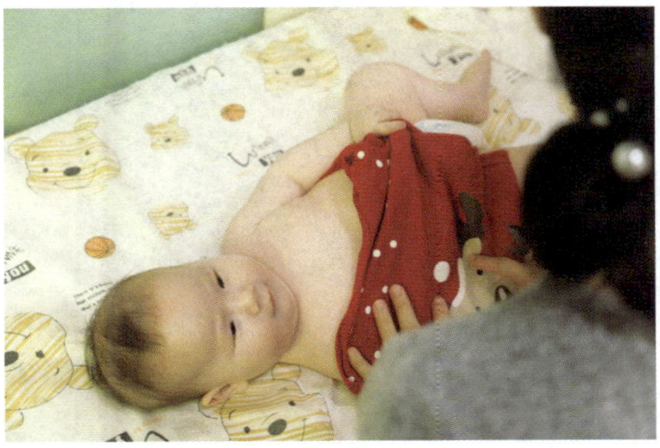

图 3－1－23　以向外卷方式将一侧衣服卷至身体中心处

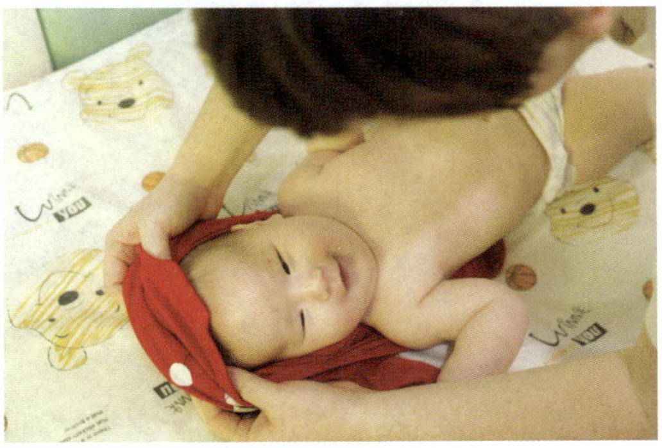

图 3－1－24　从另一侧轻拉衣服，将衣服卸下

② 利用衣物包裹住婴幼儿以保暖。

③ 支撑婴幼儿头、颈及臀部，安全地环抱起婴幼儿(图 3－1－25，图 3－1－26)。

④ 安全地脱除婴幼儿尿片并丢入垃圾桶内，准备洗澡。

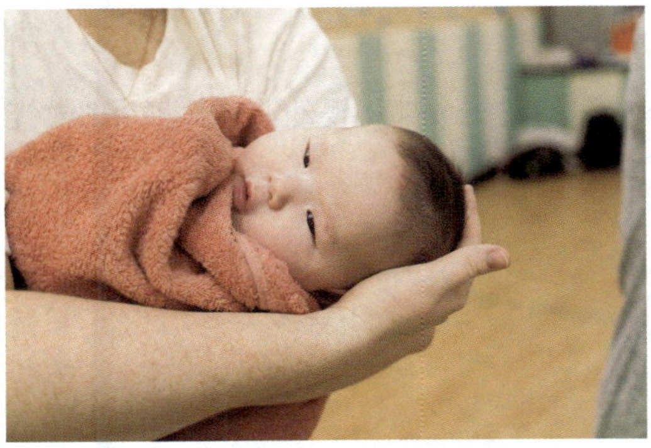

图 3－1－25　安全将婴幼儿环抱于怀中

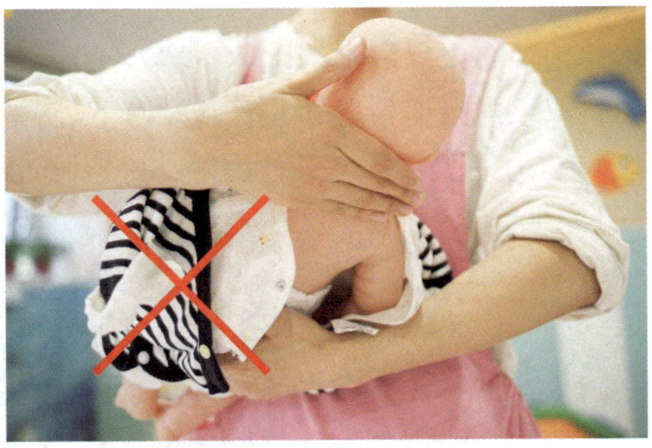

图 3－1－26　注意背部保暖

（5）准备入浴。

① 拿掉婴幼儿身上衣物并以口语安抚婴幼儿，在浴盆上方于婴幼儿臀部或胸腹部拍些水(图 3－1－27，图 3－1－28)。

② 用手托住婴幼儿头、颈及臀部，再将婴幼儿轻轻放入浴盆中(图 3－1－29)。

③ 前臂支撑头颈，手掌抓住臂膀及腋下(图 3－1－30)。

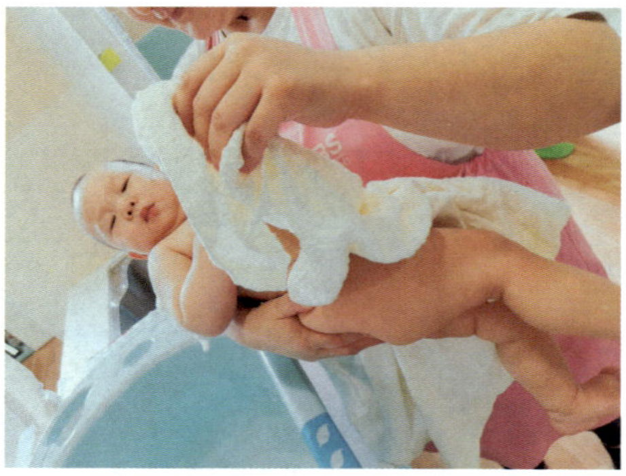

图 3-1-27　言语安抚并褪除衣物

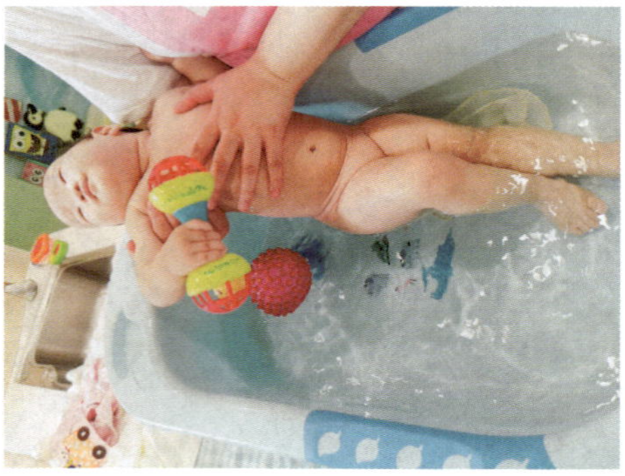

图 3-1-28　拍水安抚

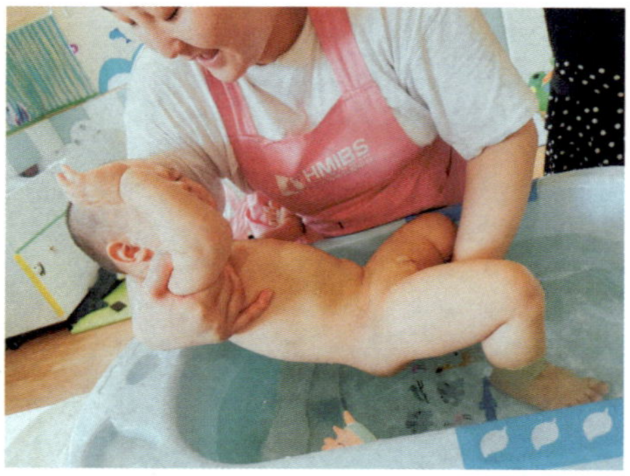

图 3-1-29　以手托住头调整入水后抱姿

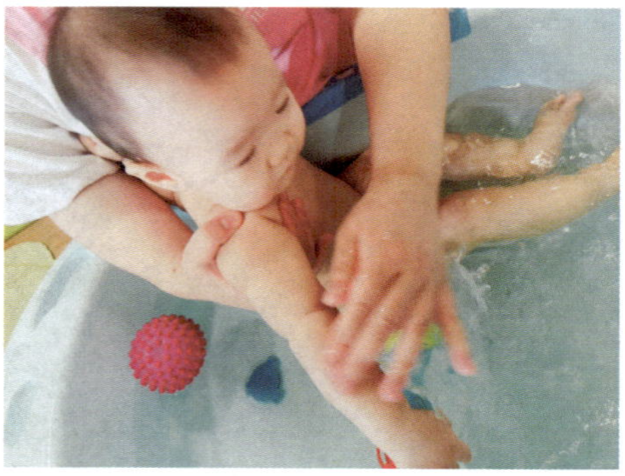

图 3-1-30　确认婴幼儿有足够的支持

(6) 清洗身体(依序为正面→生殖器→背部→臀部)。

① 清洗正面：用清水打湿身体，并用手沾取肥皂搓揉起泡后，擦抹颈部、胸部、腹部、腋下、手(掌)。

小提示

1. 正面包括：胸部、脖子、腹部、手臂、手、手指缝、腿部、脚、脚趾缝等。

2. 使用肥皂时，先用湿润的手沾取肥皂，在手中搓揉起泡后，再将泡沫涂抹在要清洁的部位，不可直接将肥皂抹在婴幼儿身上。

② 用纱布巾以清水清洗生殖器。

③ 双手虎口抓住婴幼儿臂膀及腋下处，翻身时须支持婴幼儿头颈部将婴幼儿前倾趴在照顾者手的前臂上，另一只手从婴幼儿腹侧扶好双腿(图 3-1-31，图 3-1-32)。

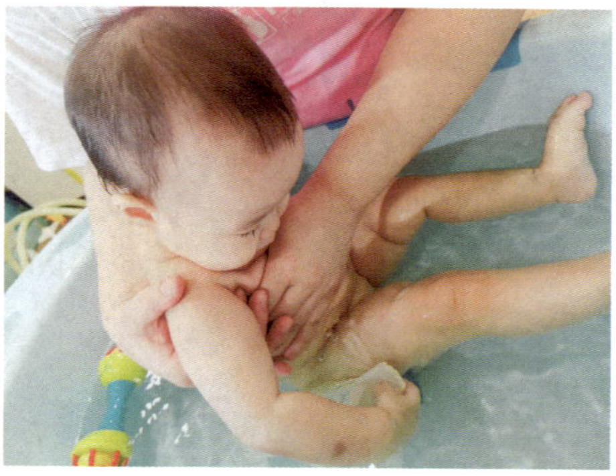

图 3-1-31　双手虎口抓住臂膀及腋下

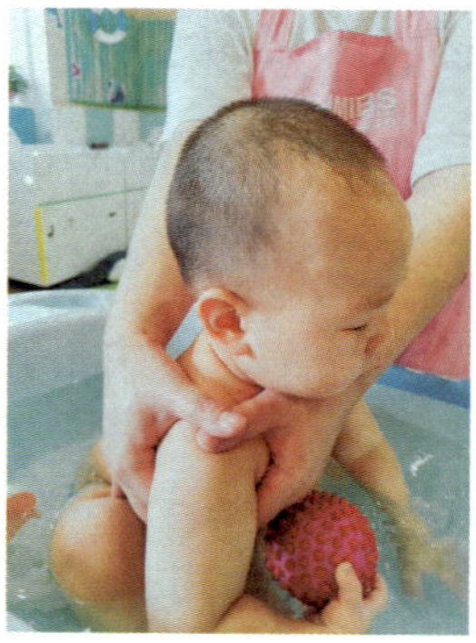

图 3-1-32　前倾趴于照顾者前臂后可安全翻身

④ 清洗背面：用手沾取肥皂搓揉起泡，擦抹后颈部、背部、臀部及肛门区，用纱布巾以清水清洗干净(图 3-1-33，图 3-1-34)。

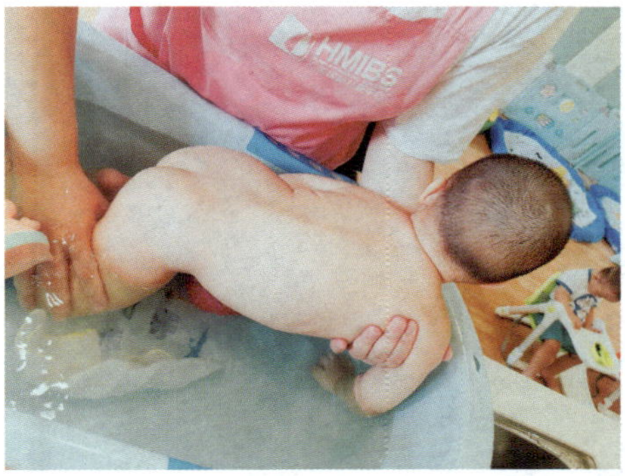
图 3-1-33　呈前倾半趴状准备洗背部

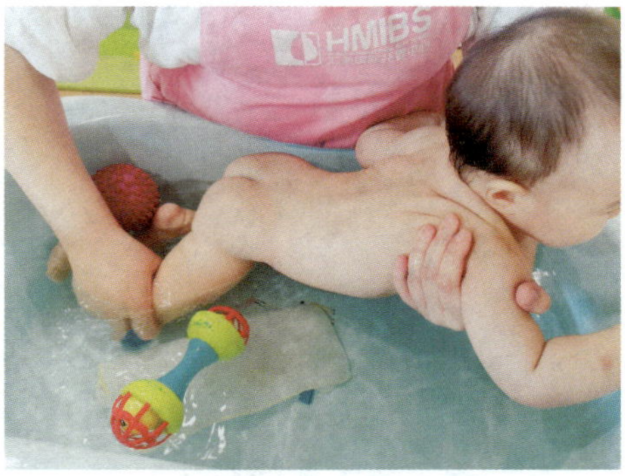
图 3-1-34　从脖子后方开始依序向下洗

⑤ 清洗臀部：肛门区要沾取肥皂搓揉起泡，由前往后擦抹及清洗(图 3-1-35)。

⑥ 清洗后双手虎口抓住婴幼儿臂膀及腋下处，翻身时须支持婴幼儿头颈部，将婴幼儿后倾躺在照顾者的前臂上，另一只手从婴幼儿背后扶好双腿(图 3-1-36)。

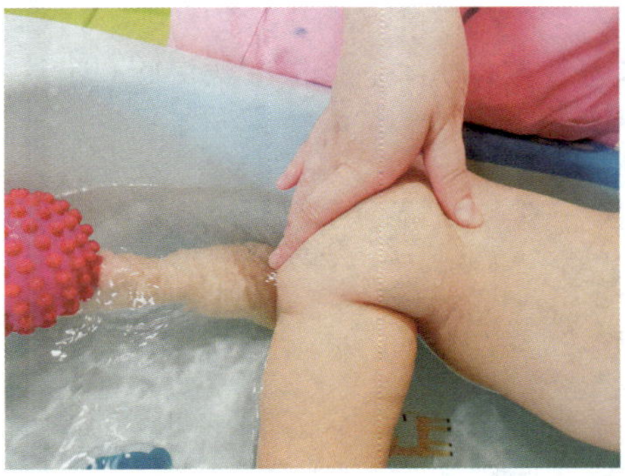
图 3-1-35　由前往后清洗肛门区

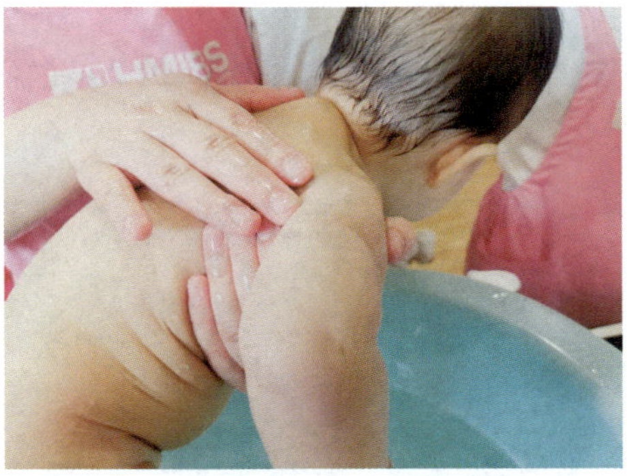
图 3-1-36　双手虎口抓住婴幼儿对侧臂膀及腋下后翻身

(7) 抱起擦干。

① 支持婴幼儿头、颈及臀部，环抱起婴幼儿放到浴巾上(图 3-1-37，图 3-1-38)。

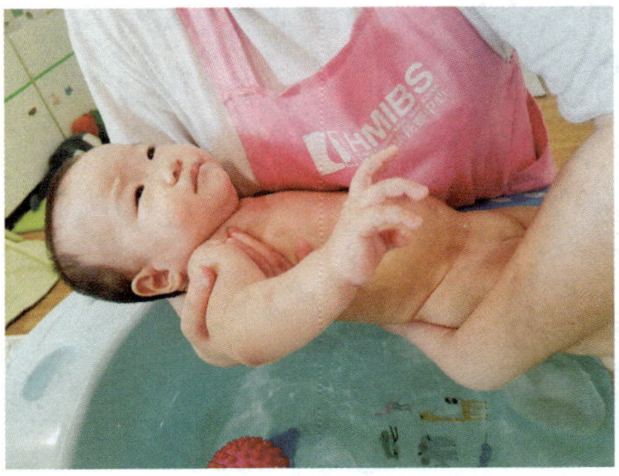
图 3-1-37　以双手环抱起婴幼儿

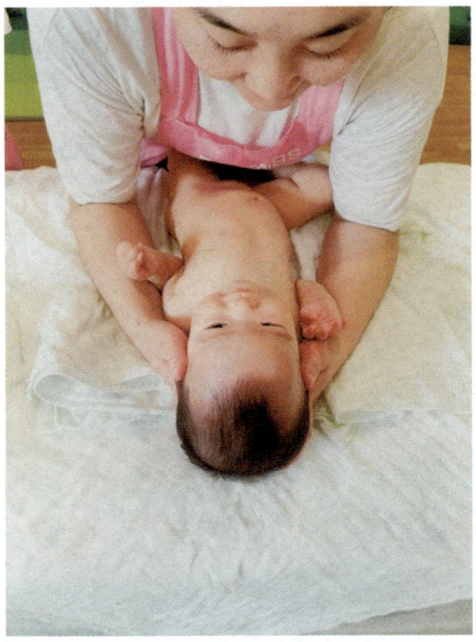
图 3-1-38　将婴幼儿放到浴巾上

② 用浴巾盖住婴幼儿，轻轻擦干全身，尤其是颈部、腋下、腹股沟及生殖器。

(8) 穿上尿布(图 3－1－39，图 3－1－40)。

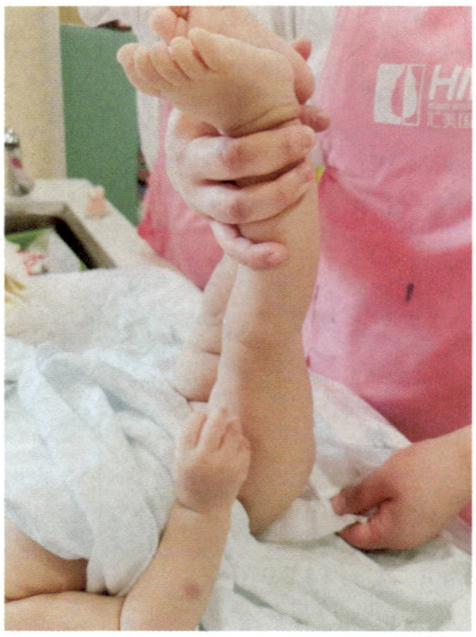

图 3－1－39　抓住脚踝，将尿布放于正确位置

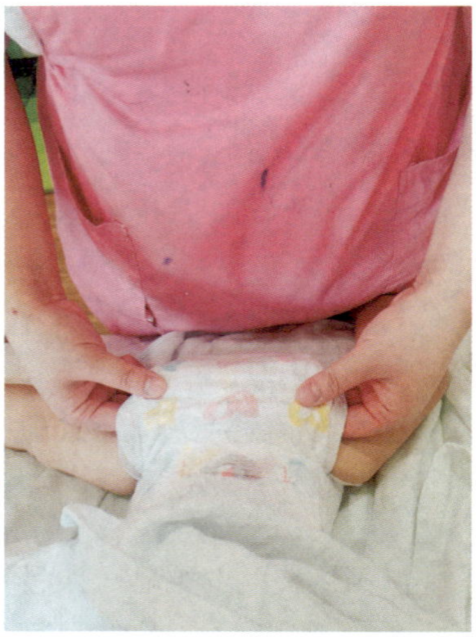

图 3－1－40　确认尿布松紧

(9) 擦干身体：支撑婴幼儿头、颈部，轻轻抽出浴巾盖住婴幼儿，并随时注意保暖(图 3－1－41，图 3－1－42)。

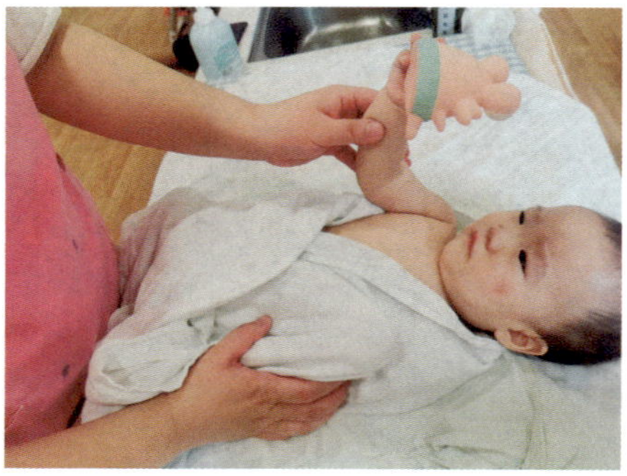

图 3－1－41　确认身体各部位均已拭干

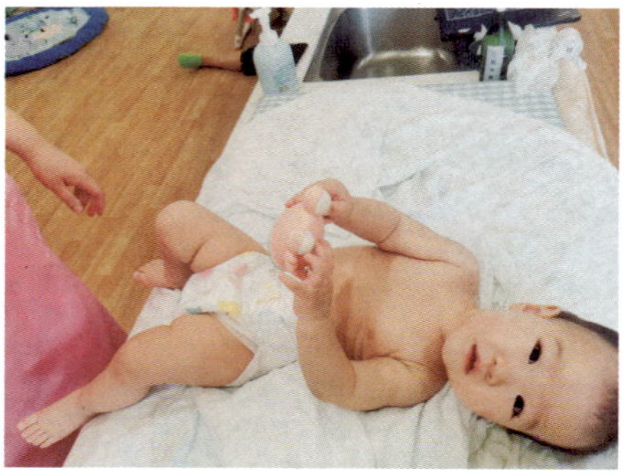

图 3－1－42　随时注意婴幼儿保暖

(10) 穿衣服。

① 支撑婴幼儿头、颈部轻轻抽出浴巾盖住婴幼儿，先卷衣袖，再从袖口外轻拉出婴幼儿的手(图 3－1－43，图 3－1－44)。

② 正确绑好纱布衣，扣(或绑)长袍并整理好衣服。

视频：帮婴儿穿衣服

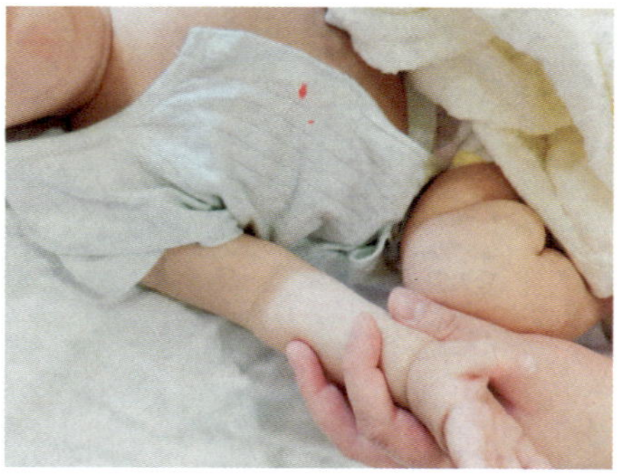

图 3－1－43　先卷衣袖，再从袖口外轻拉出手

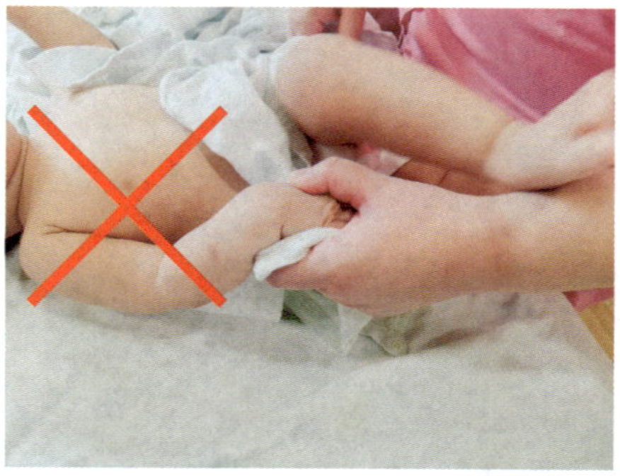

图 3－1－44　注意手臂安全不要折到

（11）包包巾（图 3-1-45，图 3-1-46）。

视频：帮婴儿包包巾

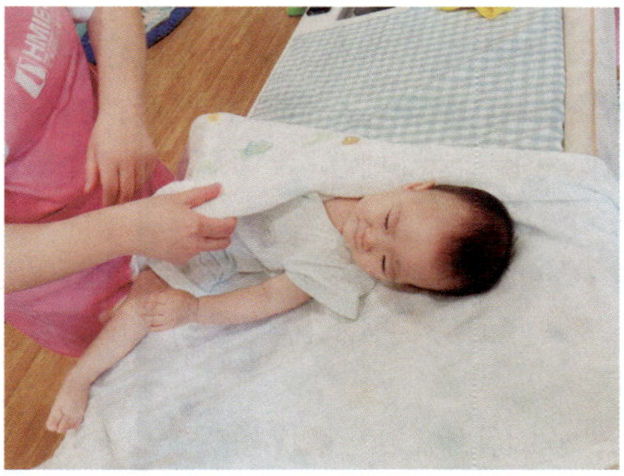

图 3-1-45 放于包巾上合适的位置

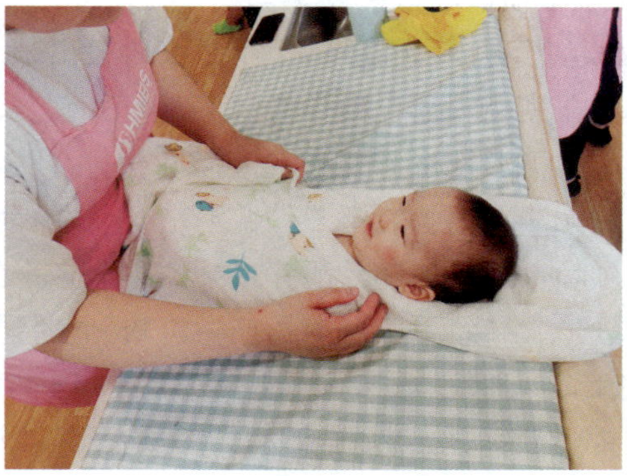

图 3-1-46 包好婴幼儿

（12）用棉签以轻按方式沾除鼻孔及耳孔内的水渍（图 3-1-47，图 3-1-48）。

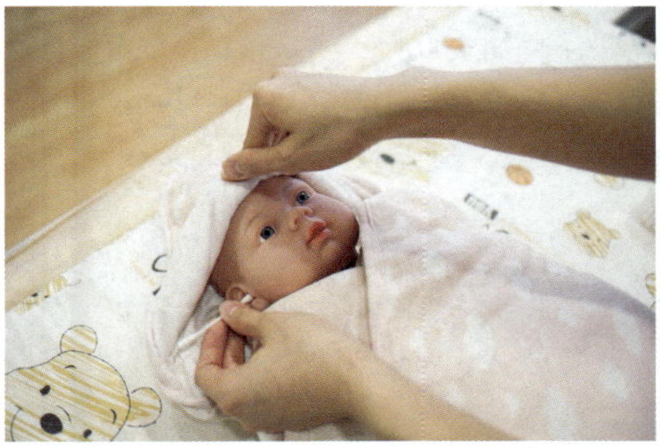

图 3-1-47 沾除耳孔内水渍

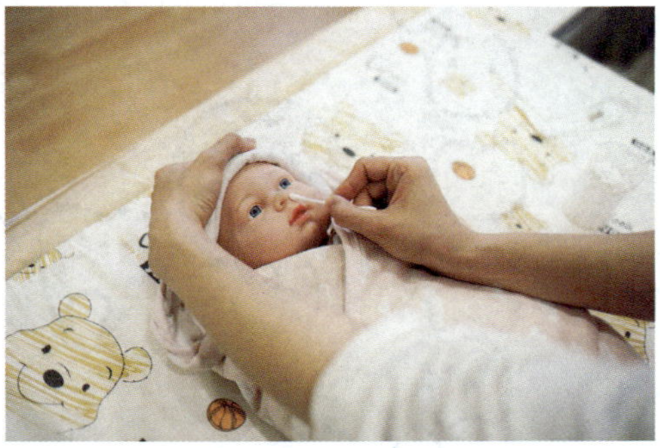

图 3-1-48 沾除鼻孔内水渍

（13）将婴幼儿安全送回婴幼儿床，并清洁环境（图 3-1-49，图 3-1-50）。

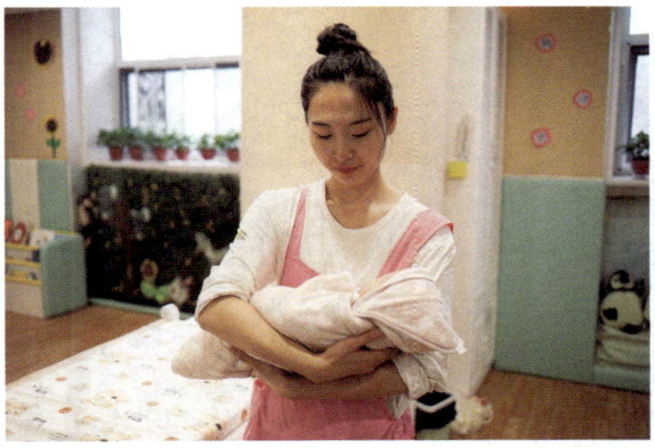

图 3-1-49 以环抱方式安全抱起婴幼儿

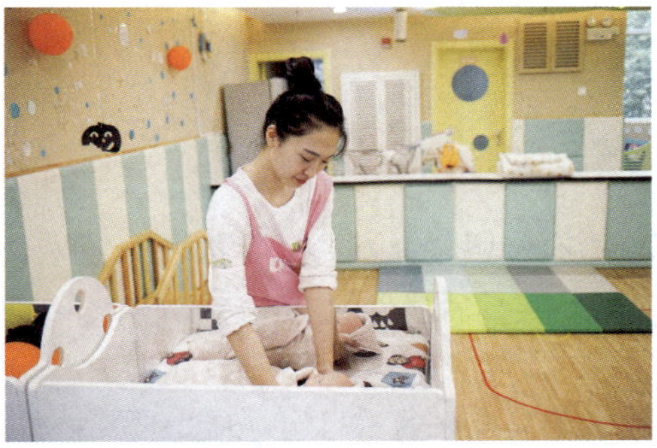

图 3-1-50 将婴幼儿送回婴幼儿床

视频：抱起婴儿的方式

视频：放下婴儿的方式

三、婴幼儿口腔清洁

从婴幼儿开始喝奶后就有口腔清洁需求，尤其是 4 个月以内的新生儿水分摄取的主要来源为乳汁，因此残留在口腔中的奶垢及舌苔容易滋生细菌并产生异味，容易造成口腔黏膜的感染，严重将变成鹅口疮。因此从新生儿阶段就可以开始为婴幼儿清洁口腔，主要目的不仅在于保持口腔清洁，更是让新生儿从小习惯清洁口腔的感觉。

一般婴幼儿第一颗牙在 6—7 个月大时长出，周岁可长出 6—8 颗乳牙，但长牙时间和顺序因人而异，通常只要在满周岁前长出牙齿，都属于正常。长出乳牙后可以选在饭后 1—2 小时进行清洁，以避免吐奶、溢奶的情形发生。要为宝宝彻底做好牙齿清洁的工作，才能维持口腔健康，预防奶瓶性龋齿的发生，若是无法在用餐后替婴幼儿清洁，至少睡前也必须完成清洁工作。

进入长牙阶段时，伴随牙龈痒或牙龈肿胀带来的不适感，婴幼儿的情绪会变得烦躁、难安抚，也容易因为常流口水，导致下巴或嘴角产生红疹，此时照顾者需要多一些耐心，协助、陪伴婴幼儿度过这个必经的成长期。

婴幼儿从 6 个月开始出牙，到 2 岁半左右乳牙基本出齐，长齐 20 颗乳牙。长牙顺序如图 3 - 1 - 51：

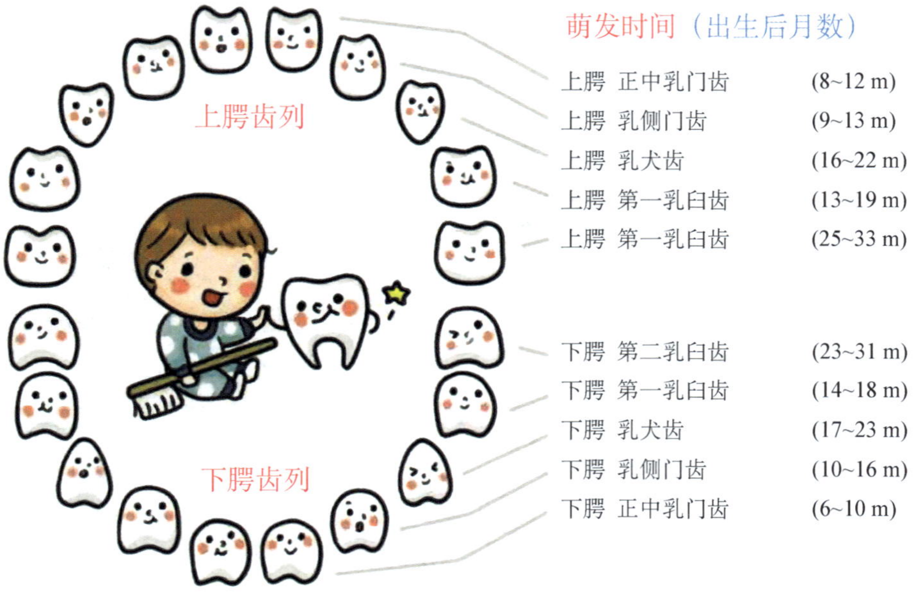

图 3 - 1 - 51　乳牙生长时间

小提示

1. 有些照顾者为了安抚婴幼儿，喜欢让他们含着奶嘴入睡，不仅限制了正常的唾液分泌，还会对婴幼儿日后牙齿的生长造成影响。如果新生儿一定要含着奶瓶才能入睡，至少奶瓶奶嘴必须先清洁干净，并且只能装白开水。

2. 鹅口疮又名雪口病、白念菌病，是一种口腔的白色念珠菌感染，感染鹅口疮的婴幼儿牙龈、两颊内侧、舌头上或上下唇内侧出现类似奶垢的白色斑点或奶块样的膜样物。

3. 婴幼儿长时间吸吮装在奶瓶里的奶、果汁等，使牙齿长期处于酸性的环境中导致细菌感染，进而在上腭门牙产生奶瓶性龋齿。

（一）新生儿清洁口腔的步骤

操作演示

视频：新生儿口腔清洁

准备用物/设备

洗手液、擦手纸、垃圾桶、纱布巾、温开水。

实施步骤

（1）照顾者先用洗手液搓洗双手起泡，冲洗干净后，用擦手纸擦干。

（2）用纱布巾裹着手指，沾温开水。

（3）轻轻把手指伸进宝宝口腔内，并贴着牙肉从上颌至下颌绕一个圈把上下颌抹干净（图 3－1－52，图 3－1－53）。

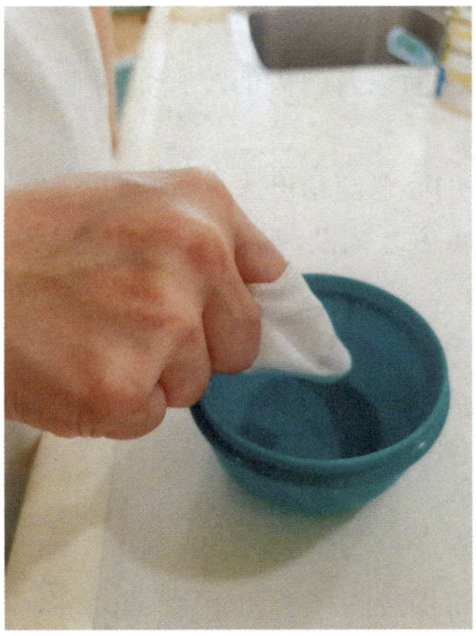

图 3－1－52　纱布裹手指沾水

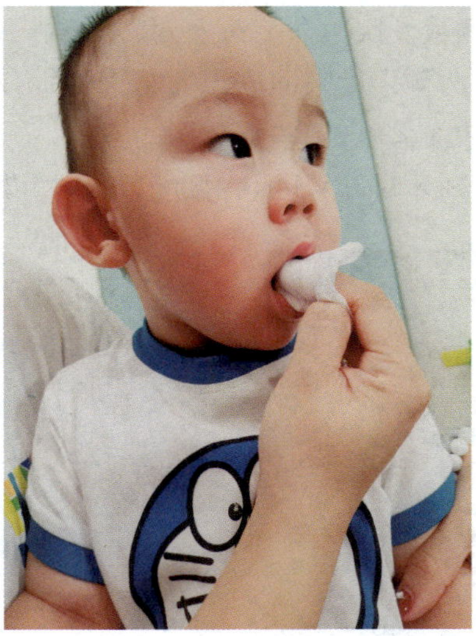

图 3－1－53　擦拭口腔

小提示

1. 照顾者把手指放进新生儿口腔内，新生儿会咬住手指，这是一种自然反应，稍待一下，新生儿会再次张开口。

2. 在帮新生儿清洁口腔时，不可太深入新生儿口腔内，以减少呕吐及不适感，若观察到新生儿有任何不舒服，都应停止动作，先休息一下。

（二）婴幼儿清洁口腔的步骤

视频：帮婴幼儿刷牙

操作演示

准备用物/设备

洗手液、擦手纸、垃圾桶、牙膏、牙刷、漱口杯、温开水、抹布。

实施步骤

1. 准备工作

照顾者先用洗手液搓洗双手起泡，冲洗干净后，用擦手纸擦干。

2. 教授过程

（1）准备刷牙。

操作：照顾者请婴幼儿手拿牙刷，把牙膏挤到牙刷上。

口述："宝贝，现在我们要开始学刷牙了，请你拿好牙刷。"

"对，就是这样，你做得很棒！"

（2）清洁上（下）排颊侧牙齿。

① 刷毛位置——垂直放在牙齿与牙龈交接处并轻压。

操作：请婴幼儿手持牙刷，刷毛垂直放在上牙床左（右）后方的颊侧牙齿与牙龈交界处，并轻轻下压。

② 刷牙方式——牙刷左右摆动，刷毛不动。

操作：轻轻左右摆动牙刷但刷毛不要移位，不要用力来回刷牙。

③ 刷牙方向——由一侧的左（右）至右（左）依序刷牙。

操作：由颊侧牙面一直刷到另一侧臼齿咬合面，依序前进不可遗漏。

④ 刷牙颗数及次数——每次两颗，各刷 10 次。

操作：每两颗牙齿来回刷 10 次，直到所有上排颊侧牙面以及臼齿的咬合面刷完。

⑤ 配合牙面弧度，调整拿牙刷的方向。

操作：在刷牙时，因牙面有弧度，可以稍微调整顺手的姿势与角度来刷牙。

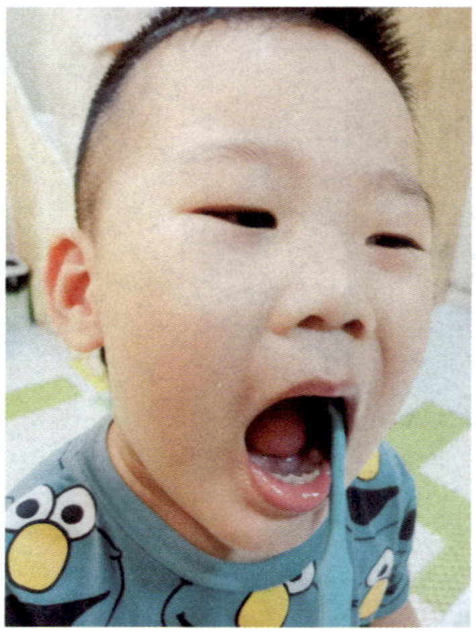

图 3-1-54　臼齿咬合面也要刷到

（3）清洁上（下）排舌侧牙面及臼齿咬合面（与颊侧牙齿的清洁方式相同）（图 3-1-54）。

（4）漱口。

操作：拿起漱口杯，含一口水再吐出来。

口述："我们现在来漱口，含一口水再吐出来。"

（5）整理环境。

洗牙刷、杯子。

操作：在水龙头下将用过的杯子和牙刷一起洗净。

① 甩牙刷刷毛水分。

操作：将牙刷刷毛在洗手池内轻轻甩干水分。

② 牙刷朝上放置漱口杯内。

操作：将甩好的牙刷刷毛朝上，放入漱口杯中。

3. 整理归位

操作：放好漱口杯、用抹布擦拭洗手台，抹布洗净拧干后归位。

四、婴幼儿脸部清洁

婴幼儿虽然未必每日外出，但是皮肤仍会有出汗和皮脂分泌的现象，脸部也常接触自己及成人的手和其他生活物品，只要流口水、喝奶水没擦干净，都容易引来细菌，甚至产生过敏症状。因此每天都需要帮婴幼儿洗脸，一天的完整清洗次数以两次为主，合适的时间在早晨起床或用餐过后，也可以搭配洗澡时一起进行清洁。由于婴幼儿的免疫机能还没发展完全，建议全程以温水清洗，较不会造成刺激，擦拭力道温和缓慢，减少刺激感。脸部的不同地方也要使用不同的纱布巾部位进行清洁，以避免交互感染。脸部各部位清洁重点如下：

- 眼睛清洁：眼睛容易感染细菌，如果发现婴幼儿有眼屎，可用棉花棒沾水后再抹掉。清洁时，务必使用最干净的水，要轻压整个眼睛，不要太过用力，由眼头往眼尾一次性擦拭脏污即可，不需要来回擦，以免将污染物来回擦拭造成感染。
- 鼻子清洁：婴幼儿的鼻孔较小，有时会有鼻屎堵塞在鼻子内部，清洁时可以趁洗澡时有水蒸气，用棉花棒沾水，让适度的水汽进入鼻腔，轻轻在鼻子口处慢慢旋转或轻点，引出鼻屎和其他脏污。
- 耳朵清洁：婴幼儿耳道非常狭小，清洁范围是耳朵外侧及耳洞口。不建议使用棉花棒或其他工具深入耳道进行清洁，容易致使耳道受伤引起感染，如果外耳道有进水的情况，可以让婴幼儿采取侧躺方式，顺势让水流出。

操作演示

视频：清洁婴幼儿脸部

准备用物/设备

(1) 一盆37—41℃的温水。
(2) 纱布巾或小毛巾。

实施步骤

(1) 将婴幼儿以橄榄球式的抱姿抱好，纱布巾浸入干净的水，拧干备用(图3-1-55)。
(2) 先由一眼的眼头往眼尾一次性地擦拭。
(3) 再取用纱布巾的另一清洁部分，由另一眼的眼头往眼尾一次性地擦拭清洁(图3-1-56)。

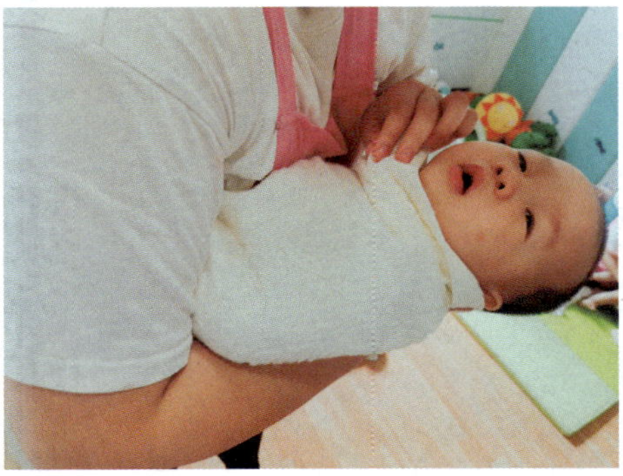
图3-1-55　将婴幼儿以橄榄球姿势抱好

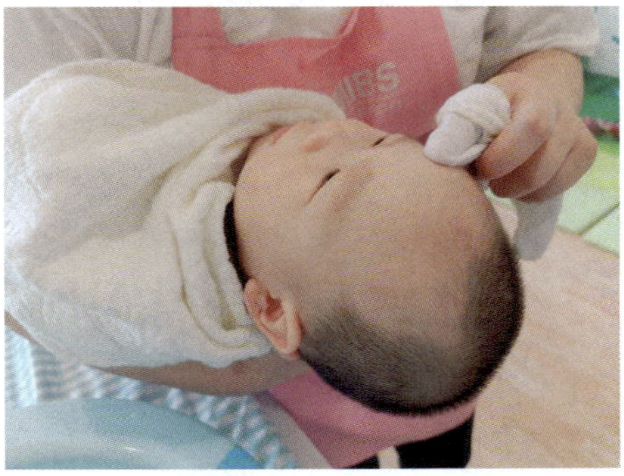
图3-1-56　用纱布巾的一角清洁眼睛

(4) 擦拭脸部——包含额头、脸颊、鼻子、嘴巴及下巴。
(5) 先清洁一耳的耳廓及耳背，纱布巾换部位后，再擦拭另一耳的耳廓及耳背(图3-1-57，图3-1-58)。

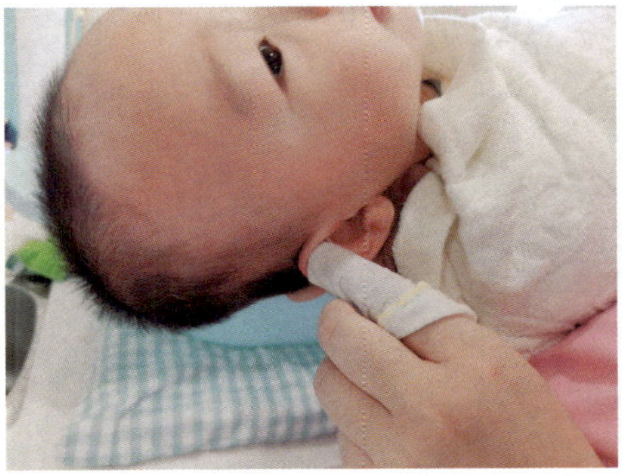
图3-1-57　先清洁婴幼儿的耳廓

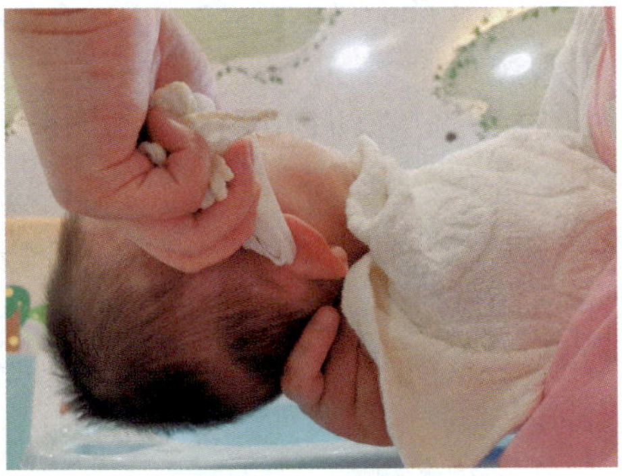
图3-1-58　纱布巾换部位后，再擦拭另一耳

五、婴幼儿手部清洁

婴幼儿对外界充满好奇心，整天爬来爬去，看到东西就想要摸一摸、舔一舔、尝一尝，增加了病从口入的可能性。洗手是预防病毒和细菌感染的一道重要防线，正确洗手能减少病菌感染的机会。因为块状肥皂较容易沾留细菌，洗手时最好能使用洗手液，并严格遵守“湿、搓、冲、捧、擦”的原则，就可以减少疾病的传播。

小提示

为确保洗手洗干净，成人可以用“内外夹弓大立腕”（内外夹攻大力丸）七步洗手法进行 20 秒以上双手清洁。

第一步“内”：洗手掌，流水湿润双手，涂抹洗手液（或肥皂），掌心相对，手指并拢相互揉搓。

第二步“外”：洗手背，指缝手心对手背沿指缝相互揉搓，双手交换进行。

第三步“夹”：洗掌侧，指缝掌心相对，双手交叉沿指缝相互揉搓。

第四步“弓”：洗指背，弯曲各手指关节，半握拳把指背放在另一手掌心旋转揉搓，双手交换进行。

第五步“大”：洗拇指，一手握另一手大拇指旋转揉搓，双手交换进行。

第六步“立”：洗指尖，弯曲各手指关节，把指尖合拢在另一手掌心旋转揉搓，双手交换进行。

第七步“腕”：洗手腕、手臂，揉搓手腕、手臂，双手交换进行。

操作演示

视频：成人正确洗手方式

准备用物/设备

（1）洗手液。

（2）擦手毛巾。

（3）抹布。

（4）防滑椅。

实施步骤

1. 准备工作

（1）放置洗手液。

将洗手液放在洗手台上，依照洗手台大小调整好位置，尽量靠近幼儿，使幼儿容易按压。

（2）挂好毛巾。

将幼儿的毛巾挂在幼儿容易拿取的毛巾架上。

（3）挂好抹布。

将准备好的抹布挂在挂钩上，为避免污染，抹布不要挂在毛巾架上。

（4）放置防滑椅。

将防滑椅放在洗手台前，椅子内侧与水槽边缘垂直对齐，并做出调整的动作。

2. 教授过程

（1）教幼儿卷衣袖。

操作：一边说明一边做出卷袖子到肘关节的动作，双手均需示范。

口述：“宝宝，我要教你洗手喽！洗手前要记得卷袖子，来！现在把大拇指按在袖子外面，其他手指按在袖子里面，把袖子口夹住。好！现在开始往上卷，每次只要卷大拇指这么宽就可以了，记得要卷好才不会掉下来哦！对！就这样一直卷到手肘！”

“嗯！就是这样，你做得很棒！”

小提示

照顾者最好侧站，以方便教导，卷另一边袖子时，再次重复一遍。

(2) 提醒幼儿手扶洗手台小心上防滑椅。

操作：引导幼儿来到洗手台，教其一手扶着洗手台，小心地慢慢踏上防滑椅。

口述："宝宝，手要扶着洗手台，小心踏上椅子，对！慢慢来，很好！"

(3) 介绍冷、热水龙头。

操作：给幼儿指出蓝色的为冷水标志，红色的为热水标志(图3-1-59)。

口述："蓝色这边是冷水，红色这边是热水，记得洗手要用冷水。"

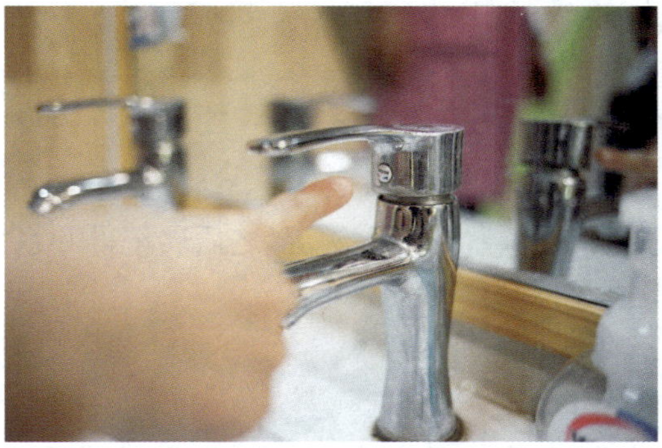

图3-1-59 介绍冷、热水龙头

(4) 让幼儿体验水温。

操作：先转冷水龙头再慢慢转热水龙头(图3-1-60)。

口述："开冷水龙头时流出来的水是凉水，对不对？现在我们再来开热水龙头，你看水是不是慢慢变温了？"

"你来试试看。嗯！是不是感觉到了？"

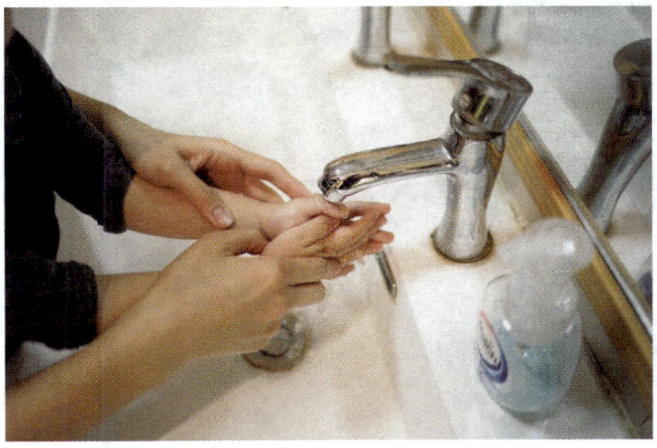

图3-1-60 体验水温

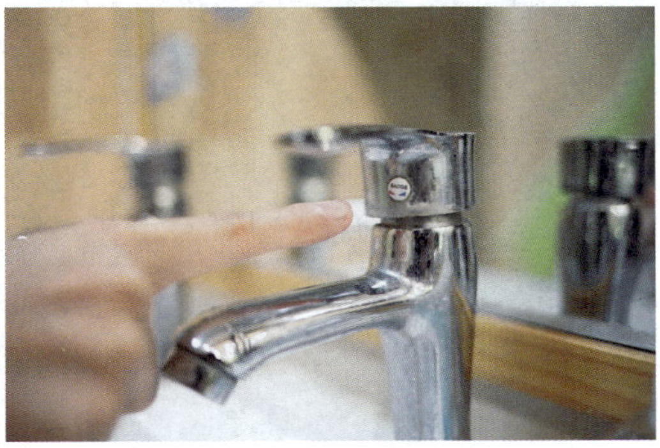

图3-1-61 提醒只开冷水龙头

(5) 提醒幼儿只开冷水龙头洗手。

操作：指着冷水龙头(图3-1-61)。

口述："所以我们洗手的时候只开蓝色这一边的冷水龙头，不要开红色热水龙头，要不然会烫到哦！"

(6) 教导幼儿开关水龙头。

操作：扳上或旋转水龙头，做出打开水龙头的动作；扳下或旋转水龙头，做出关水龙头的动作。

口述："宝宝，你看，只要轻轻往上扳(或转开)水龙头，水就流出来了，这样叫开水龙头。"

"现在再轻轻把水龙头往下扳(或转回来)，水就不流了，这样叫关水龙头。"

"你来做做看，嗯！你做得很棒！"

(7) 教导幼儿控制水量。

操作：轻轻打开水龙头，流出适当水量，不可溅湿衣服。

口述："宝宝，水龙头要轻轻打开，水量不要太大，不然容易把衣服弄湿。但是水量也不可以太小，否则不容易把手洗干净。你看，像这样就刚刚好。"

"你来做做看，对！你做得很好！"

小提示

如果不小心水溅四处，马上说："宝宝，像这样水就开太大了，会把衣服、地板全部弄湿哦！还会滑倒呢！"照顾者说完应将水擦拭干净。

(8) 打开水龙头将手淋湿后关闭水龙头。

操作：打开冷水龙头，用适量的水将手淋湿，之后关闭水龙头。

口述："宝宝，现在打开水龙头，用一些水把手淋湿，之后要记得开水龙头哦！"

"你来做做看，嗯！你做得很好！"

(9) 按压 1—2 滴洗手液。

操作：压 1—2 滴洗手液在手上。

口述："宝宝，洗手时要用洗手液，现在轻轻地往下压一下，让它滴在手上，只要 1—2 滴就可以了(视出口量大小)。"

"你来做做看，对！就是这样，你做得很好！"

(10) 搓洗手心。

操作：做出两手心交互摩擦搓揉起泡的动作(图 3-1-62)。

口述："现在要开始洗手了，像我这样把两手手心搓一搓，揉一揉，要有泡沫哦！"

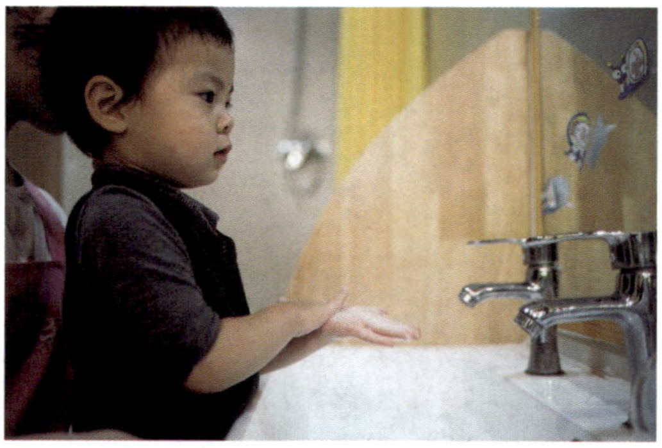

图 3-1-62 洗手心

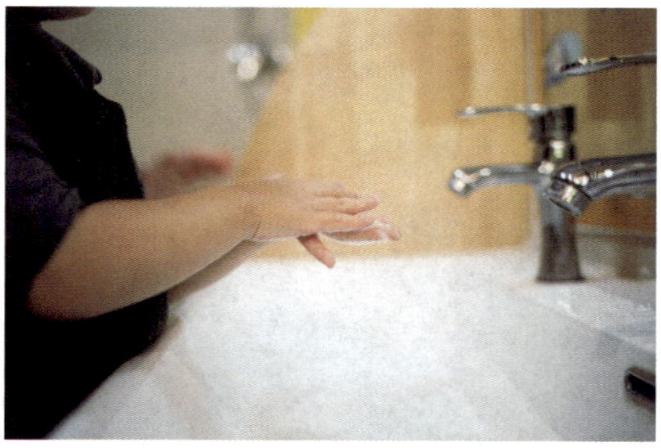

图 3-1-63 洗手背

(11) 清洗手背。

操作：做出洗两手手背的动作(图 3-1-63)。

口述："接下来要洗手背了！两手的手背也都要洗干净哦！"

小提示

洗手过程，可以唱一些比较生动活泼的手指谣，如《手心、手背、心肝宝贝》。

(12) 洗手指缝。

操作：做出搓洗手指缝的动作(图 3-1-64)。

口述："记得每个手指缝也要洗！有大拇哥、二拇弟、三中娘、四小弟，还有小妞妞哦！"

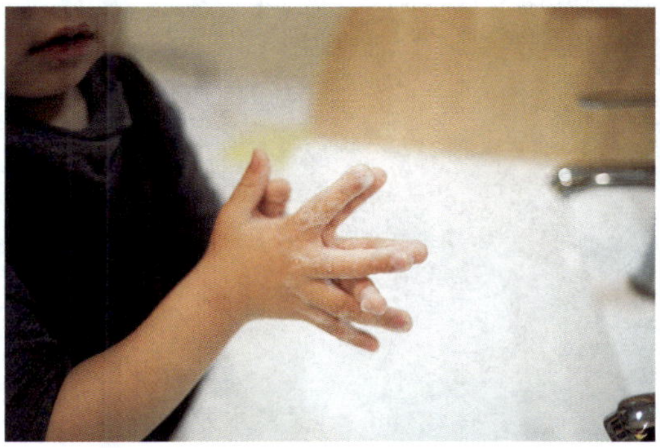

图 3-1-64 洗手指缝

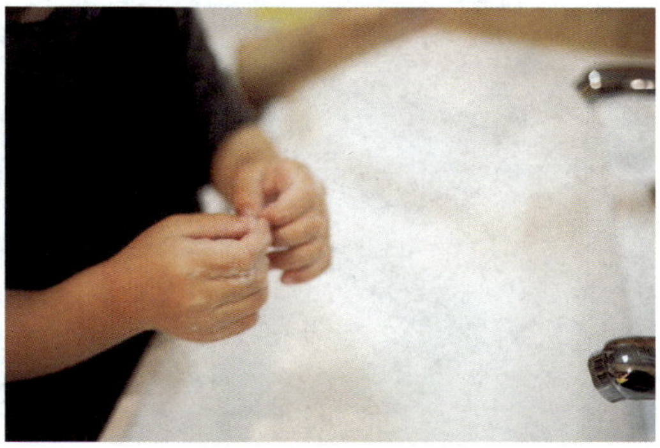

图 3-1-65 洗指甲缝

小提示

所有指缝都要清洗，别忽略了大拇指与食指指缝。

(13) 洗指甲缝。

操作：做出搓洗指甲缝的动作(图 3-1-65)。

口述："最后是指甲缝，像这样洗一洗，一定要洗干净哦！"

(14) 提醒打开冷水龙头。

操作：打开冷水龙头。

口述："现在要冲水了，记得只能开蓝色这一边的冷水水龙头哦！"

(15) 在水龙头下搓揉洗净双手。

操作：教导幼儿在冷水水龙头下，相互搓洗，将双手泡沫冲干净。

口述："现在把手放在水龙头下，一边搓一边冲水，要把手心、手背、手指缝、指甲缝的泡沫都冲干净哦！"

小提示

手心、手背、手指缝、指甲缝必须完全没泡沫，才算洗干净。

(16) 捧水冲水龙头。

操作：用双手捧水冲洗水龙头(图 3-1-66)。

口述："你看，水龙头上也有泡沫，要捧水把它冲掉哦！"

(17) 关紧水龙头。

操作：做出关紧水龙头的动作(图 3-1-67)。

口述："宝宝，现在我们手都洗干净了，要把水龙头关起来，而且要关紧哦！这样水才不会再流出来。"

(18) 提醒幼儿安全下椅子。

操作：让幼儿手扶着洗手台小心下椅子。

口述："宝宝，手要扶着洗手台，脚踩地上，小心地下来。"

(19) 擦拭双手，并将毛巾挂回架上。

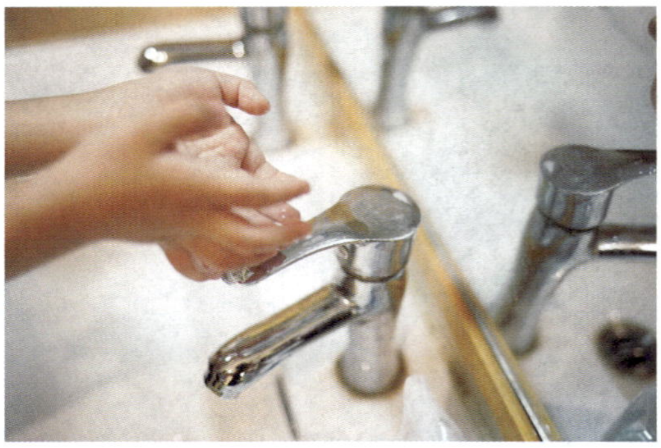

图3-1-66　捧水冲水龙头

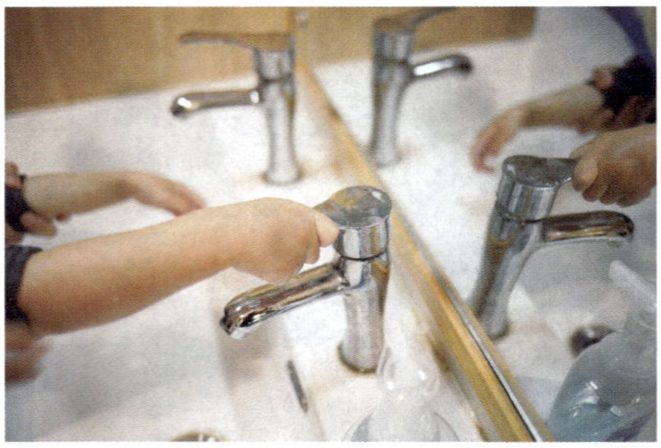

图3-1-67　关紧水龙头

操作：取毛巾架上的毛巾擦拭双手的手心、手背、指缝，最后将毛巾挂回架上（图3-1-68～图3-1-71）。

口述："宝宝，现在手湿湿的，记得要用毛巾把双手擦干。你看这样擦就可以把手心、手背、手指缝、指甲缝都擦干净了，擦完后记得把毛巾挂回去哦！"

"你来做做看，嗯！你做得很棒！"

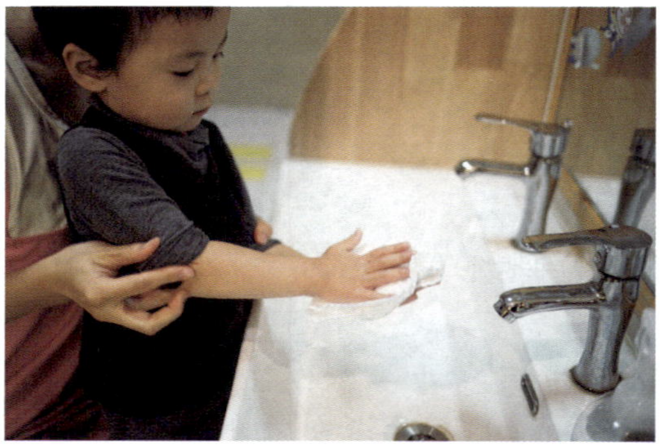

图3-1-68　擦手心

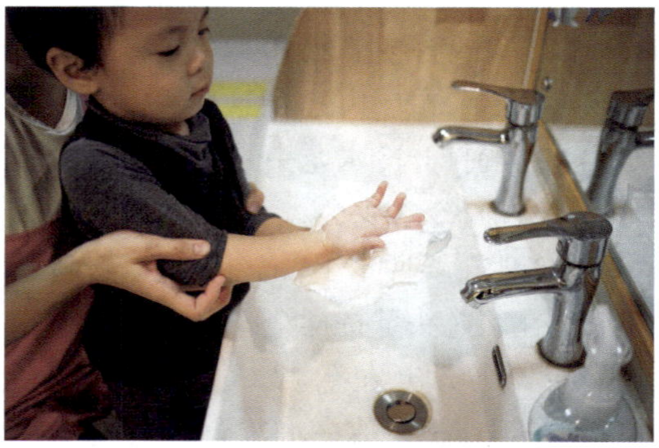

图3-1-69　擦手背

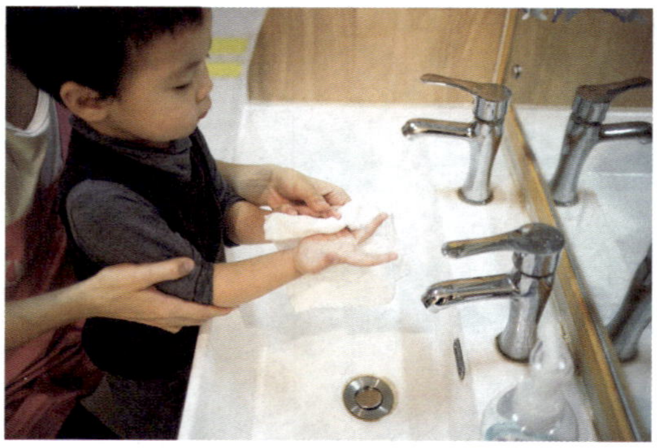

图3-1-70　擦手指缝

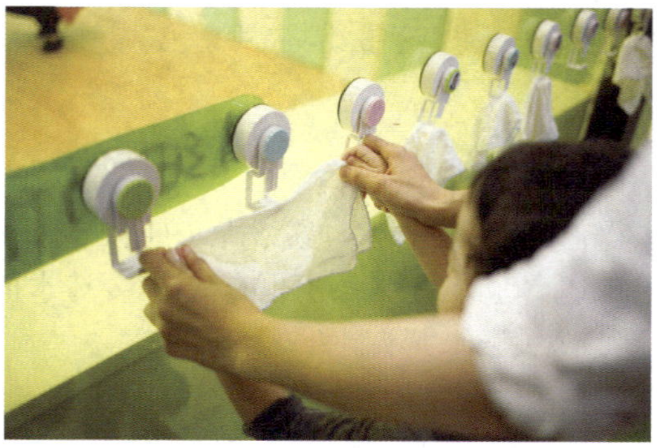

图3-1-71　将毛巾挂回架上

小提示

一边看着手，一边说出洗净双手在预防疾病上的重要性，并分享洁净舒服的感觉。"你看，这样洗手是不是很干净？因为细菌被洗光光了，我们就不容易生病！而且手闻起来好香，感觉好舒服，对不对？"

第二节 婴幼儿大小便清洁实务

一、婴儿尿布更换

新生儿皮肤娇嫩，每次的尿量不一定很多，但可能一天多达 10 次以上，建议每隔 3—4 小时观察是否有尿布更换的需求，避免让婴幼儿的屁股长时间浸润在湿尿布中，容易产生尿布疹。此外，随着婴幼儿体型增长及体重增加，照顾者必须替婴幼儿更换尿布型号。

更换尿布时，要特别注意安全性，换尿布前先将所需的用品准备妥当，并置于随手可得之处，换下来的尿布务必卷包好，丢进有盖子的垃圾桶内，若每次都用布尿布，最好能妥善处理，以减少臭味。换完尿布应将尿布台及垫子用消毒液擦拭一次，可减少细菌滋生。

实操训练

准备用物/设备

婴幼儿模型、尿布台、尿布。

实施步骤

（1）双手洗净后，将食指与中指放在婴幼儿两脚中间，用拇指和无名指轻轻夹住婴幼儿的脚踝，以抓提方式提起婴幼儿脚踝，使屁股略微抬高，将尿布放入婴幼儿的臀部下方（图 3-2-1，图 3-2-2）。

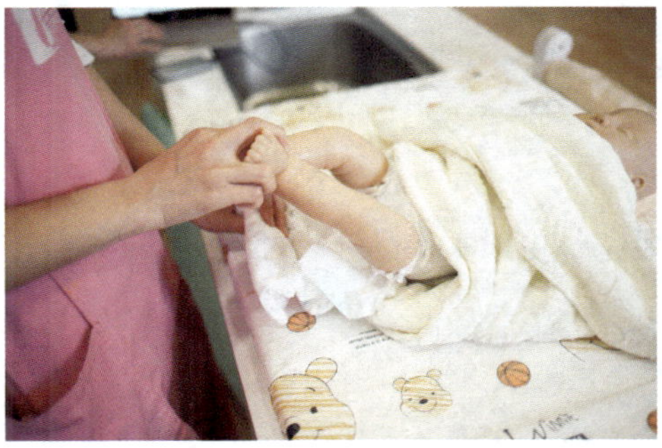

图 3-2-1 以抓提方式提起脚踝

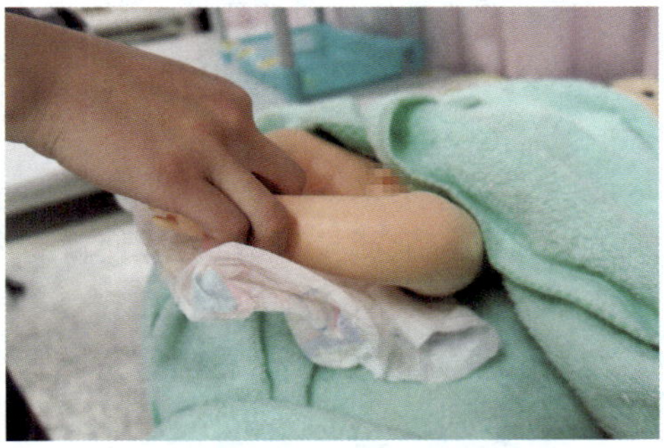

图 3-2-2 将尿布放入臀部下方

2. 一手按住尿布，另一手将胶纸打开，黏住前面，用同样的方法将另一侧黏好（图 3-2-3，图 3-2-4）。

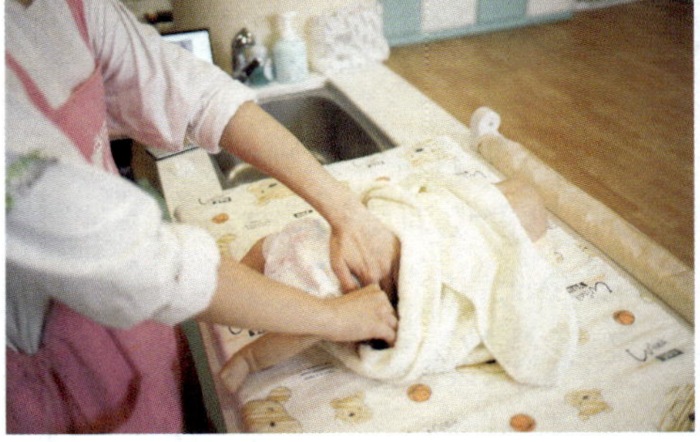

图 3-2-3 一手按住尿布，另一手将胶纸打开

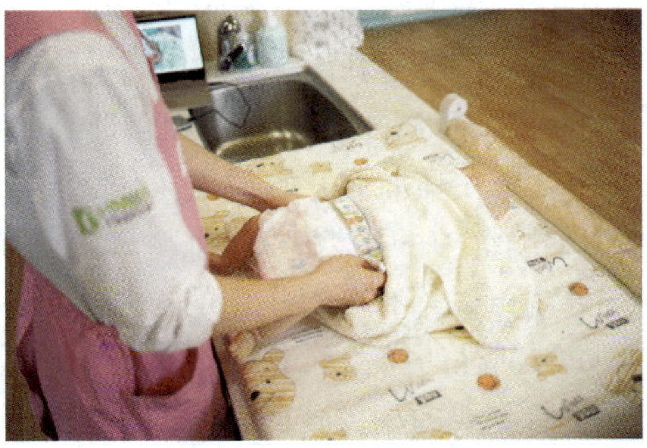

图 3-2-4 将两侧尿布黏好

（3）确认尿布腰围及腿围的松紧度均为一指宽，拉好腹股沟的防漏折边，避免渗漏（图 3-2-5，图 3-2-6）。

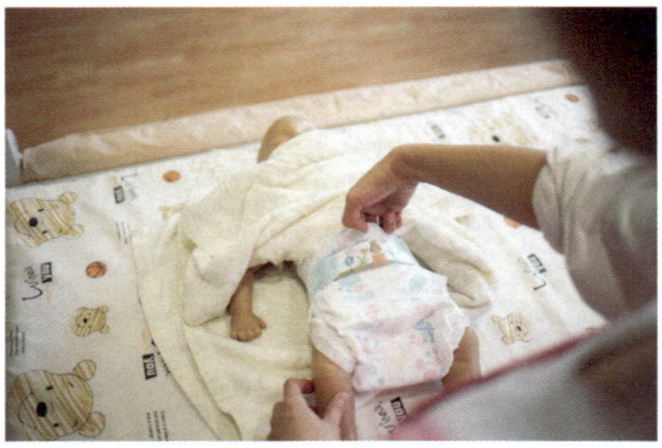

图3-2-5 尿布松紧度以一指宽为原则

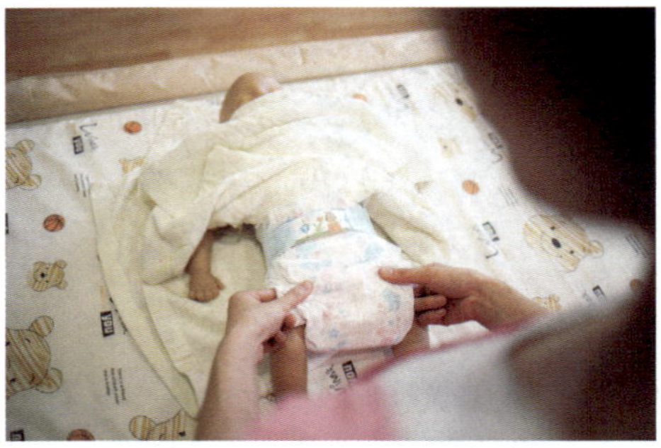

图3-2-6 拉好腹股沟防漏折边，以免渗漏

二、婴幼儿如厕习惯训练（男童）

要开始训练婴幼儿如厕，应待神经、肌肉、认知或语言发展达到一定成熟度再开始，如厕训练时间快则2—3周，慢则1年，一般而言，男孩平均又比女孩晚3—6个月左右。解尿动作同时受到随意肌（可受意志支配）与不随意肌（无法受意志支配）的影响，当膀胱储尿时会产生不同程度的尿意，当有尿意出现时，尚能忍受一些时间就是可以进行如厕训练的开始。一般成人马桶对婴幼儿而言可能会有掉下去的恐惧感，再加上脚底悬空无法稳定地踏在地面上因而缺少控制肌肉的助力，因此最初使用辅助便器或放置矮凳，让婴幼儿双脚可以平稳地放置有助于如厕训练的完成。

（一）如厕训练的评估

1. 生理表现

（1）可以坐、跑、走得很稳。

（2）一天有2—3个小时尿布是干的。

（3）有较为固定的大小便时间。

2. 行为表现

（1）能够安静坐下来5分钟。

（2）可以自己拉上或拉下裤子，即使没有办法做得很完整也没关系。

（3）能于尿布湿润时产生感觉。

（4）表现出独立的意愿，想要自己完成事情。

3. 认知表现

（1）可以听从简单的指示。

（2）会说尿尿、便便这些字眼。

（3）能尝试陈述自己有便意或尿意。

（二）如厕训练的原则

（1）先从白天训练如厕：婴幼儿在白天对自己的生理性反应较警觉，较容易有成功经验。

（2）先从训练小便开始：因为婴幼儿小便次数比大便次数多，也有较多练习机会，再者小便产生的异味较大便少，可减少婴幼儿对如厕训练的排斥感。

（3）先从坐在马桶上开始训练：不管男孩或是女孩，让婴幼儿坐着练习如厕可以起到舒缓情绪的作用，减少如厕练习的压力感，可维持较长等待尿意的耐心，也可避免训练期间大小便一起发生的处理困扰。男童可以等有坐着小便的成功经验后，再引导其站着小便。

（4）如厕训练的相关配套：在训练期间，所有照顾者的态度及做法都要一致，也要同时教导婴幼儿上厕所时所需要的相关技能，如穿脱衣裤、洗手等。

操作演示

准备用物/设备

坐便器、洗手液。

实施步骤

1. 拿起坐便器座圈

教导幼儿正确使用坐便器座圈，说明坐便器座圈立着和放着的两种处理状况，并将坐便器座圈轻轻拿起（图 3－2－7，图 3－2－8）。

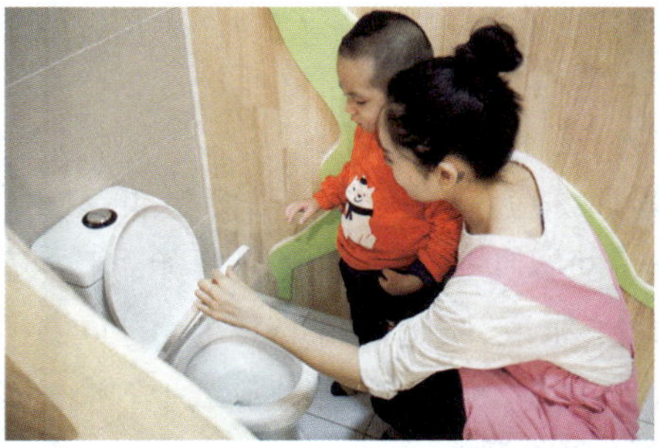

图 3－2－7　说明坐便器座圈立着的处理状况

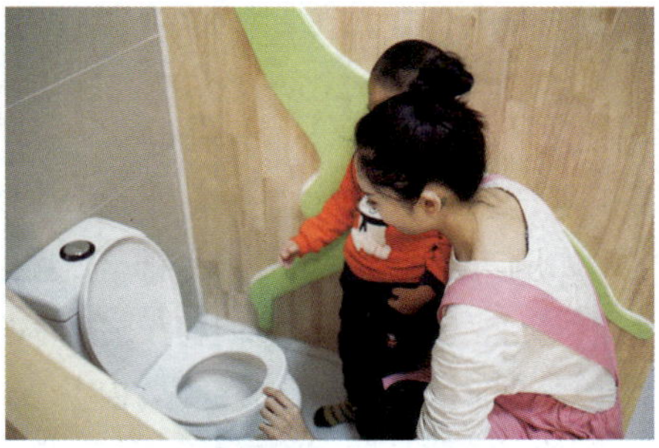

图 3－2－8　说明坐便器座圈放着的处理状况

2. 教导脱裤子的方法

教导幼儿双手大拇指做（好棒）状伸入内裤两侧，并将裤子往下拉至膝盖（图 3－2－9，图 3－2－10）。

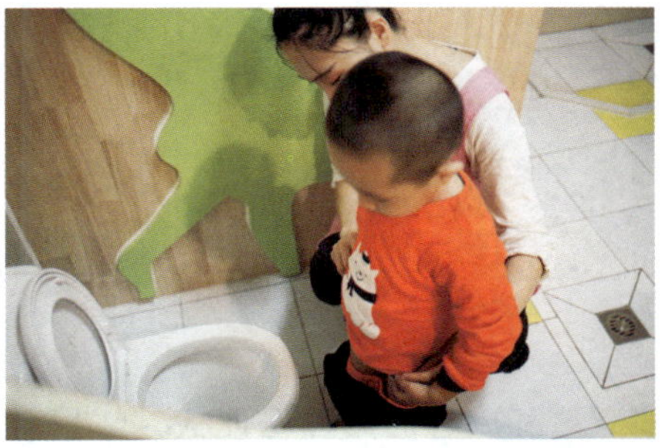

图 3－2－9　教导幼儿双手伸入内裤两侧

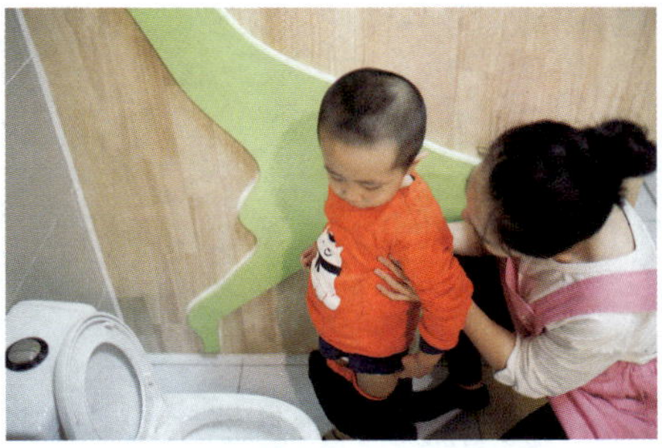

图 3－2－10　将裤子往下拉至膝盖

3. 调整身体

教导幼儿手扶生殖器，对准坐便器。

4. 安抚上厕所

（1）运用听水声、唱歌、欣赏图片或聊天等方法，放松幼儿心情，诱导幼儿小便。

（2）教导幼儿小便时屁股要往前挺，调整生殖器，对准坐便器。

（3）教导幼儿小便后将尿滴干。

5. 穿上裤子

（1）教导幼儿将双手大拇指伸入内裤两侧，往上拉至腰部。

（2）教导幼儿将外裤拉至腰部。

6. 按（拉）冲水阀

（1）教导幼儿使用冲水阀，小便后轻轻按压（图 3－2－11）。

（2）便后洗手（图 3－2－12）。

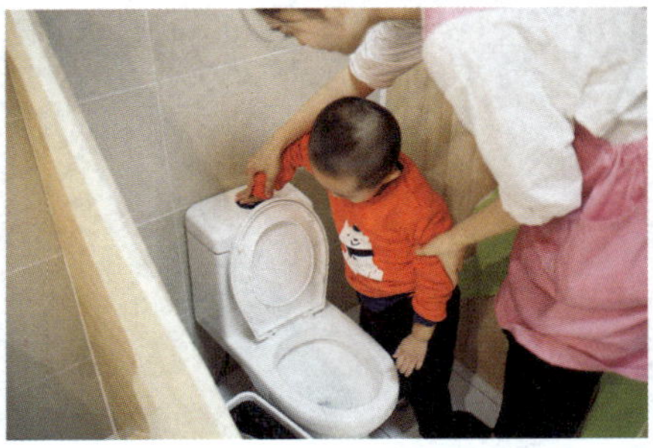

图 3－2－11　教导幼儿使用冲水阀

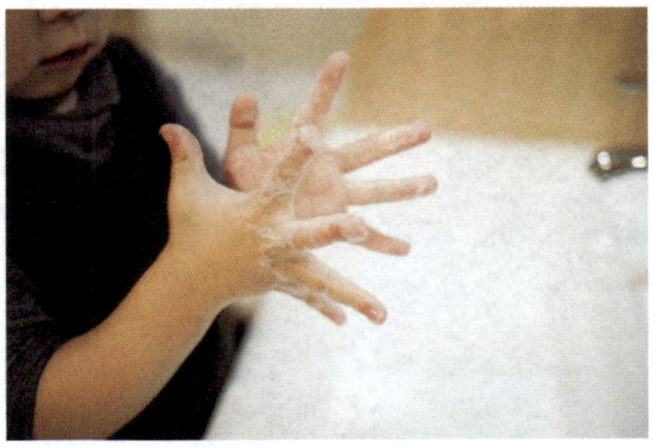

图 3－2－12　便后洗手

小提示

如厕训练并非一蹴而就，进行如厕训练时，尽量维持轻松、愉快的氛围，避免强迫和责备，必须给婴幼儿充足的时间练习与习惯。

三、婴幼儿如厕习惯训练（女童）

美国儿科学会以及加拿大儿科学会均提出建议：如厕训练应该在孩童与家长都准备好了的情况下才开始。如厕练习要等待孩子在神经、肌肉、认知或语言发展具一定成熟度再开始，且男孩平均又比女孩晚 3—6 个月左右。女孩上完厕所后的擦拭方式，由于尿道、阴道、肛门对细菌的防御力由前而后递增，所以擦拭时应该将卫生纸贴在“尿道口”约 5—10 秒时间，使尿液吸附于纸上，再由前往后擦拭，擦拭过程中也须注意沾湿的纸张前后擦产生纸屑造成的残留问题。

操作演示

准备用物/设备

坐便器、手纸、洗手液。

实施步骤

1. 准备环境

（1）卫生纸置于幼儿易抽取处。

（2）将垃圾桶置于坐便器旁。

2. 清洁坐便器

（1）教导幼儿正确使用坐便器座圈，说明坐便器座圈立着和放着的两种处理状况（图 3－2－13）。

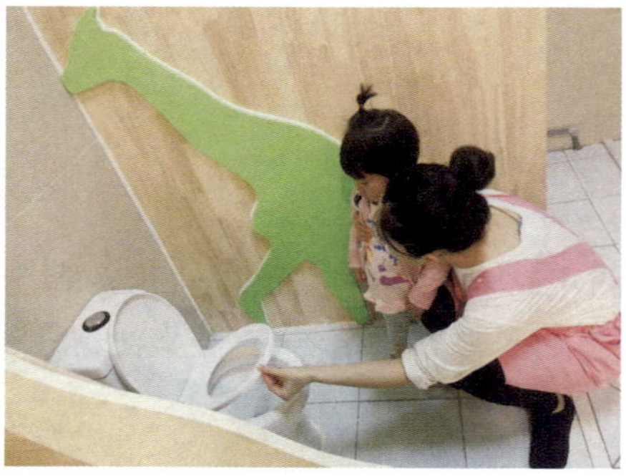

图 3－2－13　教导幼儿正确使用坐便器座圈

（2）教导幼儿检查坐便器座圈，抽取卫生纸对折 2 次，将坐便器座圈擦干净后，再将卫生纸对折，丢入垃圾桶（图 3－2－14，图 3－2－15）。

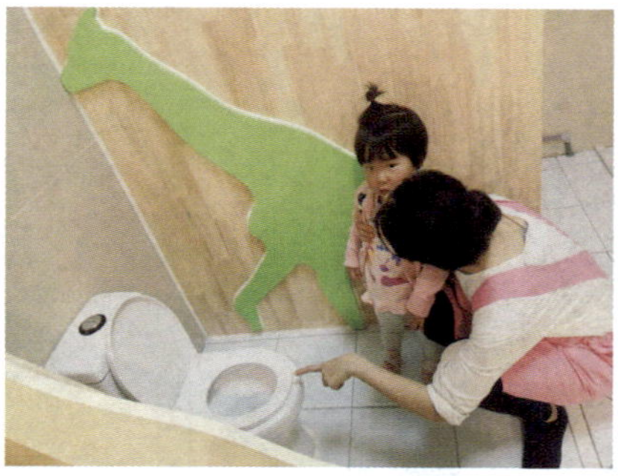

图 3－2－14　教导幼儿检查坐便器座圈

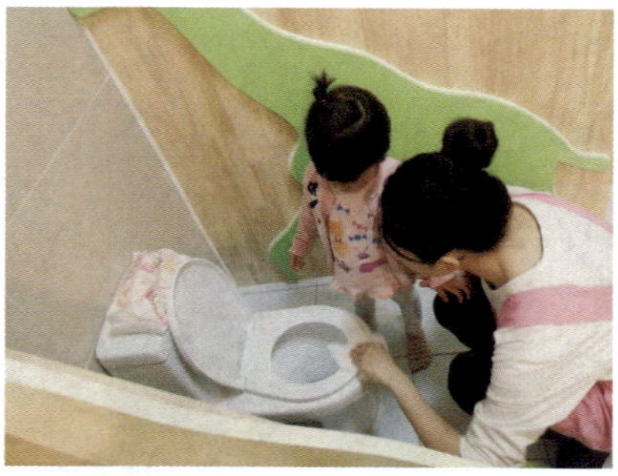

图 3－2－15　将座圈擦干净

3. 教导脱裤子的方法

教导幼儿双手大拇指做(好棒)状,拇指伸入内裤两侧,将内裤往下拉至膝盖。

4. 教导坐坐便器

教导幼儿手扶坐便器座圈坐下,将手扶住扶手。

5. 安抚上厕所

(1) 运用听水声、唱歌、欣赏图画或聊天等方法,诱导幼儿尿尿。

(2) 幼儿尿出来后,给予肯定鼓励。

6. 擦拭外阴部

(1) 抽取卫生纸,对折 2 次。

(2) 教导幼儿由外阴部前方往后方轻轻擦拭。

(3) 教导幼儿将卫生纸对折后,丢入垃圾桶内。

7. 穿上裤子

(1) 教导幼儿扶坐便器座圈站起来。

(2) 教导幼儿双手大拇指伸入内裤两侧,往上拉至腰部,将内裤调整拉平。

8. 检视并清洁坐便器座

教导幼儿检视坐便器座圈,取卫生纸对折 2 次擦拭脏污,将卫生纸再对折,丢入垃圾桶。

9. 按(拉)冲水阀

(1) 教导幼儿使用冲水阀,小便后轻轻按压(图 3-2-16)。

(2) 提醒幼儿洗手(图 3-2-17)。

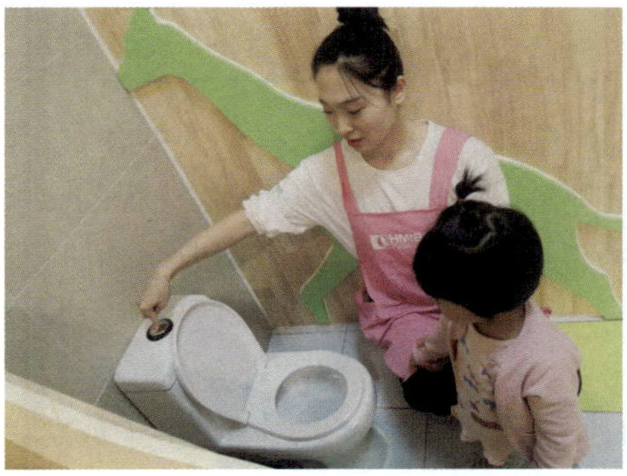

图 3-2-16　教导幼儿使用冲水阀

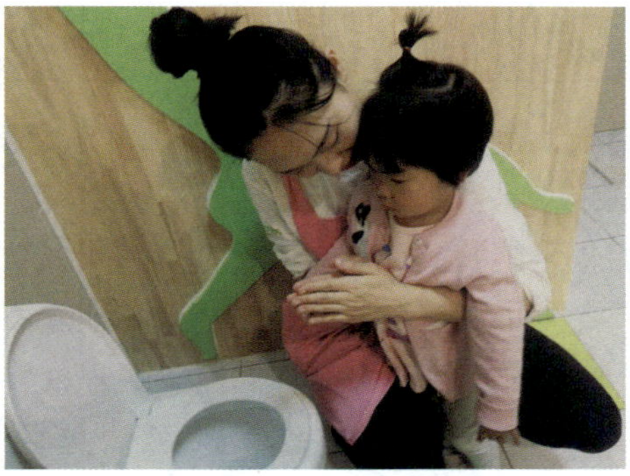

图 3-2-17　提醒幼儿洗手

10. 整理环境

将垃圾桶、卫生纸归位。

小提示

婴幼儿大小便能力发展的顺序如下:

10 个月　婴幼儿能向大人表达自己有尿湿了或大便了的行为

12 个月　婴幼儿大便的时间可预测,较有规律

15 个月　在成人陪伴下,婴幼儿坐在马桶上一小段时间

18—21 个月　婴幼儿小便较有规律

22 个月　婴幼儿可以向照顾者表达自己有上厕所的需求

24—36 个月　白天已经能控制尿意自行上厕所,但偶尔会来不及

第三节　婴幼儿睡眠照顾实务

一、婴幼儿睡眠空间规划

充足的睡眠对婴儿脑部和身体发展相当重要，根据美国国家睡眠基金会（National Sleep Foundation，NSF）提出的“各年龄每日睡眠时数表”建议，新生儿一天所需的睡眠时间为 14—17 小时，随着成长发育需求不同，一般 3—5 岁幼儿需要的睡眠时间则减少至 10—13 小时（表 3-3-1）。同时美国儿科学会出版的《婴幼儿睡眠安全指南》中提出，6 个月以下的婴幼儿都应该和父母睡在同一个房间，但是必须要睡在自己的床上。此外，根据婴幼儿睡眠意外事件的数据统计，发生窒息以及绞勒的事件比例在出生前 3 个月达到高峰，第二高峰落在 3—6 个月大，6 个月以上的比例就下降很多。为降低婴儿意外风险，1 岁以下宝宝任何时间皆应保持“仰睡”姿势。

表 3-3-1　婴幼儿睡眠概况表

年龄	白天小睡次数	每日建议睡眠时数	每日睡眠时数弹性范围
0—3 个月	可能达 4 次以上	14—17 小时	11—19 小时
4—12 个月	4—6 个月：3—4 次 6—12 个月：2—3 次	12—15 小时	10—18 小时
1—2 岁	2 次	11—14 小时	9—16 小时
3—5 岁	1 次	10—13 小时	8—14 小时

在婴幼儿的睡眠上更要注意婴儿猝死症候群的发生风险。根据美国儿科学会的建议，婴儿猝死症候群的定义是：“1 岁以下婴儿突然死亡，且经过完整病理解剖、解析死亡过程并检视临床病史等详细调查后仍未能找到死因者。”为避免婴儿猝死症候群的发生，照顾者须注意以下婴幼儿的睡眠要求：

（1）婴幼儿须睡在自己的小床上，“同室不同床”。

（2）使用毛巾被或毛毯保暖时，应将婴幼儿手臂露出，以减少盖住脸部的机会。

（3）婴儿床表面必须坚实平整，不可堆放杂物，且勿让婴幼儿睡在沙发、椅子、垫子或趴睡在父母或照顾者身上。

（4）宜注意通风并勿过度包裹婴儿。

（5）注意空气流通，勿让任何人在婴儿附近吸烟。

小提示

不建议使用新生儿枕头。主要原因是不使用枕头才能使新生儿颈部和脊椎呈一直线，若使用枕头反而会让婴儿的颈部形成曲度，弯折到婴儿的呼吸道。若婴儿头部容易流汗，建议垫一条小毛巾在头部下面即可。

二、婴幼儿抚触与按摩

（一）婴幼儿按摩的益处

触感是最原始的感觉器官，6 周大的胎儿就有触感的反应，出生后皮肤为人体最大的感觉器官，许多研究发现通过按摩可以降低压力、增强免疫，也有助于食物吸收及体重增加。婴幼儿按摩也被视为自古以来的一种安抚婴幼儿的自然手法，也是最有效的亲子互动活动，对婴幼儿进行按摩不仅可以减少哭闹，发展对成人的信赖感，也可以透过对不同部位的肤触刺激，促进婴幼儿的生长发育，能满足婴幼儿情绪发展的需要，是增进照顾者与婴幼儿情感交流的良好途径。

（二）按摩之前的准备工作

按摩时是照顾者与婴幼儿相当美好的互动时刻，因此在按摩之前照顾者必须先有放松舒缓的心情，才能将按摩时的温柔感受透过手掌传递给婴幼儿。同时为避免身上的装饰物误伤婴幼儿，须将戴在手上的手表、手镯、戒指等饰品杂物暂时脱下，双手洗净并观察婴幼儿当下状态，征询并尊重婴幼儿身体被接触的意愿，再进行按摩。在时间上，可选定婴幼儿洗澡后或是精神状态不错时。避免喂食后1小时内按摩。在环境上，保持室内温度26—28℃，并确认灯光是否柔和足以让照顾者与婴幼儿都放轻松，也可播放柔和的音乐辅助按摩情境。

（三）按摩的物品准备

1. 天然油品

市售许多婴儿油是由石油的原油提炼而来的矿物油，虽然滑顺，但因为不含有机物，所以无法被身体吸收，反而使皮肤无法呼吸阻塞毛孔，许多婴幼儿乳液也有同样弊端，按摩时涂油的目的，是减少父母的手与孩子皮肤间的摩擦阻力。因此使用可食用的冷压油，如橄榄油、葡萄籽油等作为按摩油，是较好的选择。

2. 大浴巾或毛毯

浴巾或毛毯可辅助婴幼儿的姿势，使按摩更顺利地进行。对于新生儿更可使用大毛巾卷成条状之后，再围成圆圈状，让婴幼儿躺在里面，称之为“筑巢”，能有效增进安全感（图3-3-1）。

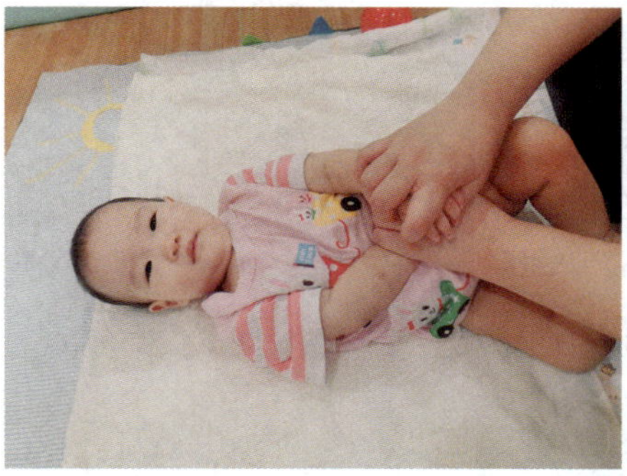

图3-3-1　筑巢姿势

（四）不适合替婴幼儿进行按摩的时刻

（1）哭闹时：婴幼儿哭闹，代表可能有更立即的需求要被满足。
（2）饭前饭后：最好饭后1小时之后再帮婴幼儿按摩。
（3）受伤时：皮肤上有伤口时，不适合进行按摩。
（4）生病时：生病时暂时停止帮婴幼儿按摩。

操作演示

准备用物/设备

按摩用油。

视频：婴幼儿按摩准备动作

实施步骤

（一）按摩前的暖身

（1）让婴儿舒服地躺着。
（2）取油（甜杏仁油、葡萄籽油）放入掌中，提醒自己将呼吸调匀、放松。
（3）轻松握住婴幼儿的小脚，开始按摩皆以抚触开始及结束。

（二）按摩手法

1. 按摩前交流

成人与婴儿用语言交流表示要开始按摩了，并以眼神交会（图3-3-2，图3-3-3）。

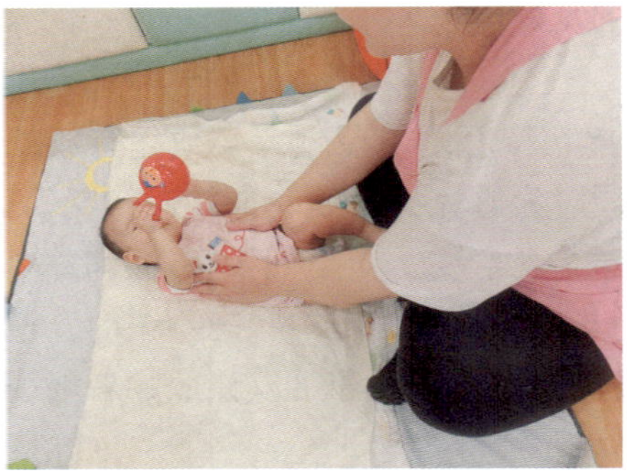

图3-3-2　用语言交流表示要开始按摩了

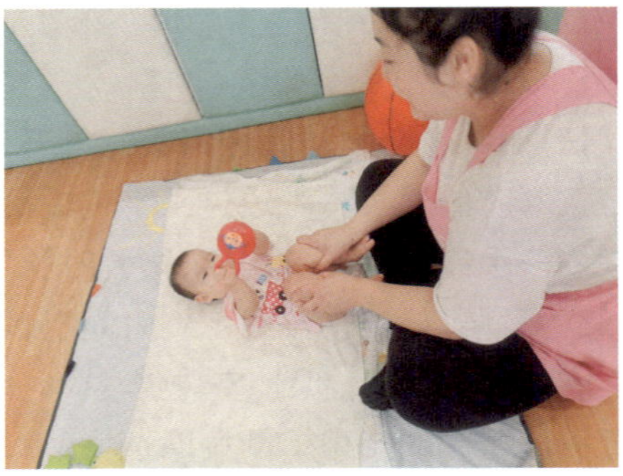

图3-3-3　成人与婴儿眼神交会

2. 腿脚按摩

(1) 将婴儿的两脚往腹部轻压，并告知婴儿“我们现在要来按摩脚啰！”(图3-3-4)。

(2) 一手在腿下，一手在腿上，含握住婴儿的脚(图3-3-5)。

视频：按摩腿和脚

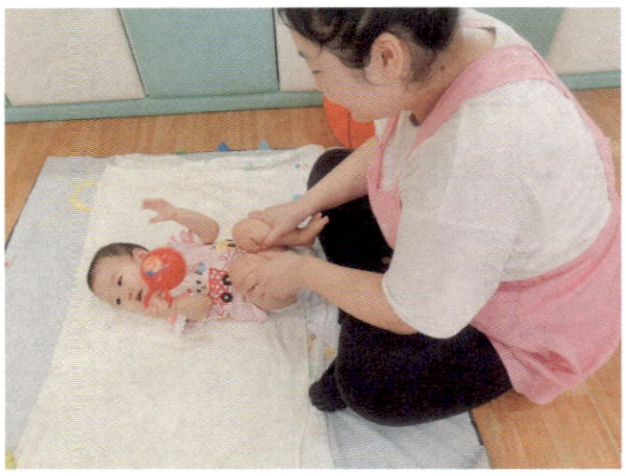

图3-3-4　将婴儿的两脚往腹部轻压

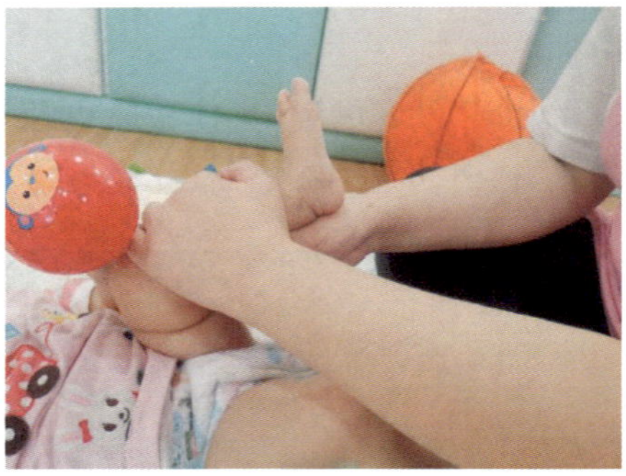

图3-3-5　双手含握住婴儿的脚

(3) 一手稳定整条腿，一手由上而下按压整条腿(图3-3-6)。

(4) 搓揉大腿(图3-3-7)。

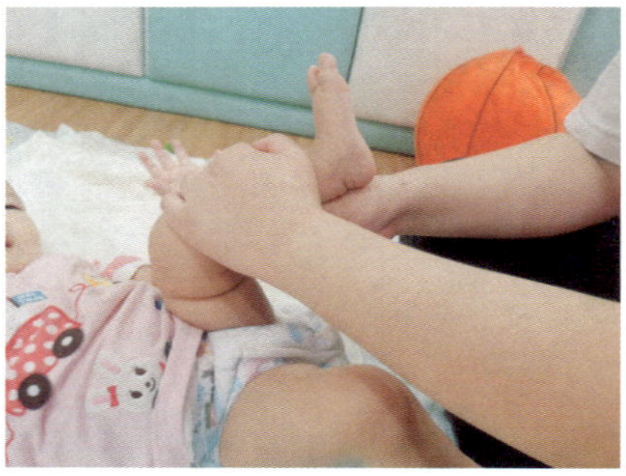

图3-3-6　由上而下按压整条腿

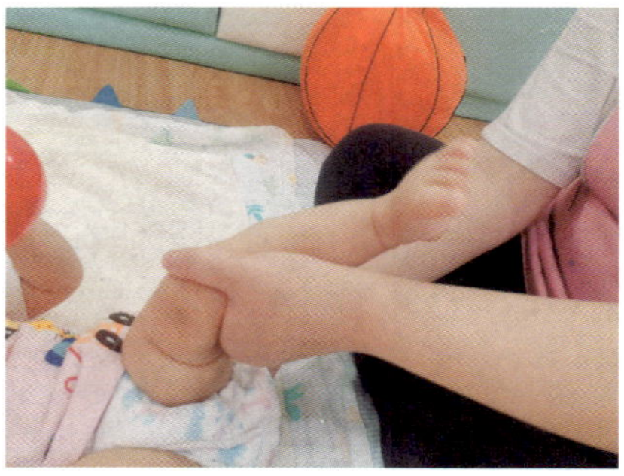

图3-3-7　搓揉大腿

(5) 搓揉小腿(图3-3-8)。

(6) 以手指按压脚背(图3-3-9)。

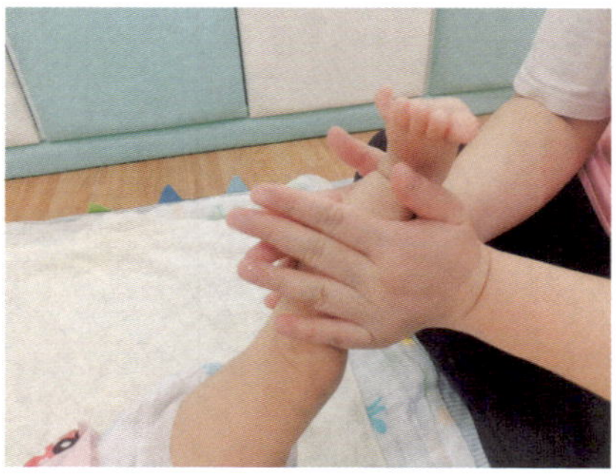

图3-3-8　搓揉小腿

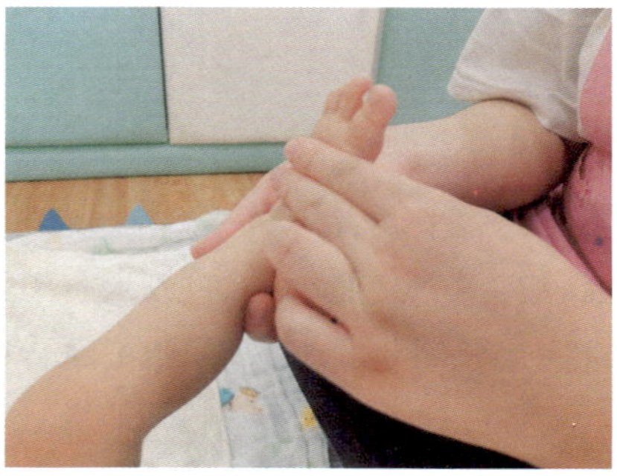

图3-3-9　以手指按压脚背

(7) 以大拇指指腹按压脚底(图 3-3-10)。
(8) 以双手大拇指指腹交替按压脚底(图 3-3-11)。

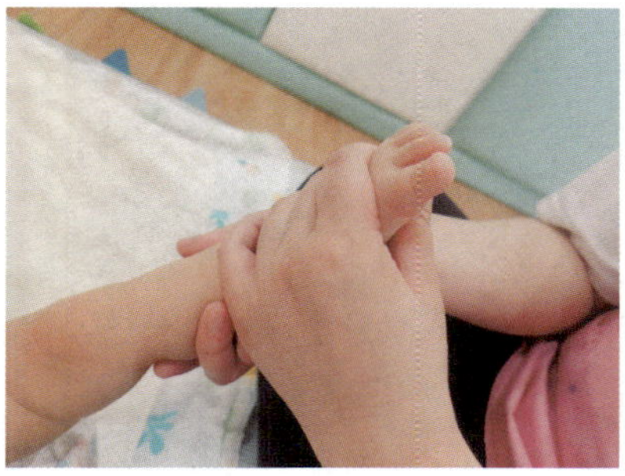
图 3-3-10 以大拇指指腹按压脚底

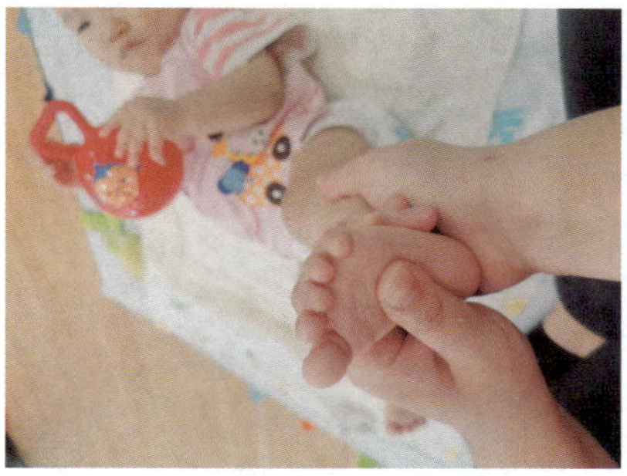
图 3-3-11 以双手大拇指指腹交替按压脚底

(9) 以大拇指点压脚底,须随时注意扶住腿(图 3-3-12,图 3-3-13)。

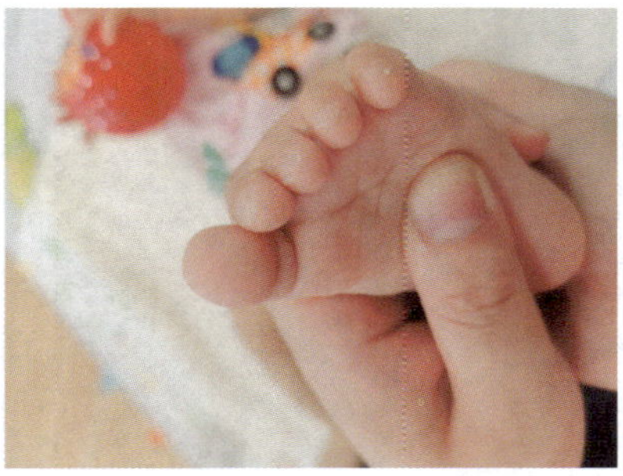
图 3-3-12 以大拇指点压脚底(1)

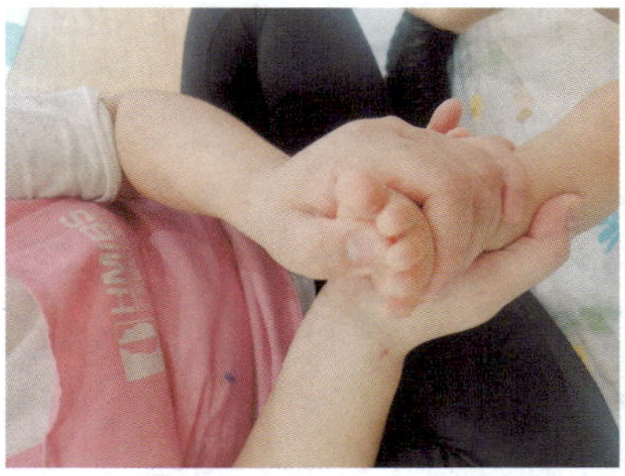
图 3-3-13 以大拇指点压脚底(2)

(10) 按压每一个脚趾头(图 3-3-14)。
(11) 将婴儿的两脚往腹部轻压,结束脚部按摩(图 3-3-15)。

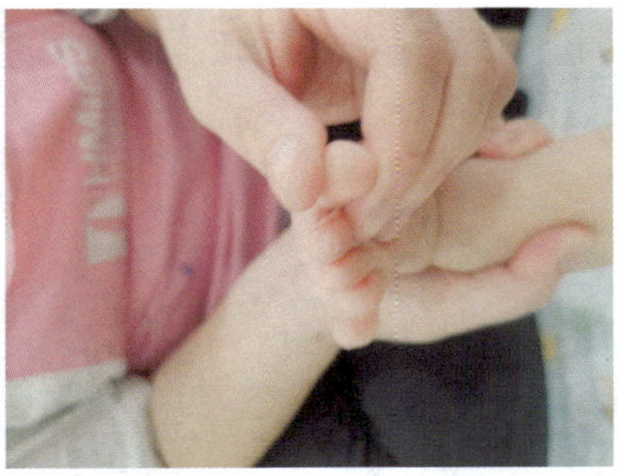
图 3-3-14 按压每一个脚趾头

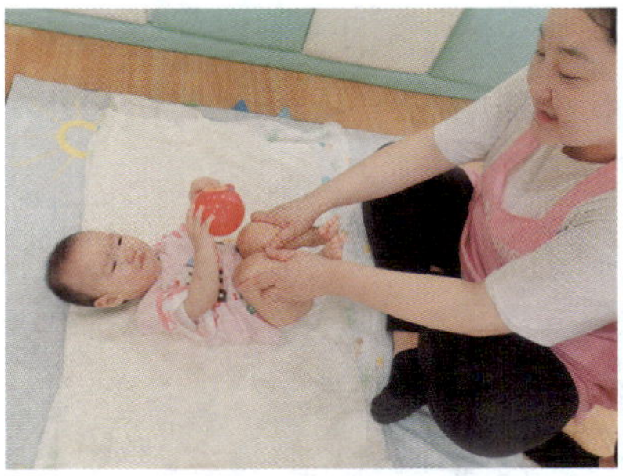
图 3-3-15 结束脚部按摩

3. 腹部按摩

(1) 告知婴儿现在要帮他按摩腹部(图 3-3-16)。
(2) 先以双手大面积按压腹部(图 3-3-17)。

视频:按摩腹部

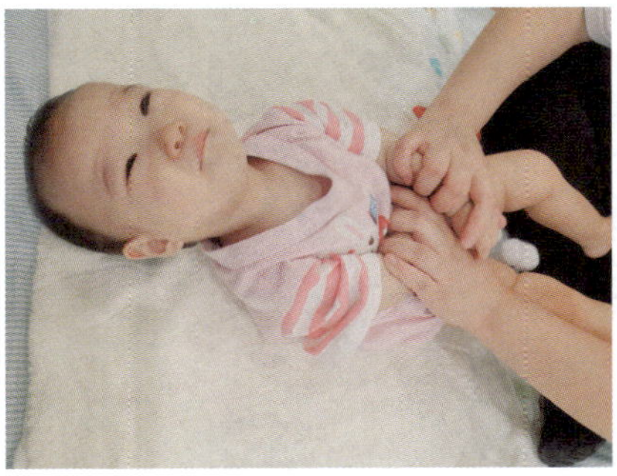
图 3-3-16 告知婴儿即将按摩腹部

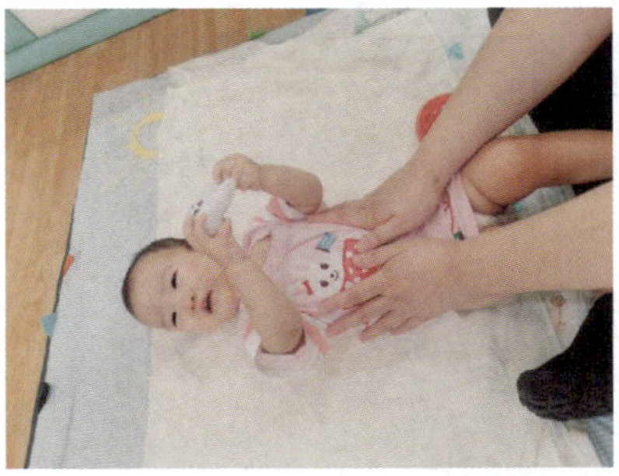
图 3-3-17 双手大面积按压腹部

(3) 一手扶住腰侧，一手由上到下按压(图 3 - 3 - 18)。

(4) 两手交替如水车式，由上腹往下腹轻压(图 3 - 3 - 19，图 3 - 3 - 20)。

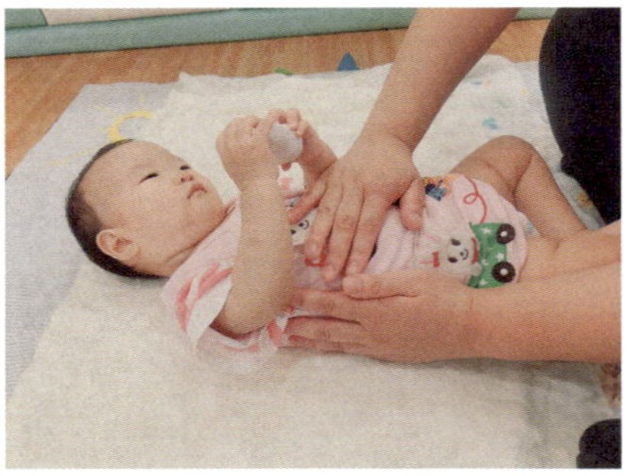
图 3 - 3 - 18　由上到下按压

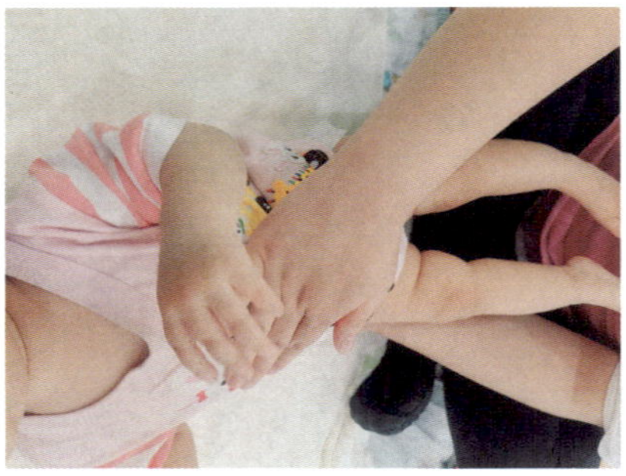
图 3 - 3 - 19　两手交替由上腹往下腹轻压(1)

(5) 以双手拇指分推式，向两旁推(图 3 - 3 - 21)。

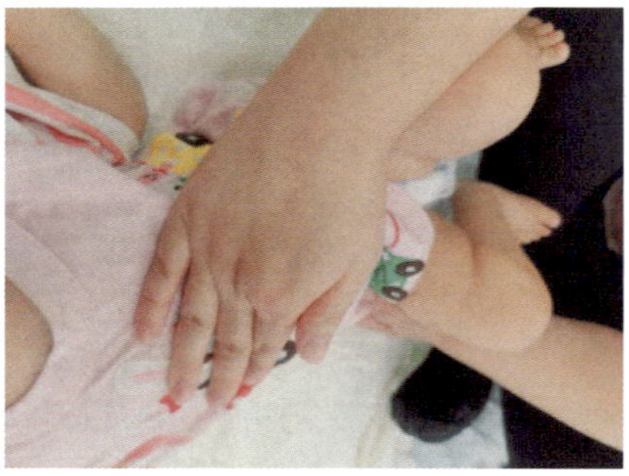
图 3 - 3 - 20　两手交替由上腹往下腹轻压(2)

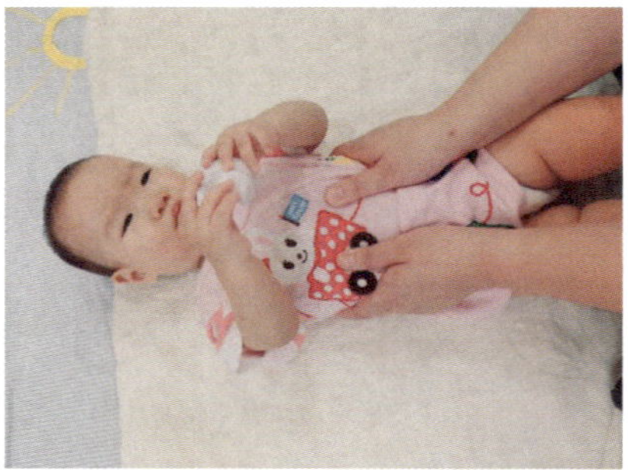
图 3 - 3 - 21　以双手拇指分推式向两旁推

(6) I LOVE YOU 手法(↑→↓)：手掌由婴儿右腹往上推(推升结肠)，再往上腹平行推(推横结肠)，再往下推(推降结肠)。若婴儿月龄较小，上述动作可改为两指推(图 3 - 3 - 22～图 3 - 3 - 25)。

(7) 抚握按压结束。

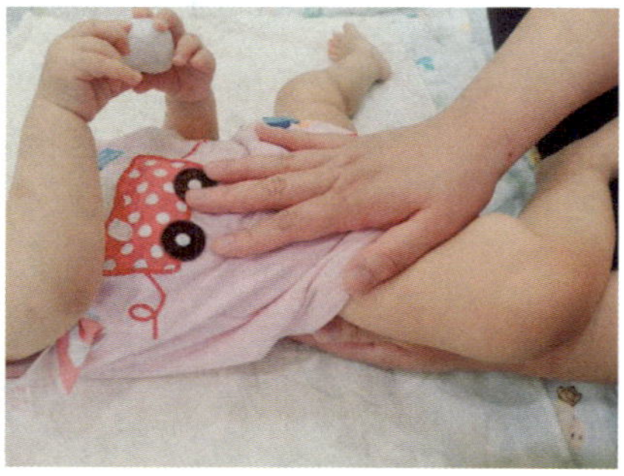
图 3 - 3 - 22　沿着升结肠往上推

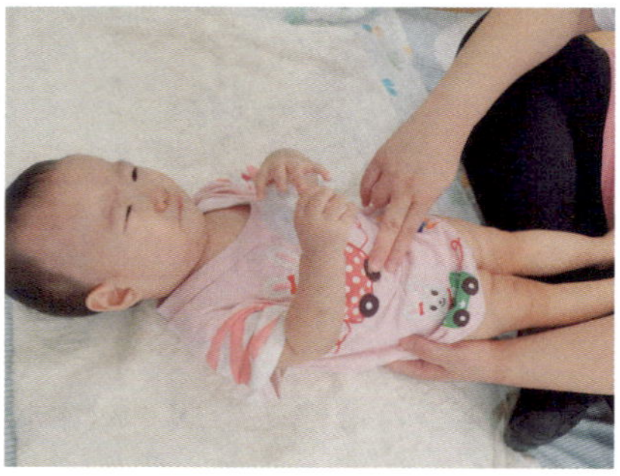
图 3 - 3 - 23　沿着横结肠往肋骨下横推

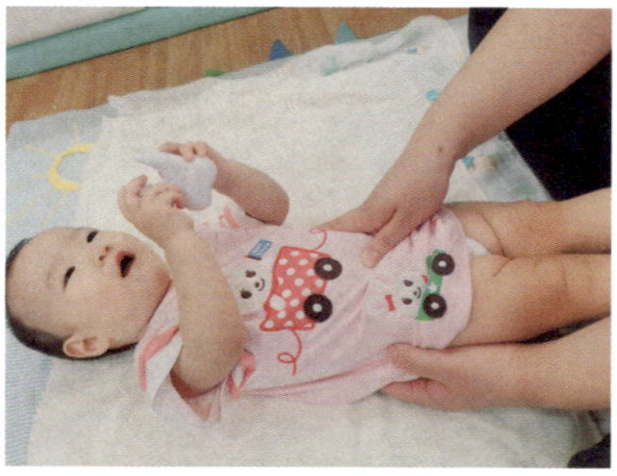
图 3 - 3 - 24　沿着降结肠往下推

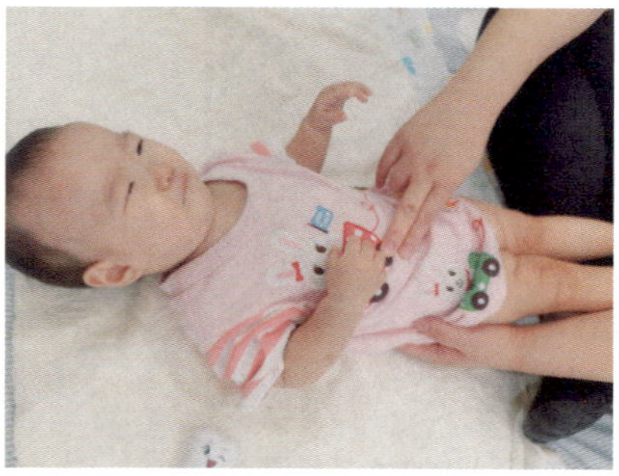
图 3 - 3 - 25　对小月龄婴儿可改为两指

4. 胸部按摩

视频：按摩胸部

(1) 抚握婴儿胸部，告诉他要开始按摩胸部了(图 3-3-26)。

(2) 以画半圆方式在胸前按摩(图 3-3-27)。

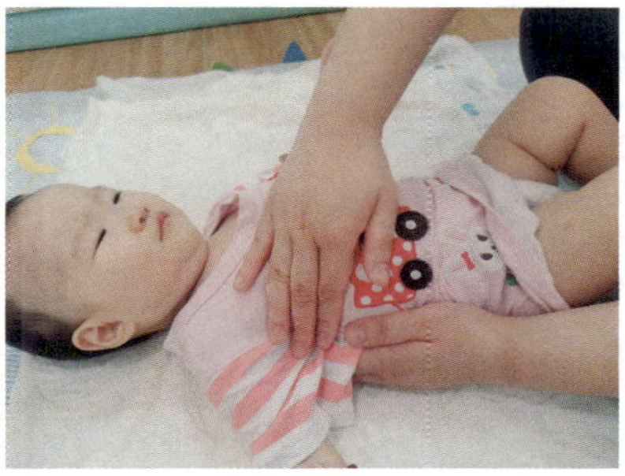

图 3-3-26 告知婴儿即将按摩胸部

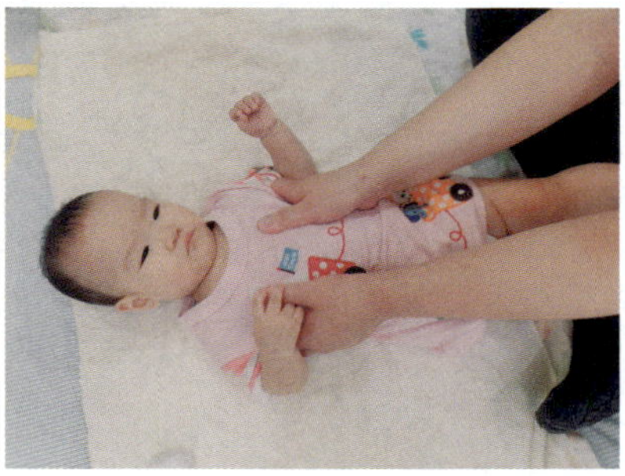

图 3-3-27 以画半圆方式进行按摩

(3) 以双手拇指分推按摩(图 3-3-28)。

(4) 利用手指在婴儿胸前画小圆按摩(图 3-3-29)。

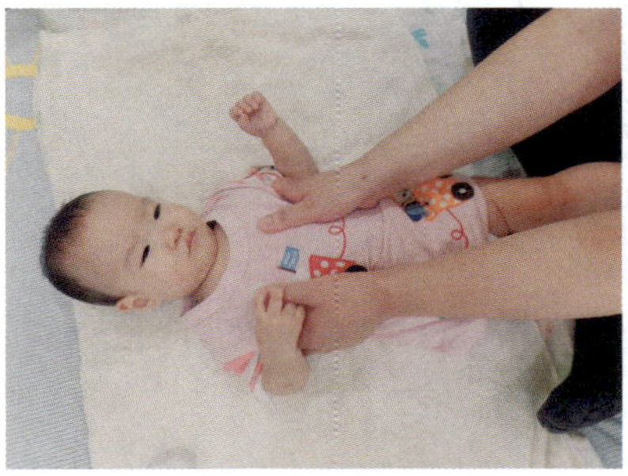

图 3-3-28 以双手拇指分推按摩

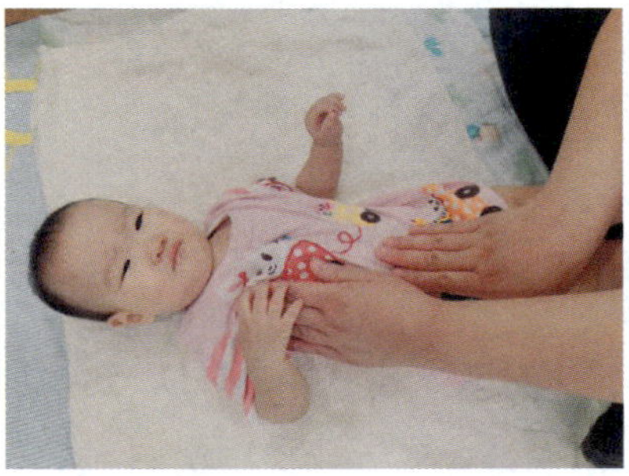

图 3-3-29 利用手指在婴儿胸前画小圆按摩

(5) 蝴蝶式按摩：手放在胸腹交接处，越过心脏部位到肩膀，另一对称侧亦相同(图 3-3-30～图 3-3-33)。

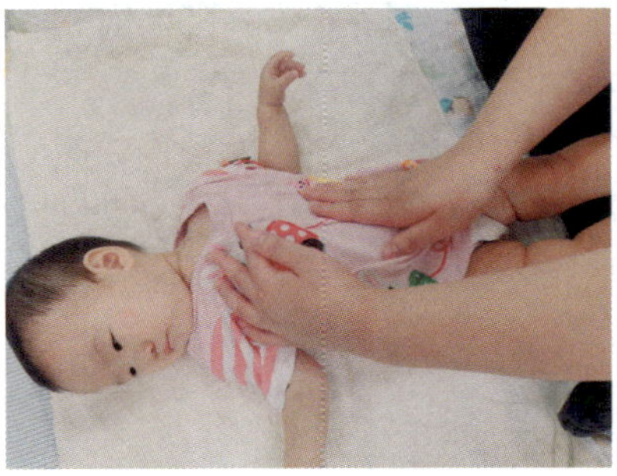

图 3-3-30 手放在胸腹交接处

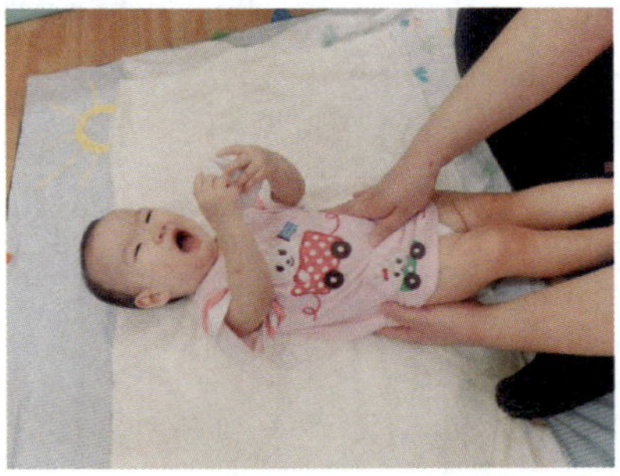

图 3-3-31 手越过心脏部位到肩上

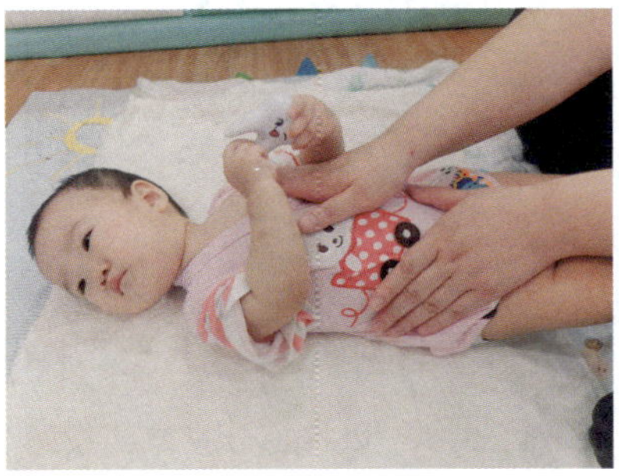

图 3-3-32 手放在胸腹交接处

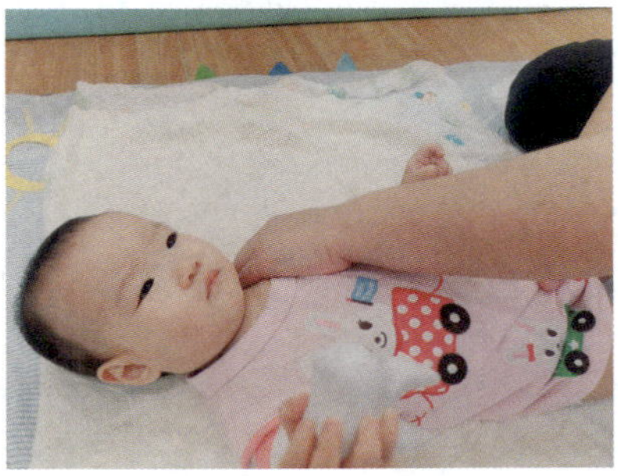

图 3-3-33 手越过心脏部位到肩上

(5) 抚握婴儿胸部,结束胸部按摩(图3-3-34)。

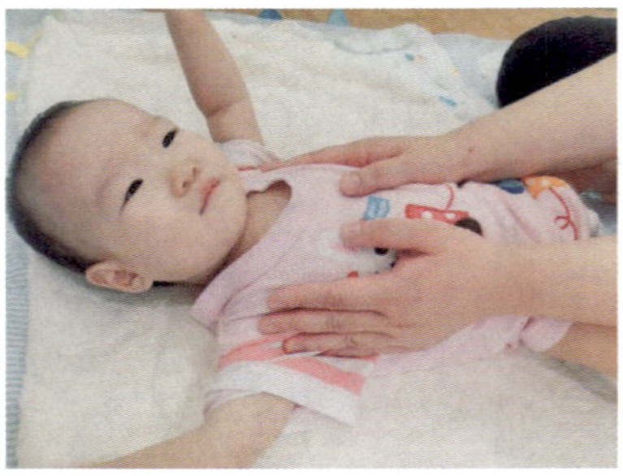

图3-3-34 抚握婴儿胸部,结束按摩

5. 手臂按摩

视频:按摩手臂

(1) 抚握婴儿手臂,准备开始按摩(图3-3-35)。

(2) 由上到下,以按压手法按摩手臂(图3-3-36)。

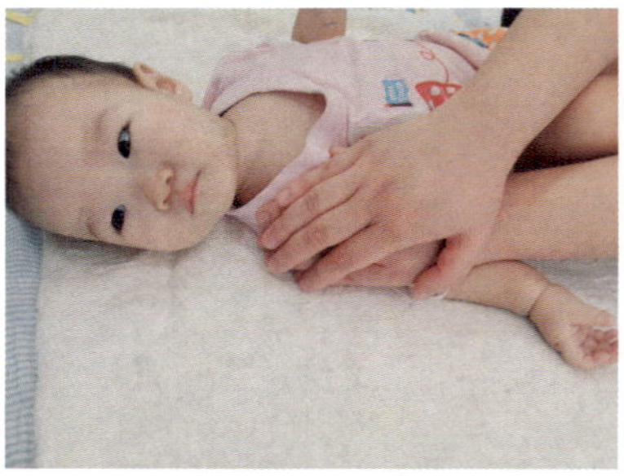

图3-3-35 抚握婴儿手臂准备按摩

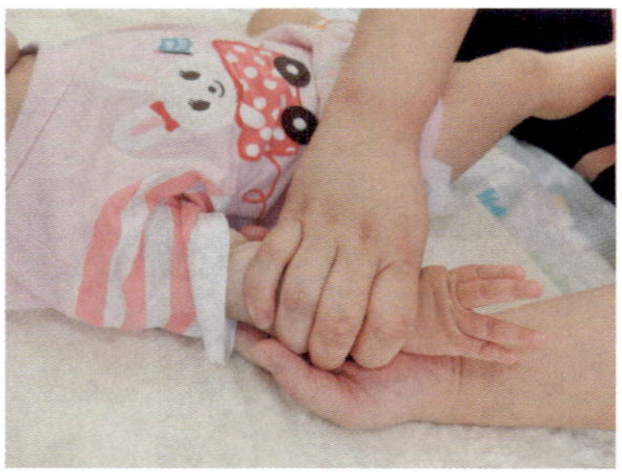

图3-3-36 以按压手法按摩手臂

(3) 以双手交替旋转方式进行按摩(图3-3-37)。

(4) 腋下以画小圆方式进行按摩(图3-3-38)。

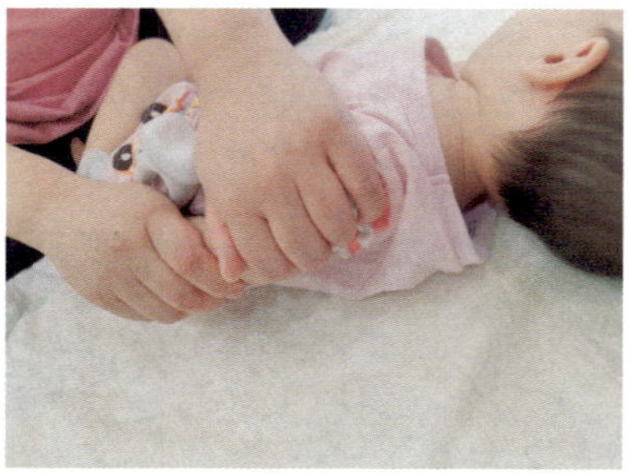

图3-3-37 以双手交替旋转方式进行按摩

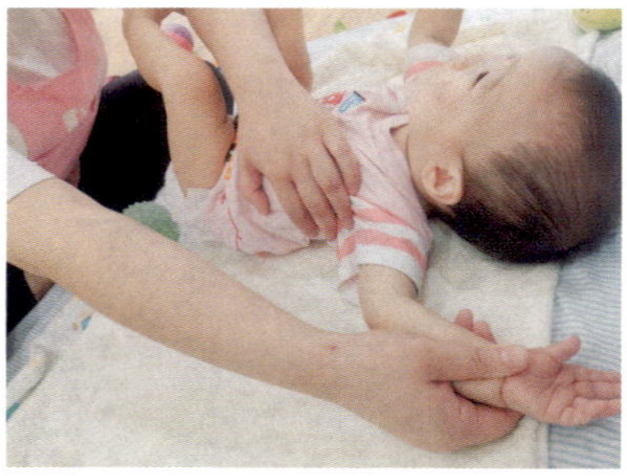

图3-3-38 腋下以画小圆方式进行按摩

(5) 将手臂放在两手掌之中滚动(图3-3-39)。

(6) 以拇指分推方式按摩手臂(图3-3-40)。

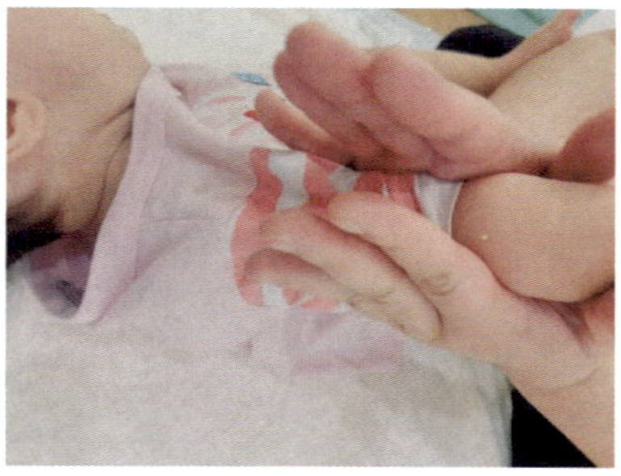

图3-3-39 将手臂放在两手掌之中滚动

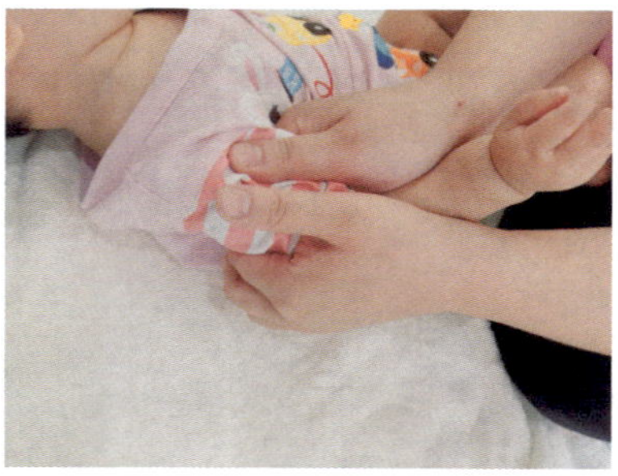

图3-3-40 以拇指分推方式按摩手臂

(7) 肩膀后侧以画小圆方式按摩(图 3-3-41)。

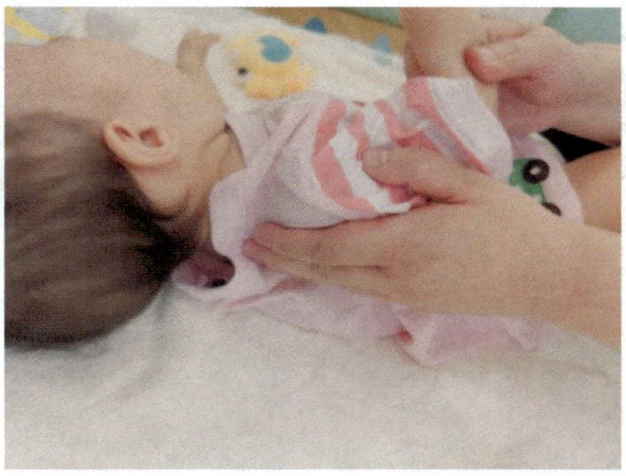

图 3-3-41 肩膀后侧以画小圆方式按摩

视频：按摩背部

6. 背部按摩

(1) 成人盘起腿，让婴儿舒适地趴卧在成人的腿间(图 3-3-42)。

(2) 以双手交替方式抚触婴儿背部(图 3-3-43)。

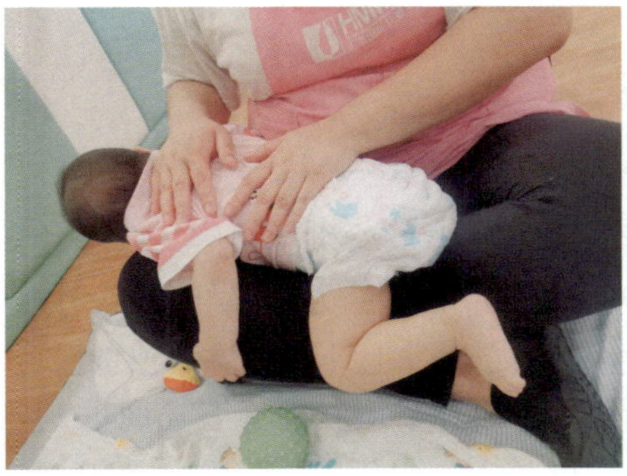

图 3-3-42 让婴儿趴卧在成人的腿间

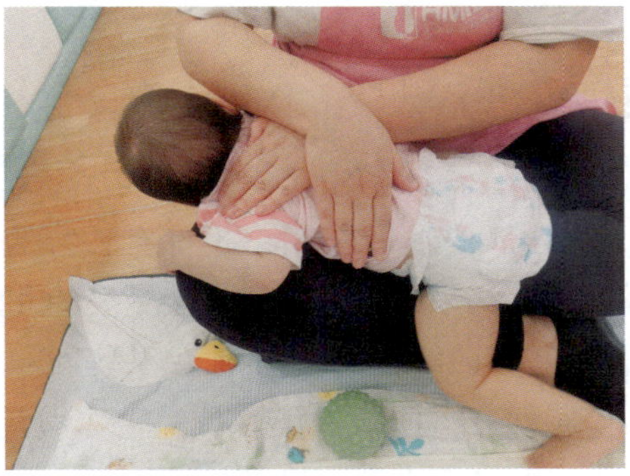

图 3-3-43 双手交替抚触婴儿背部

(3) 由上方到下方，以按压方式按摩(图 3-3-44～图 3-3-47)。

(4) 以俯卧结束。

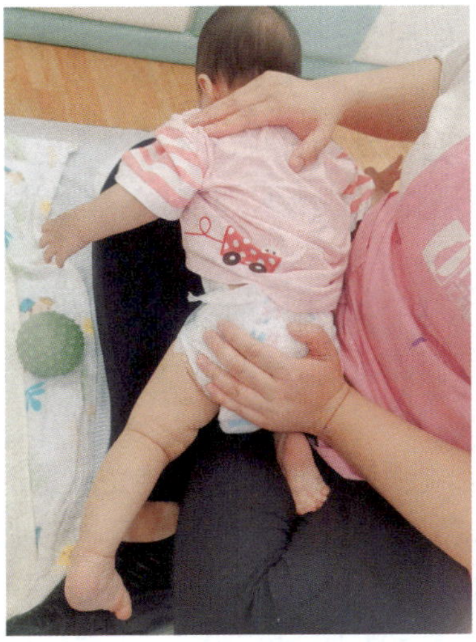

图 3-3-44 由上方到下方，以按压方式按摩

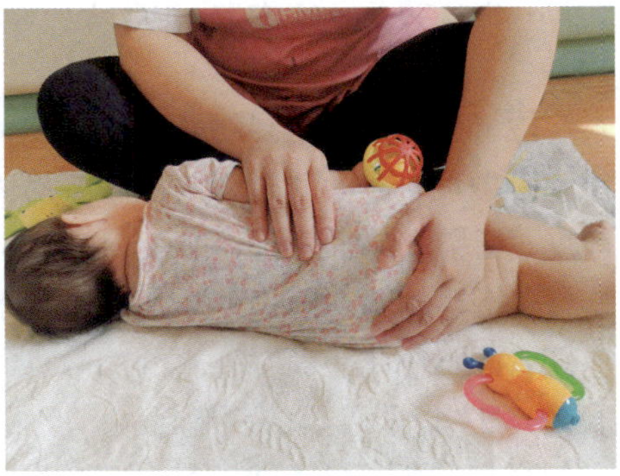

图 3-3-45 利用筑巢技巧，让婴儿躺在巢中进行按摩

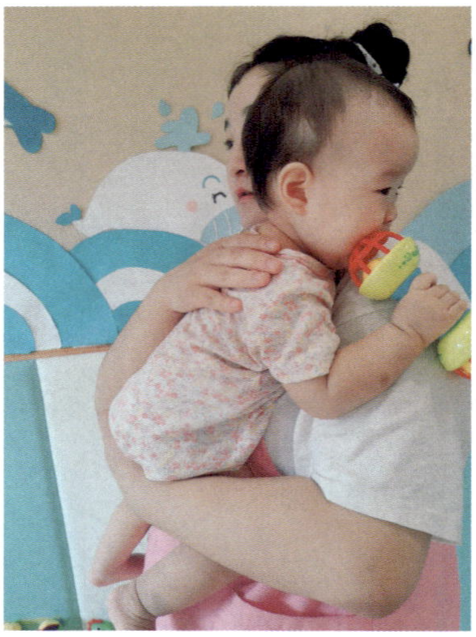

图 3-3-46　趴在成人肩上进行按摩

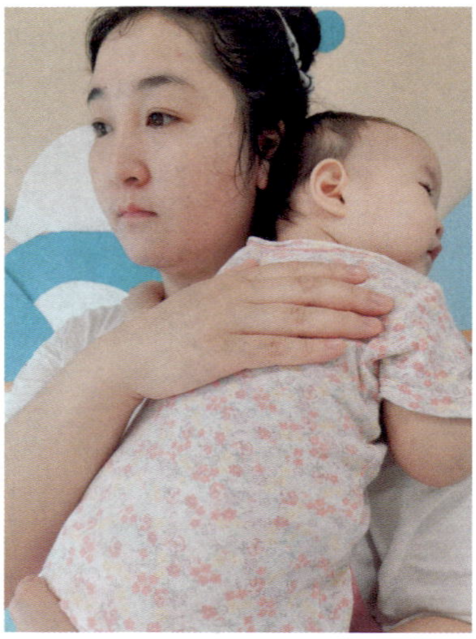

图 3-3-47　以俯卧结束

三、婴幼儿气质与安抚技巧

（一）婴幼儿气质理论

每一个人都是独立的个体，也都有独特的个性与行为表征。必须承认且相信某些婴幼儿的特质是与生俱来的，如果照顾者了解与接受婴幼儿的先天个性，并能以具体的方法引导孩子循序渐进地润饰或修正某些负向的特征，可能避免某些问题行为的发生。在心理学上针对个体的独特性可以“气质理论”来做解释。所谓的“气质”是一个人内在的心理特质，影响着个体和外界互动时的基本行为模式，是一个人基本的人格特质，也可以说是一个人与生俱来的个性。

托马斯（Thomas）和切斯（Chess）将行为方式概念化为九种气质成分：规律性（rhythmicity）、活动量（activity level）、注意广度和坚持度（attention span-persistence）、注意力分散度（distractibility）、适应度（adaptability）、趋避性（approach-withdrawal）、反应阈（threshold）、反应的强度（intensity of reaction）及情绪本质（mood）。每一个婴幼儿所呈现出来的个性与上述不同气质的组合相关，并没有所谓的好坏，只有与主要照顾者能否相互契合等适配性的问题（goodness of fit），因此照顾者也须了解不同气质在日常教养及照顾上的需求，给予婴幼儿最为适合的照料。

（二）气质向度

（1）规律性：指婴幼儿在睡眠、饮食、排泄等日常生活作息活动的可预测性。

（2）活动量：指婴幼儿在一天 24 小时中所展现的所有动作的频率与速度，亦是个体消耗于动作的总能量。

（3）注意广度和坚持度：指婴幼儿从事一项活动时，对该项活动投入的持续度而言。

（4）注意力分散度：在活动过程中是否容易因外来事件而停止或者转移目标。

（5）适应度：指婴幼儿面对环境转变时适应的快慢程度。

（6）趋避性：指婴幼儿对陌生的情境或新的事物、情况、食物所表现出来的接受或是退缩的态度。

（7）反应阈：指婴幼儿在面对外界的刺激，如声音、光亮、气味、影像等的强度要有多强，才能激起婴幼儿做出反应（阈：指所需要的刺激量）。

（8）反应的强度：指引起婴幼儿某种反应的刺激量，如视、触、听、味、嗅觉、社会觉（察言观色能力）。

（9）情绪本质：指婴幼儿一天清醒的时间中，在情绪上所表现的快乐、友善、和悦与不快乐、不友善、不和悦之间的比例。

（三）婴幼儿气质与养育策略

婴儿在出生后的前两年，便大致可看出此婴儿是难带还是容易带，这也与婴幼儿的天生气质相关。一般难带的孩子对外界新刺激多以畏缩的方式回应，适应力差且有强烈的反弹行为；相反的，容易带的孩子对新刺激的反应较正向，较快且少有强烈的反弹表现。婴幼儿养育的难易程度可分为三种类型，分别为易养育型、难养育型及慢吞吞型，但是许多孩子并未清楚地属于这三群中的任何一群，这种情形是正常的（表3-3-2）。

表3-3-2　婴幼儿气质与养育

气质向度	难养育型	易养育型	慢吞吞型
活动量	变化	中	小→中
规律性	不规律	非常规律	变化
趋避性	退缩	接受	退缩
适应性	低	高	低
反应强度	激烈	低→中	弱
情绪本质	负向	正向	轻微负向

1. 难养育型

难养育型的婴幼儿是典型不规律型，无法预测他的饮食及睡眠模式，但其活动力又较一般婴幼儿强且反应激烈，对于新奇事物的适应能力也比较两极化，需要一些时间调适，会坚持自己所想要的。照顾者会认为孩子动不动就哭、动不动就闹，脾气很坏、很难带养，也致使照顾者产生情绪紧张、焦虑、失控等心理压力。然婴幼儿是天生气质所致，不是故意唱反调，照顾者需要控制情绪，给予孩子多一些包容与耐心。

2. 易养育型

易养育型的婴幼儿常常维持愉悦心情，对于新的事物也很快就能够适应接受，这类的婴幼儿通常是相当讨喜的，常常充满笑容，容易安抚与照顾、随遇而安，照顾起来挫折感低，成就感高，因此也容易让照顾者特别疼爱。

3. 慢吞吞型

慢吞吞型的婴幼儿对于陌生人容易害羞退缩，常给人不大方的感觉。这种特质的婴幼儿活动量小，反应强度弱，对于新事物采取躲避态度，需要一段时间才能适应。对于这种类型的婴幼儿，照顾者要多给予耐心及正向鼓励，加强其安全感与自我表现的信心。

第四节　婴幼儿环境与物品清洁实务

一、婴幼儿环境清洁与消毒

这里以托育机构为例。托育机构为婴幼儿群聚活动的环境，因相互接触机率高也容易产生接触传染（例如手、玩具）、飞沫传染（例如咳嗽、打喷嚏）及空气传染。病原体可存活和繁殖的地方，感染源可以是人、环境或设备，举例而言，如果公用尿布垫清洁不当，就有可能造成病原体污染而导致腹泻。因此做好完善的环境消毒，将疾病传染降至最低是每一位婴幼儿照顾者的基本工作。

（一）整体环境卫生维护

（1）做好防虫规划并配置相关门窗，以防止蚊蝇进入。

（2）注意环境中温度、湿度、通风等，以维持良好的空气质量。

(3) 机构内外环境应定期消毒、清洁且有留存完整纪录。

(4) 若安装过滤净水设备，须定期清理且有清洗与更换滤心并留存纪录。

5. 机构内设有冷气、空调设备，应定期清洗滤网及清理检验，并留存设备维护纪录。

小提示

目前，许多机构以净水器、饮水机当作饮用水的再处理设备。这些设备在设置后，必须依保养维护规定，定期维护清洗，才能发挥饮水机的处理功能，否则仍有卫生隐患，水质可能越滤越脏。

1. 维护：每月至少自行或委托维护一次，可以是更换、清洗滤芯、滤材或滤料，消毒机台、管线或其他维护。

2. 检验：应每隔 3 个月检验处理后的水质状况，检验的项目为大肠杆菌群。若饮水机不是以自来水为水源，则其水源水质应每隔 3 个月增加检测硝酸盐氮及砷两项。

(二) 机构访客管理

(1) 订有家长、访客管理规范并留存访客登记(表 3-4-1)。

(2) 家长、访客发热(体温>38℃)或罹患传染性疾病，拒绝其进入机构。

(3) 请家长、访客于进入机构时洗手，以减少交叉感染的机会。

表 3-4-1　托育中心访客接待表

日期	姓名	额温	进入时间	离开时间	拜访事由	接待者

(三) 洗手机制建立

(1) 设置符合婴幼儿使用的洗手设备及指定洗手专用洗手台，并张贴洗手步骤。应优先使用感应式水龙头，并应随时保持洗手台清洁及台面干燥。

(2) 洗手台备有肥皂及擦手纸。肥皂可使用液态皂或固态皂，以液态皂为佳。

不建议使用毛巾，因为容易滋生及传播微生物。婴幼儿若使用毛巾，一定要为个人专用且与其他人的毛巾有适当的区隔，且须每天更换。

(四) 环境清洁及消毒步骤

婴幼儿活动区环境及地板每日至少清洁 1 次，并视需要增加次数。在传染病流行期间，应增加清洁及消毒的频率，以减少病原体的传播。清洁消毒程序如下：

(1) 使用清洁剂或肥皂和水清洁后，用清水冲洗或擦拭。

(2) 依据制造商的建议正确使用消毒剂，让表面或物品浸泡/接触消毒剂达到有效接触时间，并视需要用清水冲洗或擦拭掉消毒剂或待其干燥。

(3) 以漂白水消毒时，应穿戴手套、口罩及防水围裙，漂白水应在通风良好处配制和使用，并于 24 小时内使用完毕，不可与其他家用清洁剂一并或混合使用(表 3-4-2)。

表 3-4-2 漂白水调配方式

	500 ppm(0.05%) 漂白水调配	1 000 ppm(0.1%) 漂白水调配	5 000 ppm(0.5%) 漂白水调配
自来水		1 L	
市售 5%—6% 漂白水	10 ml	20 ml	100 ml
比例	1∶100 稀释	1∶50 稀释	1∶10 稀释
使用时机	1. 经常接触的环境表面,例如:门把手、更换尿布台、婴幼儿床栏、儿童游戏设施及玩具等 2. 遭小范围的血液、体液等分泌物或呕吐排泄物污染时 3. 疑似感染传染病的婴幼儿使用过的设备	诺罗病毒、轮状病毒及腺病毒等感染的婴幼儿活动环境及其污染物品或表面	遭大范围的血液、体液等分泌物或呕吐排泄物污染物品和表面
接触时间	1—2 分钟,再以清水擦拭风干	1—2 分钟,再以清水擦拭风干	1—2 分钟,再以清洁剂或肥皂和清水清除脏污与污染物质,再以 500 ppm 消毒 1—2 分钟后,以清水擦拭风干

小提示

手足口症流行期间的消毒方式

勤于正确洗手、保持良好个人卫生习惯,减少被传染的机会是预防手足口症的基本方法。目前对于手足口症有效的消毒方法为含氯漂白水、煮沸及日晒(紫外线)。流行期间尽量避免出入公共场所,不要跟疑似病患接触,特别是准妈妈、幼童和新生儿,尽量避免接触手足口症病人。手足口症的传染力极强,可经由接触或以飞沫方式感染,也可能经由接触无症状带病毒家长或病人的口鼻分泌物、咳嗽、打喷嚏飞沫,或吃进被含有病毒的粪便所污染的食物而受传染。玩具常成为婴幼儿间传染的媒介,尤其是带毛的玩具更容易因接触幼儿口鼻造成大量病毒感染而发病。接触婴幼儿前务必先更衣洗手,在搂抱、喂食婴幼儿前,应正确洗手。

1. 考虑消毒剂的取得方便性、价格及消毒效果等因素,可以含氯漂白水(次氯酸钠浓度一般在 5%到 6%,即 50 000—60 000 ppm)并经稀释后进行消毒,配制及使用时请穿戴口罩、橡胶手套和防水围裙等,并注意通风及安全。稀释后的漂白水请于 24 小时内使用完毕,未使用的部分在 24 小时后应丢弃。

2. 配制方法如下:

(1) 一般的环境及常用物品消毒,建议使用 500 ppm 浓度的漂白水消毒(将漂白水以清水稀释 100 倍)。

(2) 遭病童口鼻分泌物、呕吐物或排泄物污染的物品或表面,建议使用 1 000 ppm 浓度的漂白水消毒(将漂白水以清水稀释 50 倍)。

二、婴幼儿餐具清洁与消毒

婴幼儿的餐具是每天接触口腔的东西,因此妥善的消毒可避免细菌病毒从口而入,喂食杯、奶瓶、奶嘴、盖子、勺子等所有使用的配件在使用过后均应以水和清洁剂彻底清洁,尤其是一些有小缝隙的地方更应以专用刷将内外彻底刷洗清洁,避免奶垢或食物残渣。清洁后应将清洁剂以水彻底冲洗干净,并依据制造商建议适当消毒后,方可继续使用。

市售消毒设施相当多，有蒸汽式也有紫外线消毒柜式的，便利便捷。但若需要使用传统煮沸法消毒，先准备一锅水，将所有清洁并冲洗干净的用品完全浸泡入水中，确认没有任何气泡，再将锅盖盖上，加热至水沸腾至少 10 分钟（注意不要将水烧干），锅盖持续盖上，需要时再将用品取出。

（一）奶嘴清洁注意事项

刚出生的婴儿一天约 4 个小时喝一次奶，所以一天下来接触到奶嘴的机率非常高，奶嘴大概是 2—3 个月换一次，奶嘴较小也较容易藏污垢，在清洗奶嘴时千万要小心别把奶嘴戳破了。

（二）奶瓶清洁注意事项

市面上常见的消毒奶瓶产品有蒸汽消毒锅和紫外线消毒锅。蒸气消毒锅是利用水蒸气的热度来达到消毒的效果，消毒时间大概是 3—5 分钟，而紫外线消毒锅是利用紫外线的照射起到消毒的作用。

（三）辅食餐具清洁注意事项

婴幼儿辅食餐具的材质很多，一般而言消毒的方式参照奶瓶即可，但根据不同材质的耐热程度，消毒前须依据器皿标示选择合适的温度进行消毒。

实操训练

视频：清洗奶瓶

准备用物/设备

在本项技术中，先预设有一罐已喝完的奶瓶可供刷洗，因此在操作时另需要准备一组大小奶瓶刷，消毒过的奶瓶夹及已消毒的盘子，可使奶瓶平放的消毒锅（图 3-4-1，图 3-4-2）。

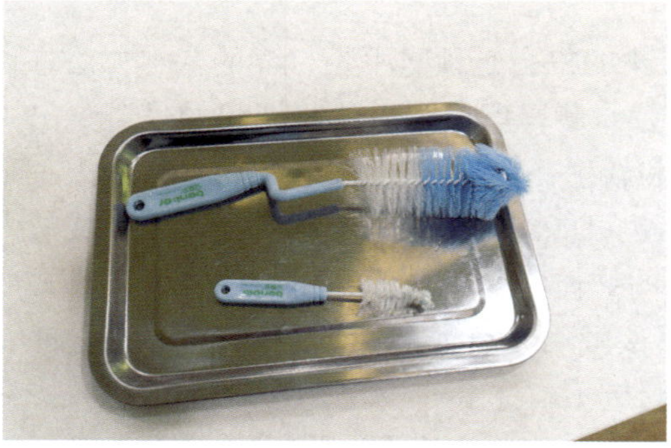

图 3-4-1　大小奶瓶刷

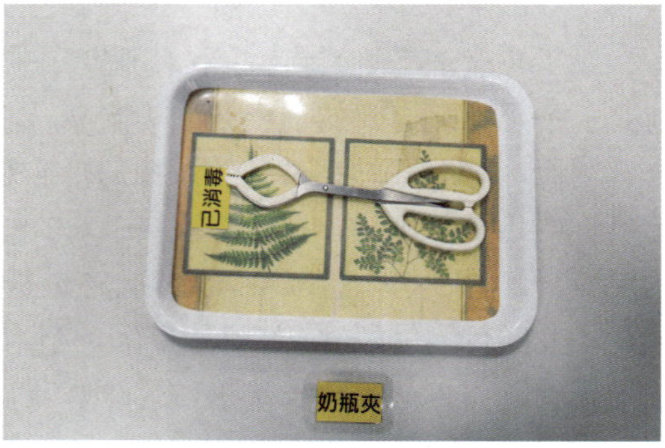

图 3-4-2　消毒过的奶瓶夹

实施步骤

（1）将奶瓶内未喝完的奶水倒入奶水厨余桶内，并准备一个盘子稍后装清洁过的奶瓶配件。

（2）利用刷具彻底清洁奶瓶。

① 用大奶瓶刷刷洗奶瓶内侧和外侧，用清水将瓶内冲洗干净（图 3-4-3～图 3-4-6）。

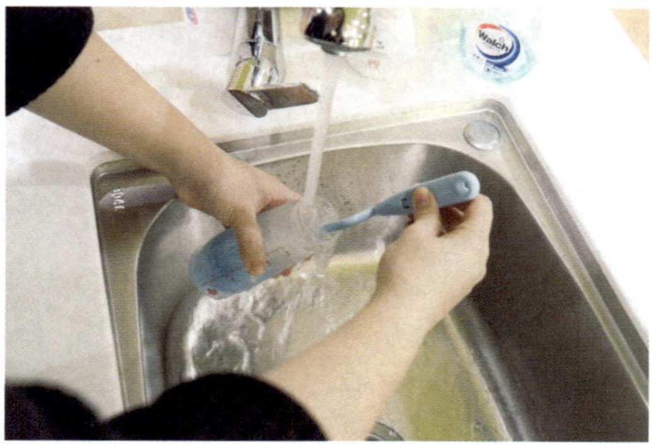

图 3-4-3　用大奶瓶刷清洁奶瓶

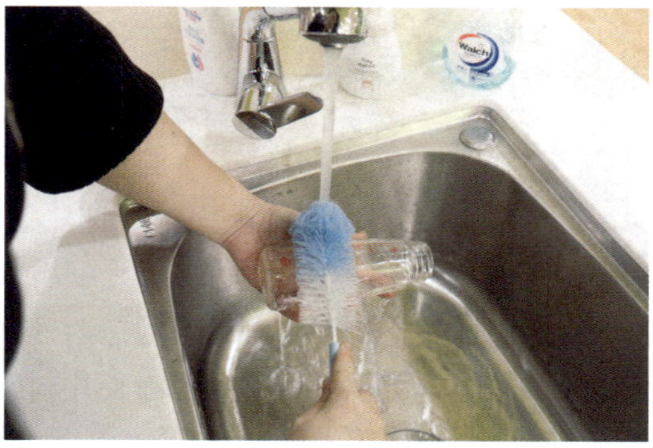

图 3-4-4　刷洗奶瓶内侧

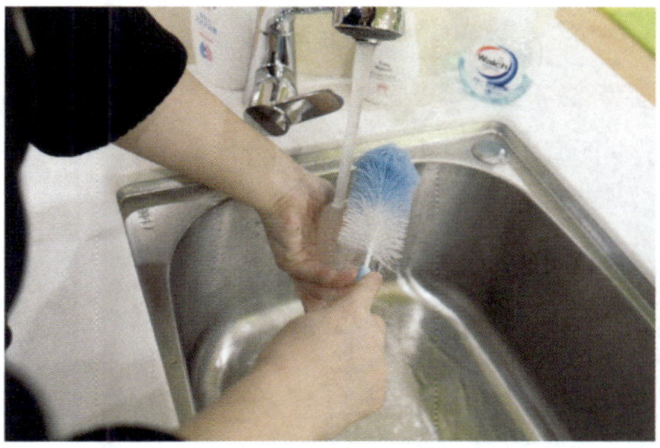

图 3-4-5　刷洗奶瓶外侧

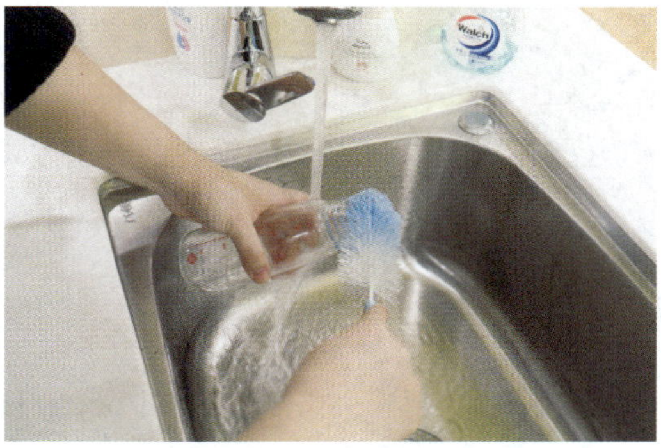

图 3-4-6　刷洗奶瓶瓶口螺纹

② 用小奶瓶刷刷洗奶瓶盖、奶嘴固定圈与奶嘴，并用清水将所有配件冲洗干净，放盘子上待消毒（图 3-4-7～图 3-4-12）。

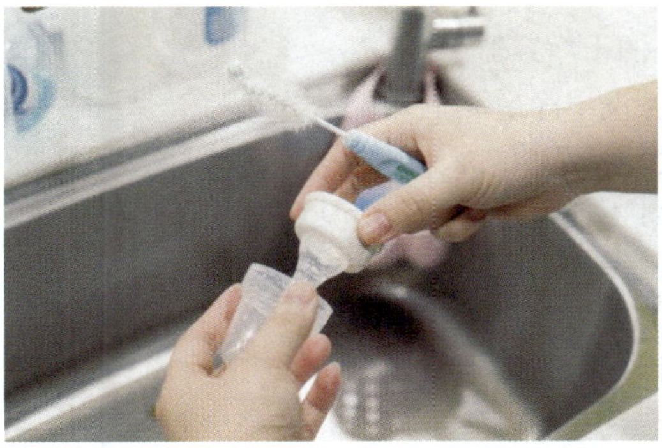

图 3-4-7　拆开奶瓶盖及奶嘴固定圈

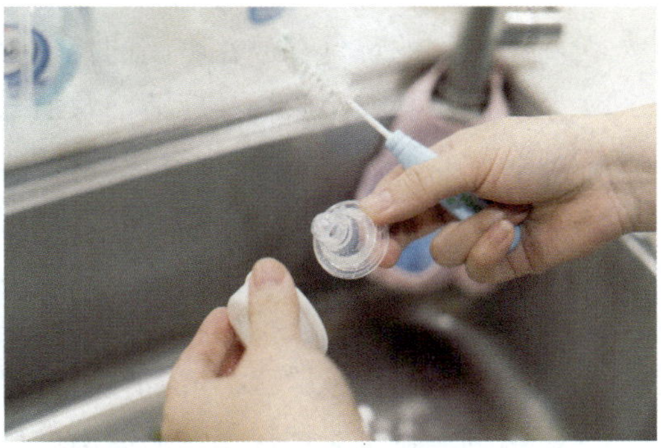

图 3-4-8　将奶嘴从奶嘴固定圈中拆开

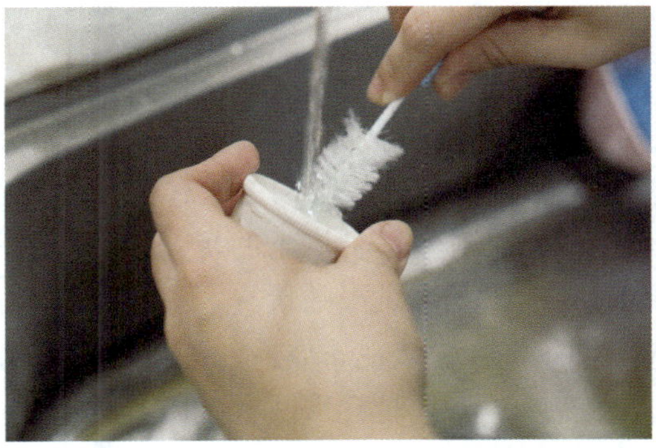

图 3-4-9　用小刷子刷洗奶瓶盖内外侧

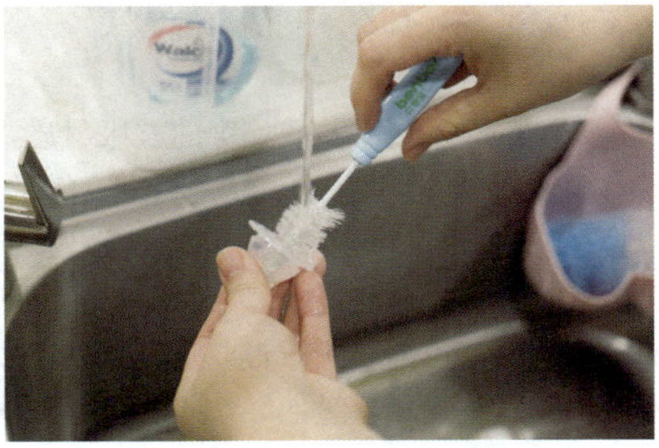

图 3-4-10　用小刷子刷洗奶嘴内侧

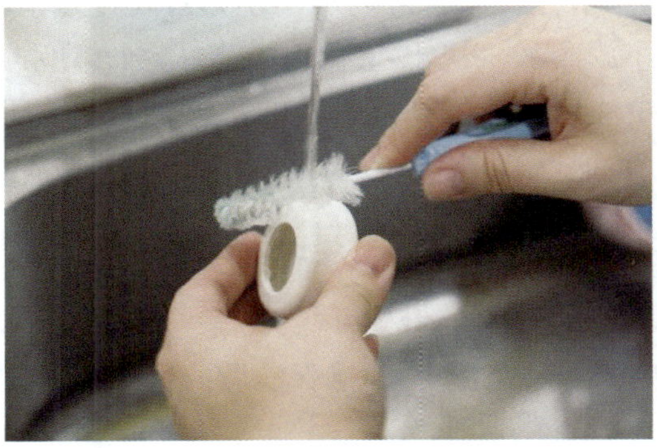

图 3-4-11　用小刷子刷洗奶嘴固定圈外侧

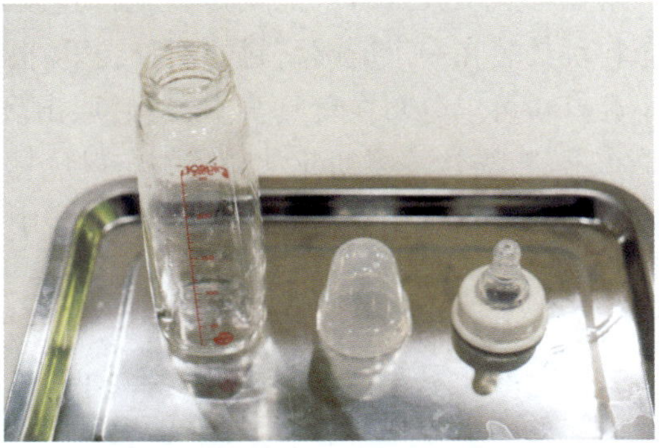

图 3-4-12　洗好后的配件放在盘中

(3) 将洗好后的奶瓶配件放入消毒柜中消毒。

小提示

已消毒的奶瓶夹置放在消毒的盘子内，用后仍须放回已消毒的盘子内，确保干净卫生。

三、婴幼儿玩具清洁与消毒

玩具又被称为“社会奶油”(social butter)，可以助长及润滑同伴间的社会互动。玩具的种类可以分为教育性玩具(拼图、穿线玩具等)、真实玩具(沙、泥巴、面团、木材等)、建构玩具(积木、乐高等)及模型玩具(模拟成人世界中的房子、车子等)。

在确保玩具的安全前提下，玩具可能被没有清洗过的手和体液中的微生物(病原体)污染，因此建议选择便于清洁消毒且安全的玩具和游戏设施，并定期检查是否有损坏，适时汰换。

(一) 玩具管理的原则

(1) 将未使用的玩具存放在密闭的柜子中或可清洗的干净容器中。

(2) 坚硬的玩具或塑胶玩具应清洁及消毒，并彻底冲洗干净后风干。

(3) 应有玩具清洁的纪录，内容包含日期、被清洁的玩具和执行人员的签名。

(4) 注意避免婴幼儿将共用玩具放入口中，如不慎触摸任何被污染的玩具后，应正确洗手。

(二) 玩具的清洁消毒原则

(1) 玩具在购买后应先清洁再给婴幼儿使用。

(2) 根据婴幼儿年龄段，玩具清洁消毒的频率以每周至少一次为宜。

(3) 根据玩具材质要选择适合的清洁消毒用品及消毒方式。

(4) 玩具洗涤后要以大量清水冲洗清洁剂。

(三) 玩具的清洁方式

不同材质的玩具有不同的清洗方式。

1. 布类玩具

可水洗的布类玩具与我们穿的衣服材质很接近，使用婴幼儿专用的洗衣液来清洗是最便捷的选择，抗菌防螨的功能更好。尘螨是引发过敏的最主要过敏源，毛绒玩具虽然表面无脏污，但是若置放于高温、潮湿的气候下，容易滋生尘螨，诱发气喘等过敏反应。建议对于适合烘干的玩具，可利用高温烘干或蒸汽方式来杀死尘螨，然后再依一般程序洗净；而不耐高温、无法烘干的玩具，可用低温冷冻法来冻死尘螨。清洗前可用胶带或吸尘器先吸去表面的灰尘，下水前，确认在布偶内的配件是否可耐水洗；清洗时，可利用稀释过的婴幼儿衣物专用洗衣液先行浸泡，或是将玩具套入洗衣袋内，再放入洗衣机中搅洗，以避免布偶损坏。若是布制玩具较大，担心未能干透，可以在下水清洗前先称重量，洗后建议拿到阳光下曝晒以达消毒之效，之后利用重量来确认其内部是否干透。

有些毛绒玩具带有电池或是小配件过多，不建议用水清洗。此时可以利用小苏打粉进行清洁。将布料玩具装在一个能够密封的塑胶袋里，根据玩具大小放入 1—2 匙以上食用小苏打，翻转塑胶袋，让小苏打粉可以分布在玩具身上，然后取出玩具，用手拍或用吹风机把玩具上的小苏打吹掉就可以了。布书、布摇铃等婴幼儿常啃咬的布料玩具可在洗涤前，把玩具放入稀释漂白水中浸泡 30 分钟，再将有脏污的地方刷洗干净，然后装进洗衣袋中放入洗衣机即可。

小提示

洗涤前一定要看清楚标示的洗涤说明，确认洗涤方式与洗涤温度，以确保洗后的玩具品质。

2. 塑胶类玩具

塑胶类玩具因为颜色鲜艳功能多，因此也有许多小配件与电子零件，容易在隙缝中藏污纳垢。塑胶玩具与奶瓶的材质相近，对于带电池的塑胶玩具，可以把食用小苏打溶解成糊，利用软布或小软刷蘸着擦拭轻刷细微处，然后用湿布擦后晾干，再使用酒精和水，以 1∶1 比例调和成酒精水擦拭进行消毒，若想更进一步彻底消毒，则可将其放入漂白水稀释液中浸泡约 30 分钟，就可有效杀菌。对于不带电池的塑胶玩具，安全的清洗方式可以使用婴儿专用的奶瓶清洗液进行清洁，再放入向阳通风处晾干。

婴幼儿的口腔玩具可确认其产品标示后，根据产品说明进行清洁。若是其材质与奶瓶等级相当，可耐高温消毒，则可在清除表面脏污后，置入奶瓶消毒锅内一并消毒即可；若是无法耐高温，也应该在正常清洗过程后，以热开水冲洗后备用。因为是置入口腔的玩具，切记不可使用漂白水。

3. 木质玩具

木质玩具是最天然安全的玩具，一般木质玩具在潮湿的环境下容易发黑或发霉，不建议水洗，可先以干净的布蘸取 75%的酒精或白醋稀释液擦拭木制玩具，待其干燥即可。但若玩具表面上有漆料，且具备一些防水功能，可以用干净的纱布或手帕蘸取奶瓶清洁液擦拭木制玩具的表面，再用大量清水冲洗，做更为彻底的消毒，之后摆放晾晒即可。晾晒时，要不时翻动一下，保证让不同的侧面都能充分干燥。木质玩具长期使用若脏污难去除，可使用细砂纸磨一磨即可。

4. 电器类玩具

电器类玩具清洗前须先拆解外层布料或小配件，因为其内含有电线回路及小零件，无法直接进入水中清洗，只能从表面进行外观清洁。清洗前先拆下电池，然后以布沾取酒精或是以稀释的漂白水来擦拭表面；缝隙处可用棉花棒或旧的软毛牙刷来清洁，再用干净湿布擦拭除污。

第五节 婴幼儿起居需求实务

一、婴幼儿衣物选用与清洁

(一) 婴幼儿衣物选用原则

1. 柔软透气材质

市面上婴幼儿的衣物用品分为很多种，各种穿戴功能都不尽相同，一般而言，新生儿所选用的衣物材质以细致柔软、便于穿脱为首选。棉质利于吸湿排汗，使婴幼儿肌肤保持干爽，减少婴幼儿因敏感而引起的皮肤不适与疾病，因此建议选购时应以质感轻软的棉质为主。同时在照顾过程中，婴幼儿常有吐奶、尿湿的情况，一天之中可能需要更换好几次衣物，所以选用洗了之后较快干且方便更换的棉质衣物是最佳选择。尼龙、化纤等衣料不透气，吸水性差，不仅穿着不舒适，而且刺激婴幼儿娇嫩的皮肤，容易引起过敏反应等皮肤性疾病。

2. 款式穿脱容易

选购时也须注意衣服的款式简单、毛边少，缝合仔细，线头清除，易于穿脱，太紧绷和太宽松都会妨碍婴幼儿的活动，立体剪裁可让婴幼儿在活动中四肢轻松自在。选择前开、肩开的款式，可帮助照顾者穿脱迅速。若衣物上有扣子的设计，要注意扣子是否牢固，以及在婴幼儿休息时，婴幼儿身体是否压在扣子上，以免造成婴幼儿不舒服。衣物中是否含有萤光剂、甲醛等化学成分，这些化学成分皆会引起婴幼儿产生过敏现象等。

3. 以浅色素面衣物为主

鲜艳亮色的婴幼儿衣物虽然吸引人，但多半含有萤光剂，有些婴幼儿对萤光剂特别敏感，容易产生过敏现象。米白、灰色、大地色系的衣服颜色，一般不会含萤光剂。此外，婴幼儿的衣物花色越单纯越好，印花容易残留甲醛及其他化学物质，甲醛被国际癌症研究机构确认为致癌物，会造成蛋白质变性，破坏人体细胞，对神经及各项身体系统具有强烈破坏性，会引起哮喘、咽喉炎等慢性呼吸道疾病。因此婴幼儿穿衣物前务必清洗干净，减少有害残留物。

4. 注意季节与保暖

婴幼儿皮肤汗腺发育不全，所以体温调节功能不稳定，产热和散热容易发生不平衡，所以体温波动范围比成人大。尤其是新生儿，皮肤脂肪薄，肌肉不发达，运动能力弱，体温调节功能更不稳定。照顾者可以触摸婴幼儿的手脚来判定衣物是否足够：如果手脚温暖且未流汗，说明婴幼儿衣服足量；如果婴幼儿手脚温暖同时有身体流汗现象，说明衣服穿着过多；如果婴幼儿手脚是冷的，则说明婴幼儿衣着太少。

（二）婴幼儿衣物清洗原则

1. 根据衣物标签进行清洗

合格厂家出产的婴幼儿衣物上都有洗涤标签，洗涤之前一定要养成看标识的习惯：了解衣物的成分、洗涤方式、产地、厂商名称、电话等。洗涤晾干后再让婴幼儿穿，可以有效去除大部分的游离甲醛，减少对皮肤的危害与致敏风险。

2. 与成人衣物分开清洗

婴幼儿皮肤细致敏感、吸收累积毒物能力比成人高。成人在外面活动，衣服上容易沾染各式各样的病菌，也有较多的脏污，混洗容易污染婴幼儿衣物。

3. 使用婴幼儿专用洗衣剂

清洁衣物应选购婴幼儿专用的衣物清洁剂，选购时，应注意其是否含有萤光剂、磷、漂白剂等化学成分，另外婴幼儿的衣物常会产生汗垢及奶垢等，应选择有效杀菌、彻底清洁顽垢的衣物清洁剂。清洗时要避免清洁剂残留于衣物上，且注意维持衣物的柔软性，预防衣物变形造成婴幼儿穿著时的不适感。

小提示

婴幼儿衣物碰到污渍时，先用冷水冲洗，接着再依一般洗衣方式处理即可。不可使用热水清洗，这样会导致衣服上的蛋白质从液态变成固态，会与衣物纤维顽固结合，就更难清洗干净，也可购买酵素洗剂，利用酵素分解蛋白质。

（三）婴幼儿衣物消毒原则

太阳光的照射是最天然的杀菌消毒剂，不仅没有副作用且经济实惠。早上 10 点到下午 3 点为紫外线最强的时候，是衣物最佳的晾晒时间。可以选择较无人通行的地方，将婴幼儿的衣物晾在通风且阳光可照射得到的地方。若是遇到阴雨季节，则可利用烘衣机或吹风机等设施加速衣物干燥。

二、婴幼儿穿脱衣裤技巧

婴幼儿属于好动时期，对于照顾者的指令也无法理解，因此许多照顾者在帮婴幼儿穿脱衣物时备感困难。帮婴幼儿穿衣需要有一定的方法与技巧才能轻松完成。帮婴幼儿穿衣有以下注意点：

（1）无法站立的婴幼儿应在安全无虞的床面或平面进行更衣。

（2）更衣之前照顾者须将所需衣物准备在随手可取之处。

（3）如一次须穿着外衣及内衣，照顾者可将外衣和内衣套好以减少层层穿的时间。

（4）更换衣服要注意室温并掌握速度，以免婴幼儿受凉。

（5）过程中要与婴幼儿说话，让婴幼儿对于穿衣服有愉悦的感受。

针对不同阶段婴幼儿有不同的技巧可以运用。

1. 为爬行儿穿脱衣物的技巧

爬行阶段的婴幼儿透过肢体对外界充满探索好奇心，可以听从一些简单的指令，并且配合做出一些简单的动作了。穿脱衣物时，照顾者可以善用自己的身体，让婴幼儿站在照顾者的两腿中间穿脱裤子，或是让他们躺在床面，照顾者略为利用自己的大腿或身体让婴幼儿不随意翻身，或是将穿脱衣服变成一种游戏活动，如让婴幼儿过山洞将头穿过衣服领口等。

2. 为学步儿穿脱衣物的技巧

学步期的婴幼儿身体协调性增强，有更多的常识与学习欲望。可以准备一些简单衣物让他自己穿脱，培养自理能力。

(1) 18 个月的婴幼儿可尝试自己扣钮扣。

(2) 2 岁的婴幼儿可尝试自己脱袜子、脱衣服。

(3) 2 岁半的婴幼儿可开始尝试自己穿鞋子。

(4) 3 岁的婴幼儿可尝试自己穿衣服、穿裤子。

小提示

教婴幼儿自己穿衣的好方法

1. 从游戏中学习。

可利用家中的玩偶搭配婴幼儿的衣服，让婴幼儿在扮演过程中为玩偶穿衣服。照顾者可以先从容易穿脱的衣物开始，准备不同款式的衣服增进趣味感及挑战性。

2. 分解动作示范。

穿衣服的过程需要视觉空间感及肢体动作的协调性，在练习穿脱衣物的过程中，照顾者可以将动作步骤化，一步一步让婴幼儿模仿学习。

3. 提供充足的尝试机会。

在学习穿脱衣物的过程当中，婴幼儿往往因为照顾者的操之过急而动手帮孩子完成这件事，这不仅让婴幼儿丧失了学习的机会，也降低了婴幼儿的自理能力意识。提供充足的尝试机会能让婴幼儿在练习过程中得到更多成就感，更愿意自己主动尝试。

以下为各种衣服的穿着方式。

视频：帮幼儿穿套头衫

1. 套头衫

套头衫顾名思义是从头部穿著衣服，由于在过程中会短暂遮蔽婴幼儿视线，所以许多婴幼儿抗拒穿套头衣。穿衣步骤为：

(1) 把整件上衣沿着领口折叠成圆圈状，用双手抓握住衣圈，并适度拉开领口。

(2) 将领口稍稍撑开，放在婴幼儿头部，并跟婴幼儿说："我们要来穿衣服啰。"

(3) 将领口套过头，衣圈在脖子上把一只袖子沿袖口折叠成圆圈形，照顾者的一只手从衣服内部抓住袖圈，并握住婴幼儿的手腕伸向袖圈，照顾者另一只手在袖圈外侧中拉出婴幼儿的手，然后以同样的方式穿另一只衣袖。

(4) 将衣服从胸下往腹部拉，整理好衣服。

2. 连体衣

(1) 解开所有的衣服上的扣子，让婴幼儿平躺在衣服相对位置上。

(2) 脖子对准衣领的位置，顺着婴幼儿肢体弯曲状态，以衣服就肢体的方式，依上面同样的方式把衣服套入婴幼儿的手臂和腿。

(3) 由上而下，扣好每一个扣子。

3. 裤子

(1) 先把一只脚的裤腿折叠成圆圈形，将婴幼儿的腿放入圆圈中，照顾者的手从裤子圈圈外侧握住婴幼儿的足腕，将脚轻轻地拉出裤管。用同样方法穿另一条腿。

(2) 将裤子由婴幼儿的大腿拉至臀处，并将上衣调整好拉平塞入裤内。

三、婴幼儿背巾穿脱技巧

照顾婴幼儿的过程中，常会面临带婴幼儿外出的机会，相对于推车，婴儿背巾的优势在于机动性强，好收纳，使用方便，有些背巾还有方便在外哺乳的作用。因此许多照顾者选择婴儿背巾作为出门的辅助工具。不同月份大小的婴幼儿，采用的背巾也有所不同。

小提示

3 个月以内婴幼儿颈部发育不完善，而婴幼儿头占整个体重 1/4 的重量，因此不建议新生儿采用背巾。若需使用，也必须采用有足够支撑力的横抱式背巾。

（一）选择背巾的要点

1. 安全性

背巾都是以布料为主要材质，所连接的卡榫或绑带都是以缝制作为固定。在选用时须注意观察背巾材质是否强韧且具有耐重效果，缝合处、打结处、锁扣处等是否牢固。同时也要考虑到婴幼儿月龄与背法的匹配性。

2. 舒适感

背巾是照顾者与婴幼儿共用的工具，不仅要考虑到婴幼儿的舒适和安全，也要考虑到照顾者肩膀、髋部、颈部等部位使用时的舒适感。不同身高体型的照顾者对于背巾的需求不同，在购买时最好先试用，确认婴幼儿身体重量与背巾款式能够与照顾者身形达到平衡舒适状态。

3. 实用性

背巾随着功能性的不同，价格差异很大，在挑选时要考虑到常使用的时机与婴幼儿的月龄是否能符合需求，同时也要考虑操作及收纳的便利性。

（二）背巾使用姿势

1. 摇篮式背法(4 个月)

摇篮式背法与照顾者怀抱姿势相似，将背巾准备好呈“巢状”，照顾者抱住婴幼儿，一手打开背巾开口部分，将婴幼儿整个放入背巾内，调整好婴幼儿的双腿为自然弯曲状态。若为哺乳所需，则可调整婴幼儿嘴的位置到乳头处，即可进行哺乳。

2. 袋鼠式背法(4—6 个月)

袋鼠式背法是近年来许多照顾者特别喜欢的背法，操作时将背巾贴紧照顾者腹缘，打开背巾呈碗状后，将婴幼儿放入背巾内，再将背巾收口处缩紧，避免婴幼儿前倾坠落。此种背法的特色在于婴幼儿是面朝外坐在背巾中，可以让婴幼儿视野更开阔，但须注意这种背法一定要在婴幼儿颈部能支撑起头部之后再采用。

3. 无尾熊式背法(6 个月以上)

无尾熊式背法即婴幼儿趴卧在照顾者身上，利用背巾进行固定。将背巾固定在照顾者身上，并撑开婴幼儿放置区块，抱起婴幼儿与照顾者面对面竖直放进背巾，婴幼儿打开双腿落在背巾下缘，屁股坐在背巾支撑处。

4. 后背法(4 个月以上)

后背法为最传统式的背法，由于婴幼儿是在背后进行固定，照顾者若不熟练需要有他人协助为佳。将婴幼儿连同背巾趴卧在照顾者背后，调整婴幼儿双脚呈张开状，调整好姿势拉紧背巾固定背巾上下端绑带。

小提示

近年来除了背巾之外，也有许多照顾者喜欢使用腰凳。腰凳的使用需要婴幼儿能扶坐或是独立坐起的时候再使用，以免颈椎和腰部受到的压力太大，影响脊椎和下半身的发育。

四、婴幼儿童车选用要点

（一）童车选用考虑要素

婴幼儿童车是每个有婴幼儿的家庭必备的工具，主要是由骨架、布料以及轮子所组成。选购时，首先考虑安全性，须注意座椅是否有完善的安全措施，以及推车是否平稳，不仅要考虑在平路时不会轻易翻覆，还应考虑在颠簸路面、坡道上可以稳定地推行。此外，童车的刹车装置、避震装置、推车尺寸、椅背躺卧方式及其他周边配备都是选用童车时需要考虑的。6个月以内婴幼儿头颈能力尚未发展成熟，选用有良好避震功能且可坐卧两用的童车比较适合。座椅式的推车不能平躺，但通常材质轻巧、便于携带，适合较大的幼儿使用。

童车安全带最安全的设计为五点式。五点式安全带又称为全身式安全带，五点式安全带有肩上两点、腰两侧点及胯下一点，在发生强烈冲击的时候，由于这些安全带覆盖了人体的主要部位，所以遇到撞击时能将撞击压力分散，减少冲击对人体的伤害。

（二）童车选购重点

在选购童车时，首先要查看产品的合格证、质量保证书、保修卡、使用说明书等证件是否齐全，有无防伪标记。最好到正规商场购买。

（1）外观：注意外观卡榫等配件是否平滑，不能有小缝隙让婴幼儿手指伸入造成伤害，也不应有可能造成误食的细小零件。

（2）布料：座椅要能够拆下清洗以确保卫生，并注意透气度。

（3）刹车：观察并试用刹车是否灵敏，能在第一时间控制速度。

（4）前护栏：选择可拆卸设计，便于照顾者可以扶着婴幼儿入座或起身，并注意是否可拆清洗。

（5）车把：表面光滑平整，无剥落、龟裂、漏漆等现象。

（6）安全带：安全带至少要包括一组腰带和一根胯带，最好选用五点式安全带。

（7）折叠便利性：确认收合装置灵敏且便利操作，并有防夹设计。

（8）高度调整装置：配合照顾者身高差异，推行扶手可调整高度。

（9）防震装置：将车放置于地面，轻压车架测试避震弹性程度。

（10）骨架：观察骨架是否够坚固，并确认重量是否为照顾者可接受。

（11）车轮：放在平坦的地面上，看车轮是否能直线推行。

（12）遮阳篷：观察是否可调整方向、高低的遮阳伞，最好有开窗的透明设计，以便随时观察婴幼儿的状况。

（13）座垫：新生儿童车需有柔软设计的护头靠垫，较大婴幼儿座垫载重后的支援力要够。

小提示

婴幼儿脊椎的四个发育期：

- 3个月左右：婴儿可将头抬起，颈椎呈现前凸形状。
- 6—9个月期间：婴幼儿学坐时期。胸椎逐渐变得后凸，发育完善。
- 1周岁前后：婴幼儿学走时期，腰椎发育完成，形成前凸弯曲状。

（三）使用童车注意事项

（1）不可以把婴幼儿独自放在童车上，也不可让其他小孩推动童车。

（2）检查童车开关或车体关节，折叠或打开手推车时，让婴幼儿远离手推车，避免婴幼儿的手指被夹住。

（3）使用时确认婴幼儿坐姿舒适，并扣上安全带。

（4）保持童车直线行进，不要抬起前轮单独使用后轮推行，不可将童车推在手扶电梯或是楼梯上。

（5）不要在童车上加挂挂勾或在把手上挂重物，以避免童车重心不稳而翻覆。

（6）把童车停放在某处时，要拉上脚刹车或采取其他防范措施，确保童车不会滑行到危险地方。

第四章

婴幼儿常见症状护理与安全

第一节　新生儿照顾技巧实务

一、新生儿生理特征

新生儿男孩的平均身高会高于女孩一些，身高标准范围为男孩 45.2—55.8 cm，平均值为 50.4 cm，女孩 44.7—55.0 cm，平均值为 49.7 cm。新生儿出生体重平均为 2 500—4 000 g，女孩比男孩低 110 g，后半年每月平均增加 300—400 g，3—5 个月时体重是出生时的 2 倍，1 周岁时增至 3 倍。在出生后第一周，由于胎粪及水分的流失等因素，可出现暂时性的体重下降，称为“生理性体重下降”，到出生后第 3—4 天，体重比出生时减轻 6%—9%。

(一) 基础生理特征

(1) 呼吸：腹部呼吸，每分钟 40—50 次，约为成人的 2 倍。

(2) 脉博：每分钟 120—140 次，为成人的 2 倍，哭泣时略增。

(3) 排尿：由于奶水中含水量高，婴儿肾功能又未发育完全，所以多尿。

(4) 排便：因为肠胃系统并未完全成熟，1 天排便 2 次或 3 次，两天 1 次甚至 3 天 1 次都算正常。母乳喂养的新生儿排便次数较多，大便是黄绿色的，较软，随着宝宝的成长会愈来愈少，也愈来愈硬。婴儿奶粉中蛋白质含量较高、脂肪较少，新生儿大便会较硬。

(二) 外观特征

1. 头部

头围平均约 34 cm，占身长比例的 1/4，到了 3 个月的比例变为 1/5，6 个月大时是 1/6，成人时则为 1/8—1/7。在头顶处有一个柔软微陷的菱形“开口”，称之为“前囟门”，在出生后 16—18 个月会关闭，囟门塌陷警示新生儿有脱水的可能性，囟门凸起则可能是脑压增高的征兆。

2. 耳朵

新生儿听觉已发展完成，但耳朵里的软骨尚未发育好，呈现扁平状，随着软骨日渐发育成熟，耳朵就会慢慢变硬，直立起来。

3. 眼睛

新生儿偏爱黑白对比的几何形状图案，视力范围在 20 cm 以内，对人的脸有视觉偏好。眼球肌肉因控制不熟练，无法准确对焦，且无法注视一特定物体过久。

4. 口腔

新生儿出生 3 天后即能分辨味道，并出现明显的好恶反应——喜甜怕酸厌苦。硬腭与牙龈上会出白色小点，此为胎儿期所遗留堆积的钙质，数周后会自然消失。

5. 腹部

新生儿腹部外观呈圆形，腹壁肌肉比较薄而松，肠子又常常稍胀（因为腹腔内部的脏腑较大），腹部会显得突突下垂。新生儿胃容量为 60—90 ml，排空时间为 2—4 小时，宜少量多餐。

6. 胸部

新生儿胸廓呈圆筒状，心脏跳动速律比成人快，正常每分钟 120—140 次。刚出生时胸围较头围小 1 cm，2 岁前胸围几乎等同于头围，以后胸围才会发展得比头围大。有些新生儿出生后乳头上有小白点，是因为孕期母体内的雌激素造成的，不可挤压，几个月后就会自然脱落。

（三）新生儿常见反射动作

1. 惊吓反射（莫罗反射 Moro Reflex）

当新生儿仰卧时轻敲腹部或使其瞬间失去平衡，婴儿会有双臂外伸、手掌摊开但背部拱起的反射动作，即为惊吓反射（图 4-1-1①）。惊吓反射通常在婴儿 3—4 个月时慢慢淡化，6 个月大则逐渐消失，若 6 个月以后莫罗反射依然存在，有可能是中枢神经功能异常。

2. 寻觅（寻乳）反射（Rooting Reflex）

新生儿的触觉是最早发展成熟的，因此寻觅反射也属于触觉反应，所以，当以手指或奶嘴触抚新生儿的面颊或嘴唇，幼儿会转头、张嘴、做吸吮等寻找奶源的反射动作，称为寻觅（寻乳）反射（图 4-1-2）。寻觅反射可以协助婴幼儿觅食和寻找食物的来源，也是一个生存所需的重要神经反射。

3. 吸吮反射（Sucking Reflex）

新生儿口中放进乳头或手指等物刺激时，新生儿会出现吸吮的动作，称为吸吮反射（图 4-1-3）。吸吮反射不会消失，但会随着成长而变成一种可自我控制的能力，并从吸吮进展到咀嚼阶段。吸吮反射与寻乳反射为配套的反射反应，但是等婴幼儿展开对副食品的需求时，吸吮反射也就慢慢淡化，转而逐渐被咀嚼行为代替。

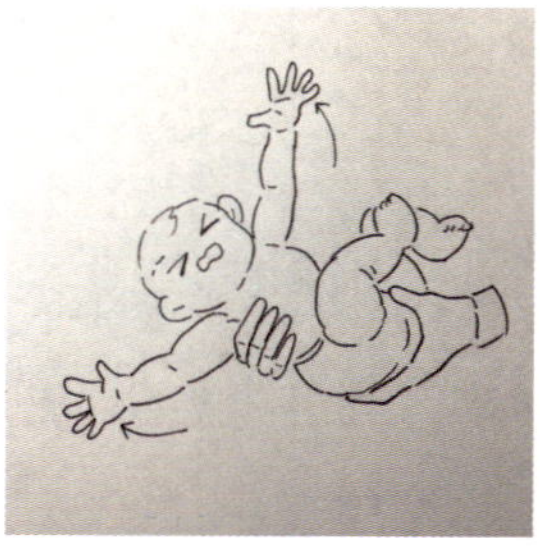

图 4-1-1　惊吓反射

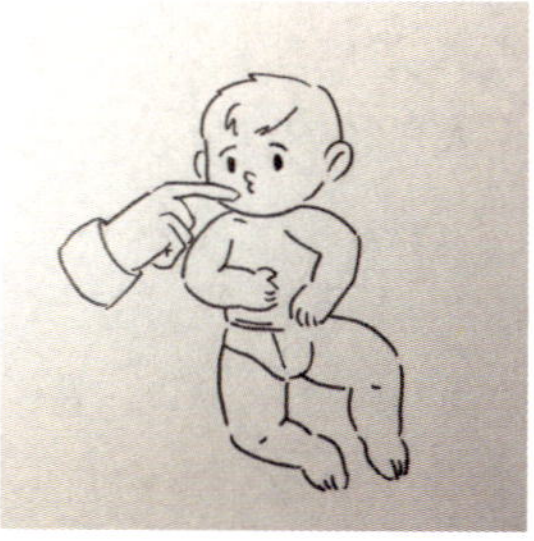

图 4-1-2　寻觅反射

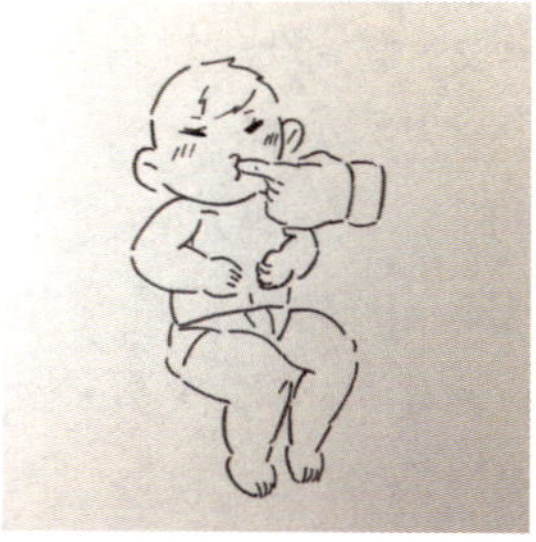

图 4-1-3　吸吮反射

4. 颈部张力反射（Tonic Neck Reflex）

将新生儿的腿屈曲，再将他的头转向一侧，则其同侧的手臂会主动伸直，另一侧的手臂则会弯曲，就像拉弓般的姿势，又称“拉弓反射”（图 4-1-4）。颈部张力反射与手脚的协调性及平衡有关，这种反射大约在 8 个月大时会自行消失。这种保持自身平衡的反射行为，也与感觉统合能力有关，一直到 4 个月大起才会慢慢减退。

5. 踏步反射（Stepping/Walking Reflex）

扶着新生儿的腋下，使其保持站立姿态并让脚着地，当脚底碰到硬物时，新生儿会自然地做出交

① 图 4-1-1～图 4-1-9 由查钰冰绘制。

替往前踏步的动作，即为踏步反射（图 4－1－5）。这样的反射动作 4—6 个月淡出，7—8 个月则顺理成章地消失。早产儿也有此反射，但往往是以脚尖着地，与足月儿用整个脚或脚跟着地的步行动作不同。

6. 手部/足部抓握反射（Palmar/Plantar Grasp Reflex）

一旦有东西接触新生儿的手掌或脚掌，他们都会很自然地出现这种抓握反射行为（图 4－1－6，图 4－1－7），这种抓握反射从出生至 2 个月最强。这属于一种求生的本能，3—4 个月慢慢淡化，6 个月大起则随婴幼儿学会爬、坐等动作后开始逐渐消失。

7. 巴氏（巴宾斯基）反射（Babinski Reflex）

与足部抓取反射稍有不同，当较用力使用手指划宝宝脚掌掌心时，宝宝大脚趾通常会先张开向上翘起，其余四趾呈现扇形张开，这个动作称为巴宾斯基反射（图 4－1－8）。巴宾斯基反射约 12 个月，宝宝学走路前应淡化消失。

8. 降落伞反射（Parachute Reflex）

降落伞反射动作是一个保护自己及保持身体平衡的动作，当我们支撑婴儿的腹部及胸部并突然往下移动，婴儿四肢自动伸张的反射行为（图 4－1－9）。降落伞反射动作通常在较大婴儿（6—9 个月）身上表现，可一直持续至幼儿期。

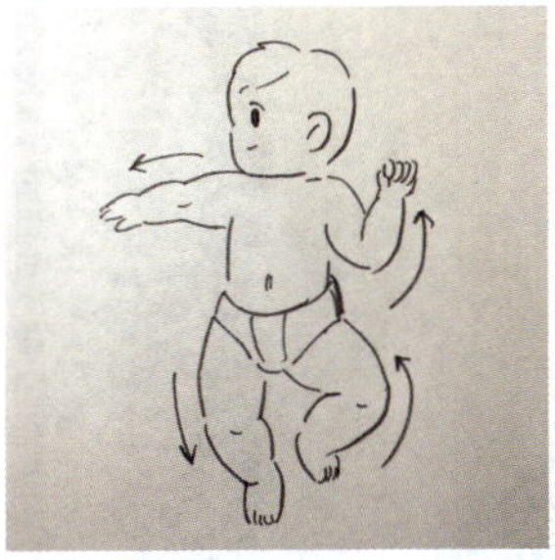

图 4－1－4　颈部张力反射

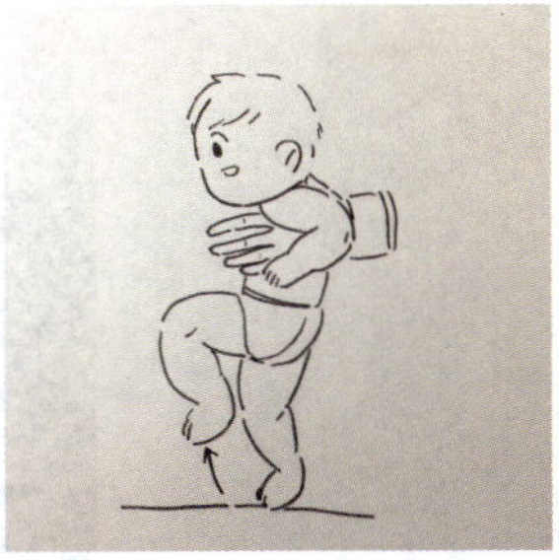

图 4－1－5　踏步反射

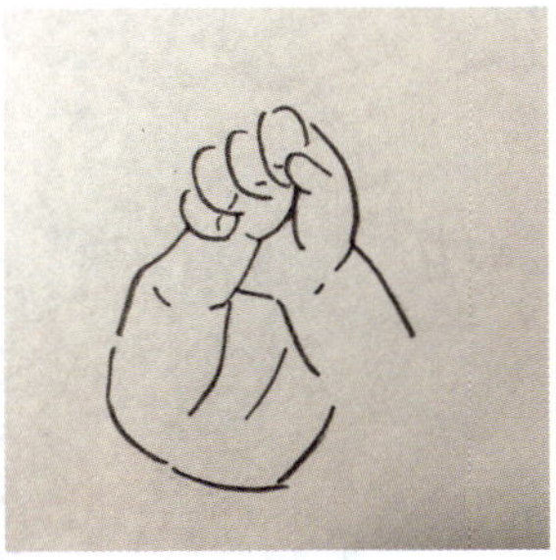

图 4－1－6　手部抓握反射

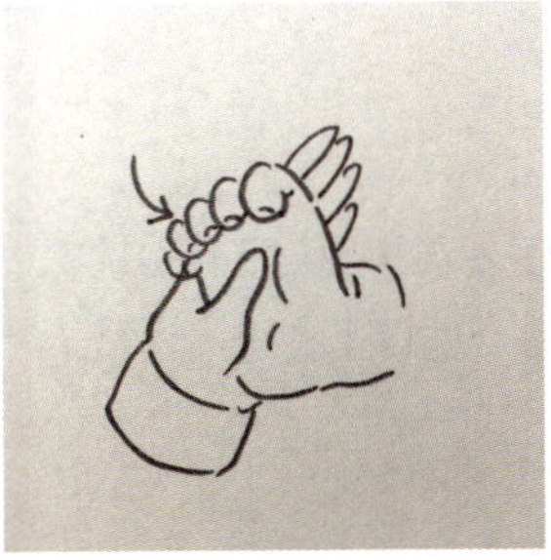

图 4－1－7　足部抓握反射

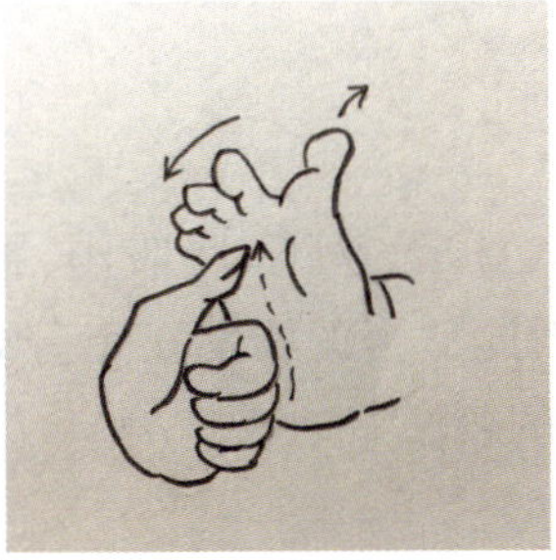

图 4－1－8　巴氏反射

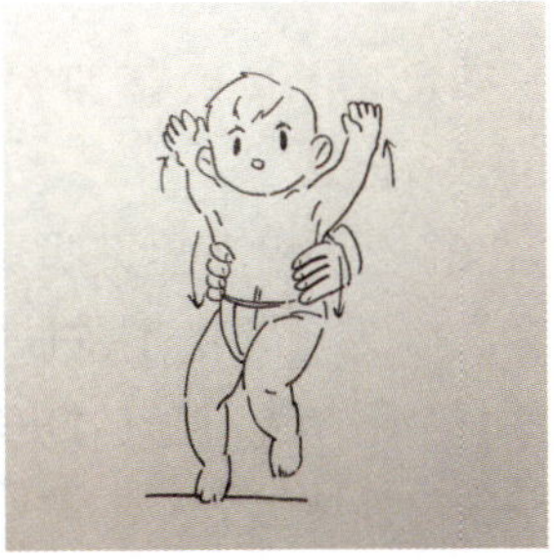

图 4－1－9　降落伞反射

二、新生儿皮肤护理

（一）新生儿皮肤特征

新生儿的皮肤表面角质层很薄，摸上去软嫩光滑，但因为血管舒张与收缩的不稳定性，且末梢循环迟缓，使得肤色呈现多种变化。日常状态多半为粉红色，但在哭的时候皮肤可能会呈现深红或紫红，遇冷时则会呈现青色，这是新生儿独特的肤色现象，也有人称之为小丑颜色变化（harlequin color change，HCC），此为发展过程中的正常现象。

新生儿经过在妈妈肚子里十个月的时间，长期泡在羊水里，表皮看起来有一点皱皱的，也有一层油油的像奶酪的物质附着在新生儿的皮肤上，称之为胎脂（Vernix caseosa），2—3 天后就会自然地被皮肤吸收。胎脂是由皮脂、胎毛、羊膜脱落的细胞所组成，有润滑的功能，可帮助胎儿通过产道，也具有保护皮肤、防止感染、保湿的作用，不需要特地完全清洁。如果新生儿出生后环境的温度较低，胎脂可以减少身体热量的散发，保持新生宝宝体温恒定。

脱离羊水环境后，随着出生后胎脂的渐少及受到空气的刺激，新生儿常伴有脱皮现象（图4-1-10）。此为生理性脱皮，大约在出生后一至两周最明显，属于正常现象，照顾者无须过于紧张。只要做好日常的清洁护理工作，适量使用清洗用品，以38—41℃的水沐浴，1—2个月后皮肤逐渐适应空气湿度，脱皮状况即可得到改善。

有些新生儿的背后、手腕、脚踝常见大小不一的淡灰青色或暗青色斑块，称之为“蒙古斑”（Mongolian spot）（图4-1-11），范围从1 cm到10 cm。这是由于真皮层的黑素细胞困在真皮深部而形成，是一种良性的先天良性的色素性胎记，大约在3岁后，颜色便会渐渐转淡并消失，至长大后多会消退。

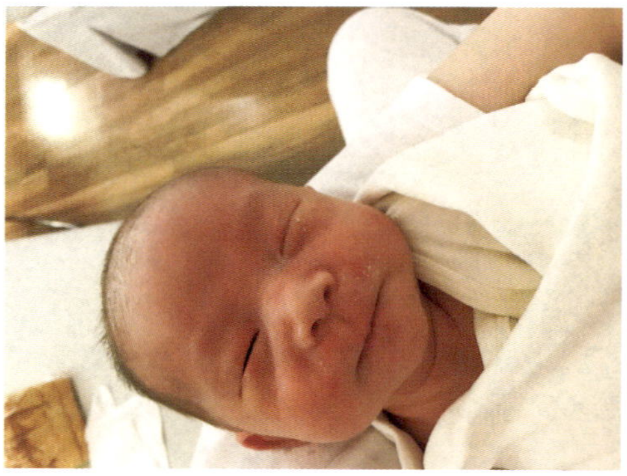
图4-1-10　新生儿脱皮现象

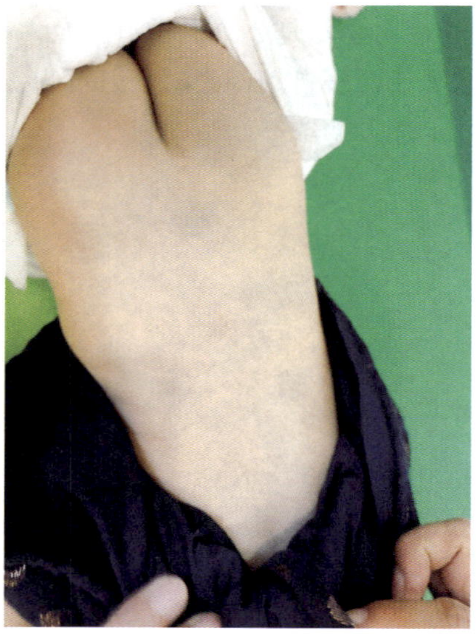
图4-1-11　婴幼儿身上的蒙古斑

（二）新生儿的皮肤照顾方法

1. 适当的清洁

新生儿的皮肤相当柔嫩脆弱，颈部、耳后、腋下、腹股沟、臀部等有多处皮肤皱褶，且大小便次数多，因此容易因为流汗产生皮肤疾病，因此适当的清洁是十分必要的。应以温水进行清洁，且要选用婴幼儿专用的清洁品，避免对皮肤产生的刺激。

2. 适当的温度、湿度环境

失去胎脂的保护之后，新生儿的皮肤会越来越干燥，且排汗及热调节能力都尚未发育完全，所处的环境区域与季节变化产生的温度及湿度等外在条件都会让婴幼儿的皮肤有不同的反应。因此适时补充婴幼儿专用乳液以防止水分流失是必要的，但使用时须观察乳液的吸收，勿大量涂抹以避免毛孔阻塞。

3. 适当的衣物穿着

新生儿衣物的材质以轻薄、吸汗为主，以纯棉质衣物为佳，选择时应注意颜色勿过于鲜艳，以免因染料造成的皮肤过敏。衣服多选择开襟式，便于照顾者穿脱（图4-1-12）。新买的衣物务必先下水清洗过后再给婴儿穿着。清洗时可选用婴儿专用洗衣液与大人衣物分开清洗，洗完应在太阳下曝晒，以确定晒干并消毒。

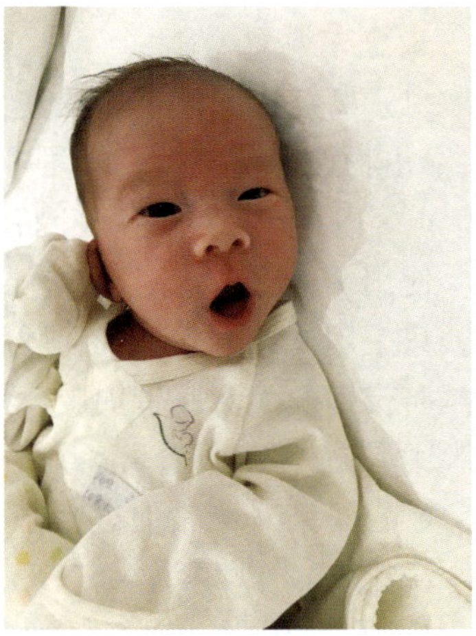

图 4-1-12　开襟式上衣

三、新生儿脐带护理

（一）脐带的作用与形成

当胎儿在子宫内成长时，“脐带”就是母婴之间传送养分的桥梁，脐带在怀孕 4 周时开始形成，由两条脐动脉及一条脐静脉（俗称“二动一静”）组成，平均长度约为 55 cm，连接在胎儿的肚脐上。其中脐静脉是负责供给胎儿养分，脐动脉则把胎儿体内的废物排出，等婴儿出生之后，医生会在接近肚脐处 1—2 cm 夹上脐夹，以无菌剪刀剪去其余部分，消毒断脐部位，再用干净纱布覆盖。

（二）脐带护理基本概念

脐带可说是婴儿出生后的第一个伤口，当婴儿出生后，脐带会慢慢变黑、变硬，脐带的伤口若未经妥善照顾很容易造成感染，若没有红肿与化脓现象，或没有大量液体从渗出，就无须过度担心。

脐带通常在出生后 7—10 天掉落，有少数可能会到出生后 2—3 周才掉，实际情况则是因人而异。但若 3 周以上脐带还没掉落，可能是平时未落实脐带的消毒干燥造成，此时仍需持续用酒精加强消毒护理，帮婴儿擦拭肚脐，使脐带剪断末端保持干燥以加速愈合，万万不可刻意拉扯脐带，以免造成伤口感染。

脐带干燥脱落后，留下的痕迹是一个小突出或凹陷，这就是“肚脐”。当表皮皮肤尚未覆盖完全之前，肚脐上还存在很小的伤口，可能会渗出微量的血水或组织液，可使用 75%酒精擦拭，一般而言每日 1—2 次即可，2—3 天之后肚脐就会干燥。仍应继续以酒精消毒肚脐，直到肚脐完全干燥。观察肚脐没有分泌物出现时，就可以停止每天消毒，但每星期应该以棉花棒沾取清水清洁肚脐。

小提示

1. 请轻柔地为脐带进行清洁，以免造成脐带受损或出血。

2. 尽量将尿片置于脐带下方且尽量宽松穿着尿布，可避免婴儿在活动时脐带被尿片磨擦出血。

（三）脐带护理技术

操作演示

准备用物/设备

（1）75%酒精 1 罐（75%酒精为消毒用）。

（2）95%酒精 1 罐（95%酒精为促进脐部干燥用）。

（3）棉签 1 包。

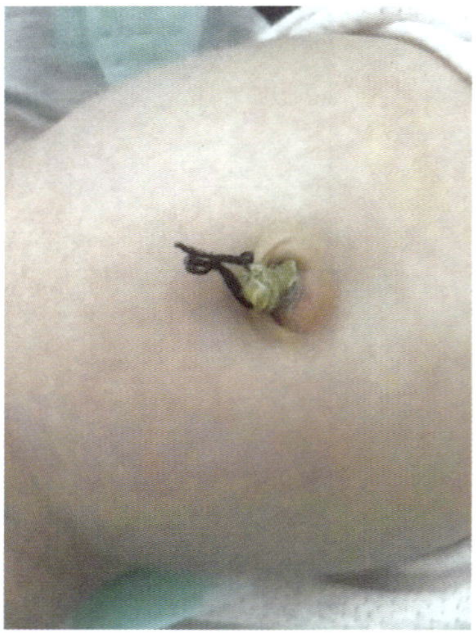

图 4-1-13　观察脐带外观状态

实施步骤

（1）观察脐带是否干燥正常，有无感染征兆，如发红、出血、潮湿、渗出物或恶臭味（图 4-1-13）。

（2）以 75%酒精进行肚脐消毒。

使用 75%酒精沾第一支棉签，一只手轻轻提起脐带的结扎线，另一只手用酒精棉签仔细在肚脐眼和脐带根部细细地擦拭，以环形擦拭脐带横断面及脐带周围。再以第二支沾 75%酒精的棉签，从肚脐眼中心向外以转圈环形方式擦拭脐带根部和周围皮肤。

（3）以 95%酒精促进肚脐干燥。

使用 95%酒精沾第一支棉签，一只手轻轻提起脐带的结扎线，另一只手用酒精棉签仔细在肚脐眼和脐带根部细细地擦拭，以环形擦拭脐带横断面及脐带周围。再以第二支沾 95%酒精的棉签，从肚脐眼中心向外以转圈环形方式擦拭脐带根部和周围皮肤（图 4-1-14，图 4-1-15）。

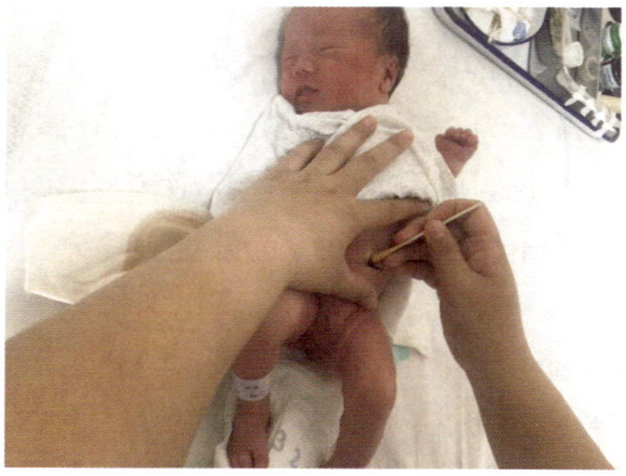

图 4-1-14　以 95%酒精进行肚脐消毒

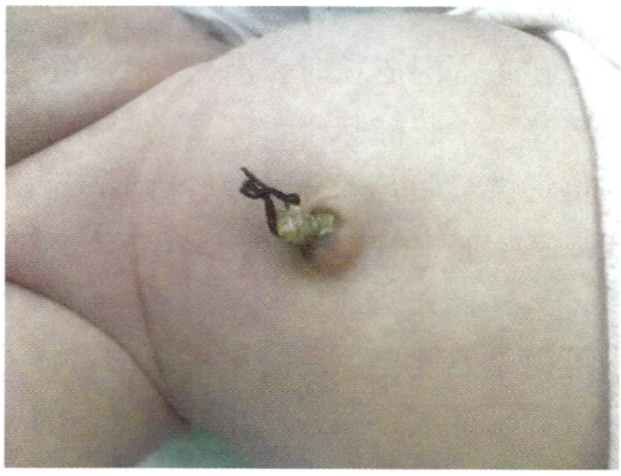

图 4-1-15　完成脐带护理

小提示

1. 如果更换尿布过程中发现脐带被水或被尿沾湿，一定要马上使用消毒的棉签或干净且柔软的纱布擦拭干净，然后再使用酒精进行消毒。
2. 除酒精外，请勿涂抹任何药物或使用任何包扎方式遮蔽肚脐。

四、新生儿黄疸护理

（一）新生儿黄疸的成因

刚出生的新生儿肤色粉红健康，在出生后的第 2—3 天头脸处皮肤开始发黄，此为“新生儿黄疸”现象，然后遍及胸部、腹部，再到手和脚，在第 5—7 天会达到高峰。其主要成因是在胎儿时期的胆红素是由母体胎盘代谢，出生后肝脏代谢的功能尚未完全成熟，处理代谢的速度慢，胆色素便容易堆积起来，造成黄疸的现象（图 4-1-16）。

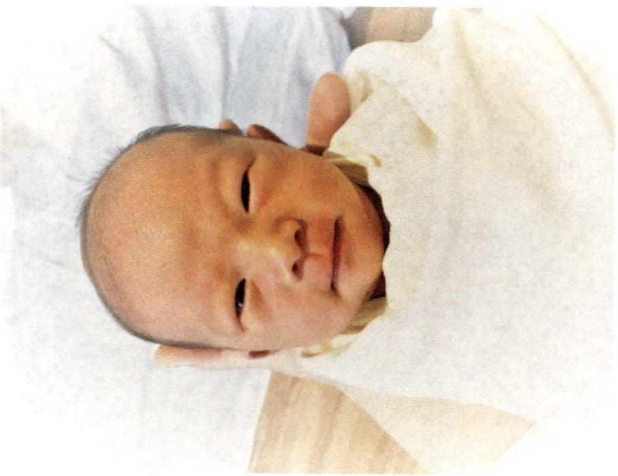

图 4-1-16　新生儿黄疸

小提示

婴幼儿的皮肤泛黄，并无法确认就有黄疸，因此当怀疑有黄疸征状时，可先检查眼球巩膜部分、嘴巴里面、手心与脚底处，如果该部分泛黄，则可确认为黄疸。

（二）新生儿黄疸的处理方式

如果观察到新生儿有黄疸现象，可以先增加婴幼儿喝奶的量，让其大小便次数增加，使胆红素有机会排出。如果换尿布的次数一天小于 6 次，且观察肤色变黄的范围快速增加就要立刻到医院就诊。

（三）黄疸儿居家照顾须知

1. 注意新生儿大便的颜色

要注意宝宝大便的颜色（图 4－1－17），如果婴幼儿的肝脏胆道发生问题，大便颜色会愈来愈淡越趋近白色，如果身体突然又黄起来，必须立即就医检查胆道的问题。因为出生满 2 周后，大部分新生儿黄疸已消退；假若新生儿出现持续延长的黄疸，其中部分婴儿可能患有胆汁滞留症/胆道闭锁。

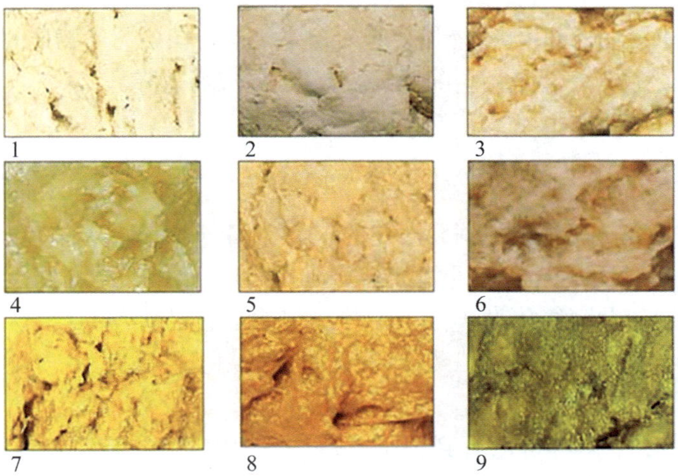

图 4－1－17　1—6 为不正常的大便颜色，7—9 为正常的大便颜色

2. 观察新生儿活动力

只要觉得新生儿精神及胃口都不好，也有哭闹嗜睡等状况，且外观看起来愈来愈黄，都要去医院检查。

3. 观察黄疸变化情形

黄疸的颜色变化是从眼部开始到整个面部，退时是从脚部开始，所以可以先从观察眼睛颜色的变化情形。也可通过按压身体皮肤观察呈现正常白色或是黄色来判断新生儿的黄疸情形。

第二节　婴幼儿常见病征照护实务

一、婴幼儿用药须知

依据世界卫生组织（WHO）针对儿童用药安全的调查报告指出，由于小儿剂量不易计算，导致儿童用药错误发生率是成人的 3 倍。由于婴幼儿生理发育尚未完全，药物代谢与排泄的速度比成人慢，其口语表达能力也有限，因此当婴幼儿生病必须用药时，照顾者必须对所使用的药品的名称、使用方式、有何作用与副作用等用药基本资讯有明确且清楚的认识，以确保用药安全。

（一）婴幼儿正确用药概念

婴幼儿不是缩小版的大人，对于药品的吸收及代谢根据每阶段生理成熟的状况而有所不同，新生儿肝脏代谢功能只有成人的 20%—40%，肾脏功能只有成人的 30%以下，使得药效在体内存留的时间长，婴幼儿的胃蠕动较慢，拉长药品在胃里停留的时间，也增加了药品的吸收力。上述生理现象均显示婴幼儿的用药不能以成人剂量的百分比计算，为了确保婴幼儿用药安全，照顾者必须有正确用药的概念。

1. 慎选给药途径

根据不同疾病的种类及病征，医生会给予不同的给药策略。一般而言，最经济、最常用的是口服给药法。对能吃奶或进食的婴幼儿，口服给药也是最方便的选择，药品也应以儿童药剂作为首选。世界卫生组织（WHO）、美国药物食品管理局（FDA）的报告都主张：专用的儿童药剂安全性高、好入口，宜优先给儿童服用，其他磨粉切割等需二次加工调配的给药方式，是迫不得已的选择。

小提示

1. 药品磨粉的过程中不仅因混合研磨造成变质或产生交互作用，也容易降低药品本身的安定性及保存期限。在分包过程中，也容易发生药品剂量不准确或混合前一位患者的药品的污染风险。

2. 口服药物只能搭配白开水，不能使用牛奶。牛奶有蛋白质与矿物质等多种成分，大多药物或多或少会与蛋白质结合，一起服用会降低吸收比率，导致药效降低。

2. 控管用药剂量

一般来说，婴幼儿给药的剂量是根据婴幼儿的年龄、体重、体表面积等计算出合理的给药剂量，必须根据医嘱给予正确且足量的药剂。剂量不足轻则延误病情，重则产生抗药性；如果服用剂量过高则可能会出现药物中毒或延误病情，因此不宜因治疗反应未达自己所预期而自行另外加药。喂食婴幼儿服用药品时，应该准备精确的量具或喂药器，确认好药量刻度再喂食。

3. 详阅用药说明

根据药品所附的说明书内容可以看到关于“成分”“作用”“适应症”“注意事项”“警语”“副作用”“过量”“用法用量”“储存条件”及“包装”等信息。其中透过“用法用量”可以确认如何服用，包括服药的剂量，多长时间服用一次（如每天多少次或每隔多长时间一次），何时停止服用，多长时间内可以服用多少。在“注意事项”“警语”“副作用”“过量”等项目可以更清楚地了解服药期间需要配合及注意的讯息。药品说明书是药品服用的指南，给婴幼儿用药时必须详细阅读，严格按说明书使用，才能保证用药安全。

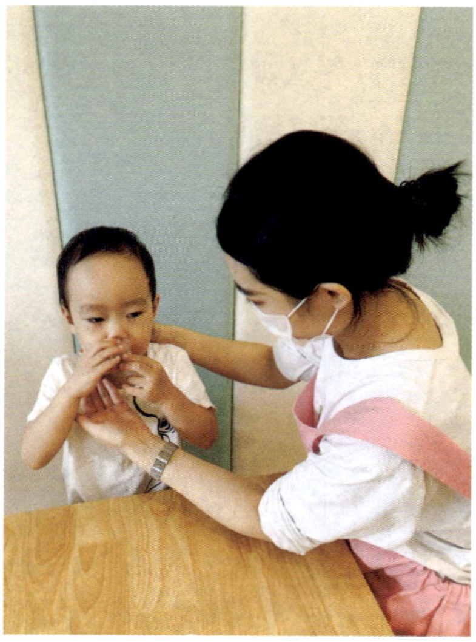

图 4-2-1　口服给药

4. 注意给药时间及期程

婴幼儿服用药物的时间要根据医生的处方来进行喂药，有些是饭后给药，是希望婴幼儿不要空腹服用药物；有些是一日三次，指的是每间隔 8 小时服用一次。有些因细菌感染特殊治疗的药物必须完成一定的 5—10 日服用期程，不可因为征状减轻就擅自停药，以免产生抗药性。

（二）婴幼儿给药的途径

1. 口服给药

（1）操作方法（图 4-2-1）。

① 将液状药品置放于喂药专用塑胶滴管或喂药器内。

② 安抚婴幼儿情绪，可怀抱或让其躺在成人双膝间。

③ 抬高婴幼儿头部，先以言语告知要吃药了，将塑胶滴管或喂药器置于舌侧，轻滴药物至婴幼儿口腔的后方或边缘。

④ 若婴幼儿配合度不佳，可以拇指压住其下巴使口腔维持张开状态，但要注意一次只给少量药物，且给药速度要慢，避免哽噎。

（2）注意事项：喂药前须准确测量所需喂药的剂量，可利用小量杯、滴管或专用喂药器协助测量，测量时视线需平视液面刻度，以确保正确的剂量。

2. 鼻滴药/鼻喷剂

● 鼻滴药

（1）操作方法。

① 清洁婴幼儿鼻腔内的分泌物，并在用餐前20分钟执行。

② 安抚婴幼儿情绪，在其肩膀下垫一个枕头，让婴幼儿仰卧或半坐卧，头向后仰高使鼻孔朝上。

③ 将鼻滴剂滴入婴幼儿鼻孔内，安抚婴幼儿情绪，使其维持此姿势1—3分钟（图4-2-2）。

（2）注意事项：婴幼儿的鼻滴药为个人药品，不可与他人共用以免细菌交互感染。

● 鼻喷剂

（1）操作方法。

① 清洁婴幼儿鼻腔内的分泌物，并在用餐前20分钟执行。

② 安抚婴幼儿情绪，让婴幼儿背靠躺在成人怀里或在座椅上面向成人，头微向后仰高使鼻孔略朝上。

③ 喷剂摇匀后将喷头伸入婴幼儿鼻孔，朝鼻翼位置按压喷药（图4-2-3）。

④ 鼓励婴幼儿以嘴巴吐气（成人可示范引导呼气方式）。

（2）注意事项：第一次使用时要先向外喷几次，以免将空气喷入鼻腔内，若是因过敏所需使用鼻喷剂须根据医嘱完成疗程，勿随意停药。

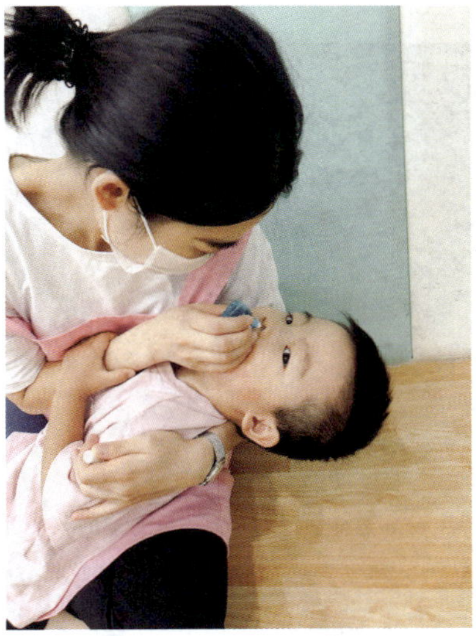

图4-2-2　使用鼻滴药

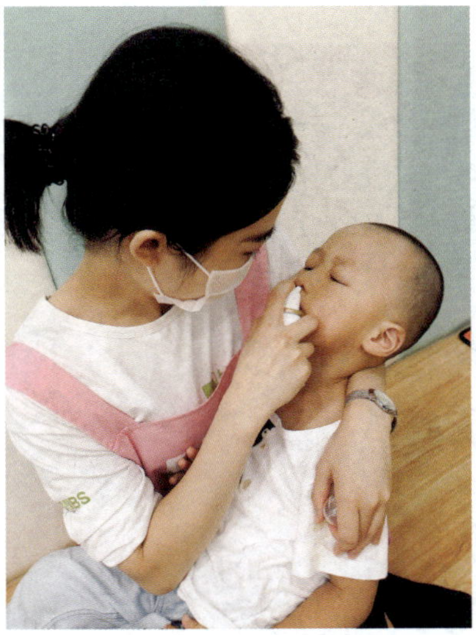

图4-2-3　使用鼻喷剂

3. 耳滴药

（1）操作方法。

① 清洁耳朵并擦干。

② 如滴剂是混浊的悬浮液，使用前先充分摇晃混合均匀，并将耳滴剂握在双手几分钟，使其与体温相当。

③ 安抚婴幼儿情绪，让婴幼儿侧向仰卧，照顾者一手持药以手腕固定在婴幼儿的颊部近耳朵处，一手将其耳翼往下往后拉。

④ 将正确的药量滴于外耳道，然后轻拉耳朵使药液滴入耳膜（图4-2-4）。

⑤ 让婴幼儿保持侧向仰卧 5—10 分钟以上。

(2) 注意事项：有些耳药必须置放在冰箱内，因此使用完毕后须立即将盖子旋紧放回冰箱以确保药物的品质。

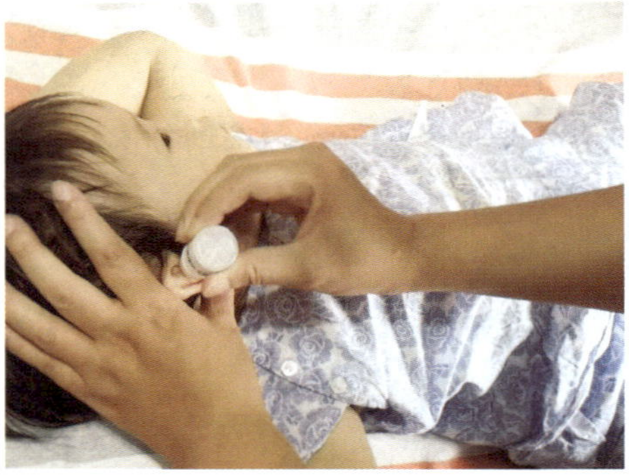
图 4－2－4　使用耳滴药

4. 眼药水/眼药膏

- 眼药水

(1) 操作方法。

① 以棉签或干净的纱布巾清洁眼部。

② 如眼药水是混浊的悬浮液，使用前请先充分摇晃混合均匀，以维持滴入浓度。

③ 安抚婴幼儿情绪，婴幼儿将头后仰呈半坐卧式，将下眼睑往下拉，吸引婴幼儿眼睛往上看。

④ 将正确的药量滴于眼内(图 4－2－5)。

⑤ 让婴幼儿轻轻闭上眼睛休息片刻。

(2) 注意事项：滴完药后可以棉球轻压眼内角一分钟，可避免药水自鼻泪管流失，若同一眼连续点两种以上眼药水，每种药水须间隔 5—10 分钟。

- 眼药膏

(1) 操作方法。

① 以棉签或干净的纱布巾清洁眼部。

② 安抚婴幼儿情绪，婴幼儿将头后仰呈半坐卧式，将下眼睑往下拉，吸引婴幼儿眼睛往上看。

③ 轻轻地挤出适量药膏，由内侧向外侧涂于眼球下侧(图 4－2－6)。

④ 让婴幼儿轻轻闭上眼睛休息片刻。

(2) 注意事项：若需同时使用药水和药膏时，则先点用眼药水，隔 10 分钟后再用药膏。

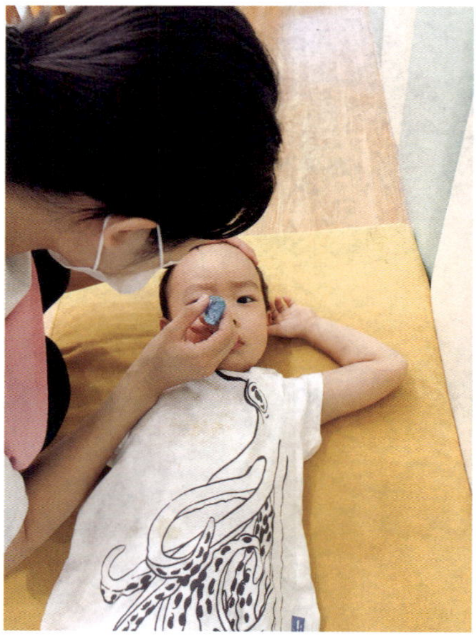
图 4－2－5　使用眼药水

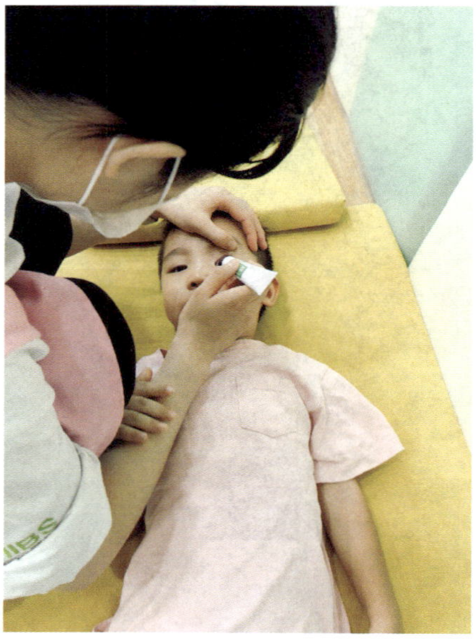
图 4－2－6　使用眼药膏

5. 肛门直肠用药

(1) 操作方法。

① 先用肥皂及清水将双手洗净，戴上手套。

② 安抚婴幼儿情绪，使婴幼儿横着趴卧在成人腿上或趴卧于床上，可使用靠枕协助其臀部略为拱起，并脱下婴幼儿裤子。

③ 抬高婴幼儿头部，先以言语安抚，然后将塞剂塞入肛门内约 5 cm 或一小指深。

④ 以双手协助婴幼儿夹紧臀部 5—10 分钟，以促使药物吸收完全。

（2）注意事项：塞剂是指将药物从肛门塞入直肠，若栓剂变软应放置于冰箱内约 30 分钟，等栓剂变硬后再使用。

（三）托育机构托药注意事项

1. 家长托药机制的建立

托育机构属于团体托育模式，也较容易有交互感染现象，因此婴幼儿在托育机构期间难免会有生病的时候，此时家长会委托教师协助喂食药物。托育机构的相关人员必须清楚药物的使用原则、方法及药物储存、给药方法，为了确保婴幼儿用药安全，托育机构必须建立家长托药机制，与家长建立安全用药的共识（图 4 - 2 - 7）。

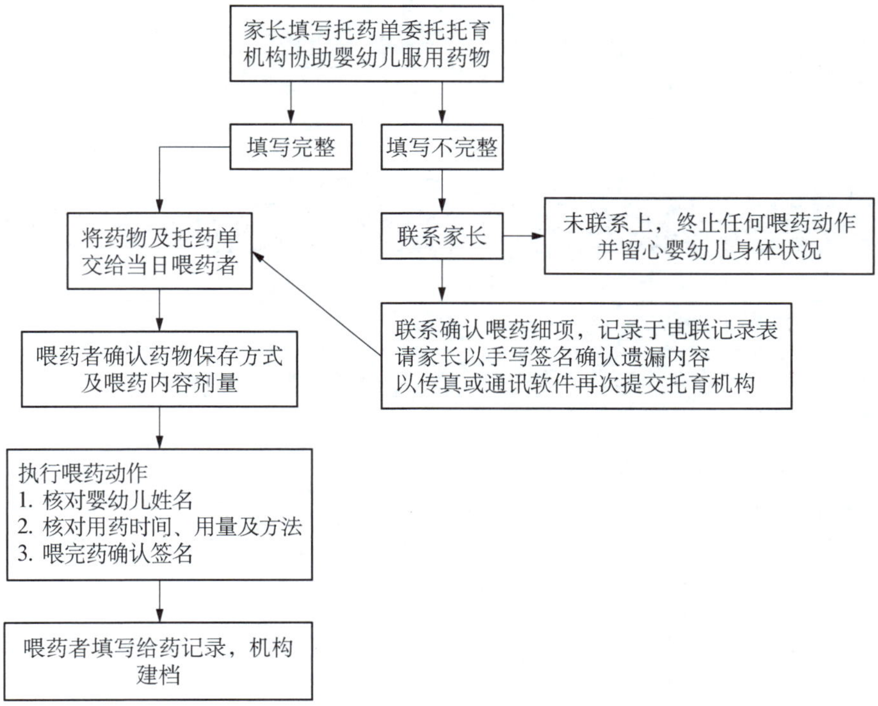

图 4 - 2 - 7　托育机构家长托药流程

2. 家长托药办法

以下是某托育机构的“家长托药”告示，供参考。

家长托药办法

（1）目的。

① 确保婴幼儿生病时药物使用的安全。

② 明确告知托育人员用药的方法、时间及剂量。

③ 维护婴幼儿身体的健康和用药安全。

（2）实施办法。

① 本机构为确保婴幼儿用药安全，如婴幼儿需在机构内服药时，烦请家长于当日上学期间将药品连同“托药单”一并附上，并交于老师（如置放于书包内，请告知老师取出）。

② 请家长务必详细填写“幼儿喂药委托书”，并详细注明姓名、日期、药品种类、喂（擦/点）药时间等，并请家长务必签名。

③ 当天所需服药的每项药品（例如药粉、药水、药膏或其他），请务必写上或标注幼儿姓名，以免误食他人药品。如有需冷藏的特殊药品，请家长在填写托药单时，于备注栏详加说明，并立刻

交给老师置于冰箱冷藏。

④ 为避免幼儿忘记将剩余药剂带回家，致幼儿中断用药，请家长每次携带托药之药量，以一日用量为限，隔日请再行准备（托药单请自行影印使用），勿过量携带，以防误食或遗失。

⑤ 确保用药安全，未填写用药委托书或无法辨识的个人药品，老师将无法协助用药，敬请家长见谅。

⑥ 老师协助用药之药品必须由家长带来，且为医生开立的专属处方药物，本机构不备任何口服、外用药，并且不接受成药、类药物之营养食品委托。且老师仅受托协助家长帮助幼儿喂药，不负任何医疗责任。

托药单是为了用药安全而设立的规定，家长须依照托育机构的托药单格式进行填写，可以使婴幼儿用药更为谨慎，托药单上清楚标记及说明可以让喂药者更方便喂药，对于孩子安全也会更有保障（表4-1-1）。

表4-1-1 服药委托单（家长用）[①]

托育中心【服药委托单】								
班级				幼儿姓名				
症状：□发热□咳嗽□流鼻涕□腹泻□呕吐□喉咙痛□其他（　　）								
若有发热情形，请于______℃时，给予______包（颜色）退烧药或退烧栓剂______粒								
药品保存注意事项：□无□有：								
托药日期	在托育中心的用药时间【时间请家长写明】						家长填写后签名	老师喂药后签名
	早餐前	早餐后	午餐前	午餐后	点心前	点心后		
	:	:	:	:	:	:		
	:	:	:	:	:	:		
	:	:	:	:	:	:		
家长留言栏：								
托药须知	1. 老师代为喂药，家长需认真填写“服药委托单”的托药日期及时间，否则将不能代为喂药。 2. 成药及未经医院或医生所开之处方，恕不在托药范围。							

3. 托育人员喂药流程（落实三读五对给药程序）

- 给药时

（1）避免多位幼儿围观，一次只喂一位婴幼儿。

（2）依序服药，一次一位并核对姓名及药物。

（3）注意用药五对：对人、药、时间、方法、剂量。

① 表格由汇美国际托婴中心提供。

小提示

（1）三读。
从药盒取出药袋：核对家长填写的给药单
从药袋取出药物：核对医嘱处方签
将药袋放入药盒：确认药物、医嘱均放正确
（2）五对。
对姓名：××小朋友
对药物名称：对药名并了解药物的作用及副作用
对剂量：药水、药粉、药膏的剂量
对时间：饭前或饭后
对途径：口服、局部涂抹、滴剂（耳药或眼药）、膏剂

- 给药后

（1）给药及时填写给药记录单并签名（表 4－1－2）。
（2）观察婴幼儿给药后的反应，并与家长密切联系。
（3）若有任何用药错误情况（过量、给错药、误食等），尽快向家长及医院反映。

表 4－1－2　给药纪录单（机构人员用）①

托婴中心________班【给药纪录单】							
日期	姓名	时段	给药时间	给药内容/剂量	服药后反应	喂药者签名	备注
	幼儿 1	上午	:	□药粉____包□药水____CC□其他____	□正常□不良____		
		中午	:	□药粉____包□药水____CC□其他____	□正常□不良____		
		下午	:	□药粉____包□药水____CC□其他____	□正常□不良____		
	幼儿 2	上午	:	□药粉____包□药水____CC□其他____	□正常□不良____		
		中午	:	□药粉____包□药水____CC□其他____	□正常□不良____		
		下午	:	□药粉____包□药水____CC□其他____	□正常□不良____		
日期	姓名	时段	给药时间	给药内容/剂量	服药后反应	喂药者签名	备注
	幼儿 3	上午	:	□药粉____包□药水____CC□其他____	□正常□不良____		
		中午	:	□药粉____包□药水____CC□其他____	□正常□不良____		
		下午	:	□药粉____包□药水____CC□其他____	□正常□不良____		

小提示

1. 每天应带当天用药即可，喂食 2 次就带 2 次的药量。

2. 如有特殊情形用药，比如需要时再使用的发热或是止泻药品则要清楚注明使用时机，以便喂药者能轻易辨别用法。

3. 应喂药时间和实际喂药时间要清楚注记于托药单上，家长回家喂药也能掌握下一餐药品间隔时间。喂药时间和方式应清楚标记。

4. 要注意药品储存方式，需冷藏的药品应妥善保存，以免药效打折扣。

① 表格由汇美国际托婴中心提供。

二、婴幼儿发热及照护

(一) 发热的定义

通常当体温明显高过正常体温的范围时,即称作发热。当体温升高过“正常”体温0.5℃便是发热,但“正常”体温往往会受不同因素(例如年龄、气候、衣着、活动和探测方法等)影响。从医学角度而言,体温达到38℃或以上便称为发热,达到39.5℃或以上便称为高热。身体之所以会发热,是因为身体受到微生物感染或其他因素出现发炎反应,这个反应是生物原始的本能免疫反应。因发炎反应产生的一些化学物质,影响脑部下视丘的体温调节中枢,使体温的定位点上升,于是人体会进行一系列生理反应而使体温上升使得免疫力增强,白血球的杀菌能力也较强。然而在此过程中同时伴随四肢的血管收缩、血液循环减少,也就出现四肢冰冷、肌肉快速收缩,导致全身颤抖。

(二) 引起发热的常见成因

“感染”是引起发热的常见原因,然而发热的温度高低与疾病严重度并非成正比。发热时勿因惊慌而滥服退热药,应找出导致发热的原因。引起发热的常见成因有:上呼吸道感染(也就是一般所说的感冒)、手足口病、支气管炎、肺炎、尿道炎、中耳炎、扁桃腺炎、肠胃炎、天气炎热、穿过多衣服、剧烈运动和接受疫苗接种后都可导致体温升高。如果婴幼儿发热伴随皮肤出疹,则可能是玫瑰疹、水痘、猩红热甚至麻疹等。如发热持续不退则有可能为脑炎、脑膜炎等严重疾病,应尽快就医。

(三) 发热的测量

不同的测量体温方法会得到不同的体温数据。体表的皮肤因为易受到外界的影响,测得的数据会较低也较不稳定,测量点若较接近身体内部,测得的数据会较高,也较准确。婴幼儿发热时测量温度最好使用相同的方法,以便客观地比较体温的变化(表4-2-3)。

表4-2-3 发热测量参考表

测量种类	正常范围	发热界定
耳温、肛温(体内温度)	37.0—37.8℃	38.0℃
口温(介于体内与体表温度之间)	36.4—37.4℃	37.8℃
腋温(体表温度)	35.8—36.6℃	37.2℃

1. 额温

目前最常见为红外线额温枪,测量时须保持额头干燥,室温也会影响测量的结果。此种测温方式可避免直接接触个体,适合公共场所量体温所用,然各厂牌的额温枪使用方法有些不同,使用前须详读使用说明书。

- 使用方法:

(1) 将额温枪与额头距离3—5 cm;

(2) 按压启动钮,发出哔声即可判读(图4-2-8)。

2. 耳温

下视丘是人体调节体温的中枢,当发热的时候,首先反映的就是下视丘,而耳膜是体外探测工具最能够接近下视丘的地方,耳温枪就是扫描耳膜后产生的红外线温度。使用耳温枪量耳温时,正常范围在35.7—37.5℃,当两耳测量的温度不同时,以较高温度为准。3个月以下婴儿耳温的准确度有限,不建议使用。

- 使用方法:

(1) 将耳温枪感应端置入外耳道,将耳朵往后拉向下拉,使耳道成一直线。

(2) 将耳温枪探头稍微置入外耳道以测量耳膜温度。

(3) 然后按压启动钮,发出哔声即可判读(图4-2-9)。

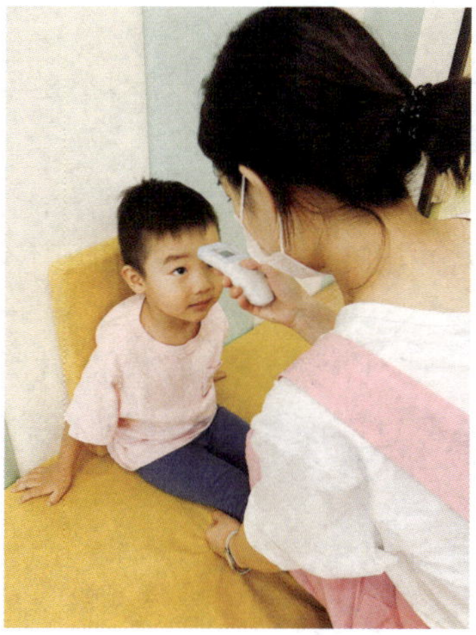

图 4-2-8　额温枪使用

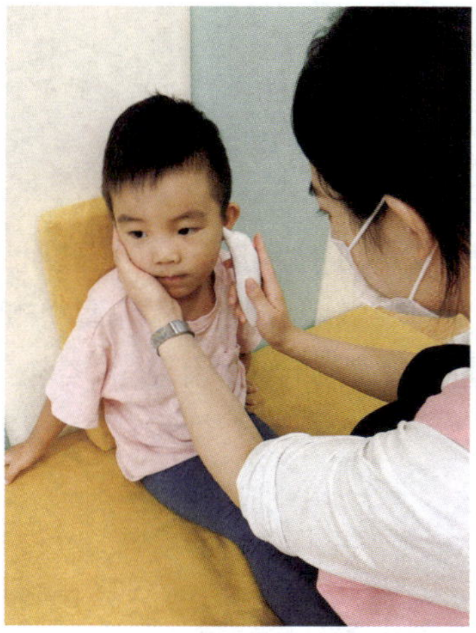

图 4-2-9　耳温枪使用

小提示

1. 耳道有异物或耳垢则可能影响测量，使用前确保耳道净空。
2. 因为各厂牌的耳温枪和保护套厚薄不同，使用前可能需作校正。

3. 腋温

腋温平均测量值低于中心体温约 0.8℃，容易受流汗影响，正常范围在 34.7—37.1℃，37.2℃以上为发热。当不适宜用耳温与肛温测量新生儿体温的时候，可以考虑用此方法测量体温。除了可以量腋下外，也可以量背部的温度；但量腋温不会产生不舒服的感觉。

• 使用方法：

(1) 把腋温计（头是尖长型）放入婴幼儿腋下的最顶端。

(2) 压住婴幼儿的手臂，夹住 5 分钟以上，再看温度即可（图 4-2-10）。

4. 口温

量测口温时温度计放置舌下，易受口中食物的影响，吃完热食或冷饮之后，最好过 30 分钟再测量。正常范围在 35.7—37.9℃，平均测量值低于中心体温约 0.5℃。

• 使用方法：

(1) 把口温计放入婴幼儿舌下。

(2) 普通水银温度计测需达 5 分钟，电子式温度计测仅需 30 秒（基于安全因素考虑，婴幼儿不建议使用水银温度计测量口温）（图 4-2-11）。

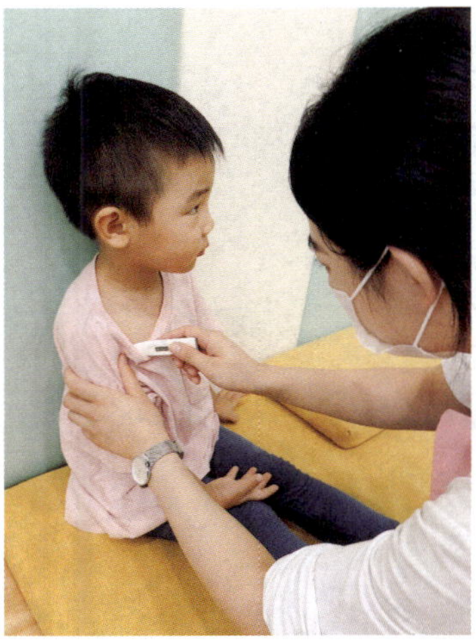

图 4-2-10　腋温计使用

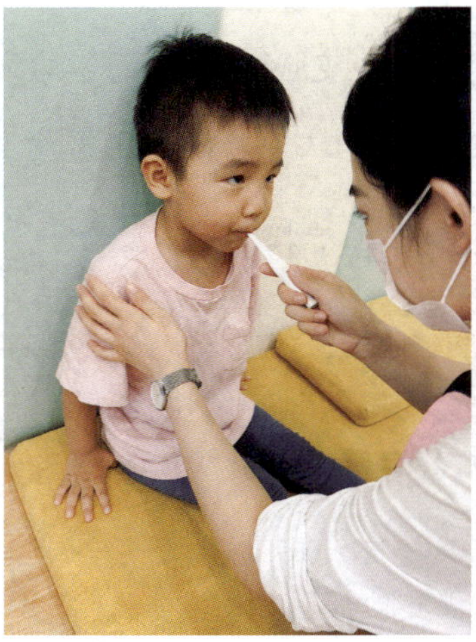

图 4-2-11　口温计使用

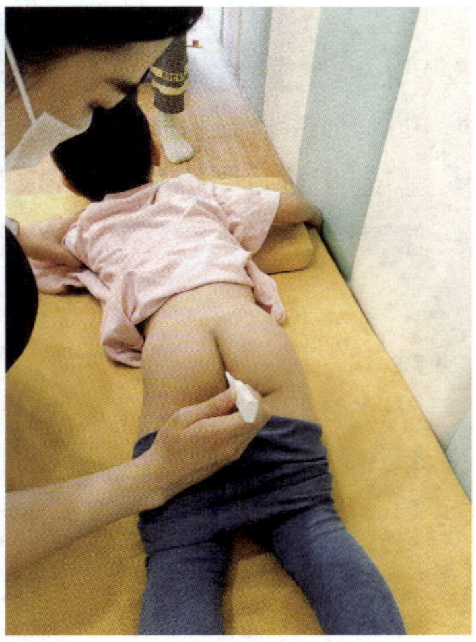

图 4-2-12　肛温计使用

5. 肛温

肛温测量值比较接近人体的中心体温，不易受流汗或外界的影响，不过却不是安全的量法，正常范围在36.0—37.9℃。38℃以上为发热。

- 使用方法：

(1) 先用肥皂水或酒精将肛温专门温度计清洗干净，并用冷水冲洗干净，切记不可用热水。

(2) 在温度计末端擦少许凡士林等润滑剂。

(3) 将婴幼儿的肚子朝下，以俯卧的姿势放在床上，一手扶压着婴幼儿臀部，另一手将体温计伸入距离肛门口深度1.5—2.5 cm处即可(图4-2-12)。不要过度深入否则易使体温计滑入肠道中，导致意外发生。

小提示

应立即就医的婴幼儿发热情形

- 新生儿及小于6个月的婴儿，体温高于37.8℃或肛温高于38.3℃。
- 婴幼儿于没发热时活动力不佳、呼吸困难或急促。
- 婴幼儿连续发热超过2天以上且有反复发热现象。
- 高烧不退、意识不清、抽搐，伴有严重咳嗽、持续严重呕吐或腹泻粪便夹带血丝。

(四) 发热的处理方法

婴幼儿发热时可能会使身体不舒服，例如头痛、恶心呕吐、肌肉酸痛，此时可用物理性退热，协助身体降温。控制发热的目的主要是改善发热伴随的不适，让婴幼儿觉得舒服也让照顾者安心。然而发热是身体发炎的一种信号，所以各种退热方法都只是暂时的手段，当身体抵抗力战胜疾病时才会达到真正的退热。

1. 发冷期

(1) 症状：皮肤变冷、苍白。肌肉开始收缩、发抖、寒战。

(2) 处理：一般寒战期10—30分钟内体温就会急遽上升，如果发现婴幼儿有发冷现象，可让婴幼儿多穿衣物或添加盖被保暖，使身体及手脚温暖，同时多喝温开水。此时不适合退热，不建议立即睡冰枕、水枕，或洗温水澡等，否则会使症状加剧。

2. 发热期

(1) 症状：皮肤发红发热、呼吸心跳加快、口渴、头痛、身体无力、肌肉酸痛、烦躁不安、食欲差、昏睡。

(2) 处理：

- 穿含棉量高的透气宽松衣物，以利于散热。
- 保持环境适度通风(室温24—26℃)。
- 可以38—40℃温水擦拭孩子身体，使皮肤微血管扩张，达到出汗排热。
- 可睡冰枕、水枕降温，或使用退热贴，贴在额头、腋下、颈部等处。
- 可依照医师指示给予退热药。
- 观察体温变化并注意有没有出现其他症状。

小提示

勿用冷水或酒精拭浴，此方法会在极短时间内快速地降温，造成血管过度收缩，使婴幼儿的反应很剧烈，也对其皮肤过于刺激，甚至可能会引发抽搐。

3. 退热期

(1) 症状：皮肤温暖、大量流汗。

(2) 处理：更换干净的衣服，维持干爽舒适，同时鼓励水分摄取，每公斤体重补充约 100—120 ml。例如：温开水、果汁、汤，但不强迫进食。

小提示

热痉挛

少部分 6 个月至 5 岁的婴幼儿发热时会有眼睛上翻、四肢僵直、全身性抽动，甚至可能口吐白沫、嘴唇发紫、发作后会有呕吐、肌肉酸痛或嗜睡情形发生，且常伴随暂时性失去知觉，谓之热痉挛。

这种肢体痉挛现象通常发生在刚发热的 24 小时内，大多只发作一次，数分钟就会停止，短时间内会醒过来。热痉挛发作时的体温常常不是很高，反而是在紧接其后的 2—6 小时内体温会急速攀升。

若婴幼儿有热痉挛现象发生，照顾者须保持镇定在旁守护，保持婴幼儿呼吸道顺畅，以防呕吐物吸入或呛到，并清除现场的危险物品。不可强塞任何东西入婴幼儿口腔或强迫撬开其口腔，留意观察并记录其发作情形，结束肢体痉挛后快速送医。

三、婴幼儿常见呼吸系统疾病及照护

(一) 呼吸系统的特征

呼吸系统的组成包含上呼吸道与下呼吸道。上呼吸道包含：鼻、咽、喉、鼻窦、耳咽管、腺体、会厌；下呼吸道包含：声门、气管、支气管、细支气管、肺泡。婴幼儿鼻腔的鼻道较小，鼻黏膜容易肿大，呼吸道内软组织的比例较大，呼吸道阻力较成人大，一旦受到感染，鼻黏膜便开始充血和肿胀，致使婴幼儿鼻部呼吸不通畅而改由口呼吸，进而引发口腔咽喉的干燥，引起扁桃腺发炎、喉炎、咽炎等疾病。呼吸道感染久了，鼻塞、流黏稠的鼻涕，细菌就容易经由耳咽管传到中耳，严重时引发中耳炎。婴幼儿的喉部也较成人窄小，喉咙发炎时，容易出现充血、声门狭窄、水肿等，而使声音沙哑、出现呼吸困难等症状。倘若是气管、支气管感染时，更容易因为充血、水肿引起呼吸困难。

(二) 常见的呼吸系统疾病

1. 感冒

(1) 病因：感冒是由滤过性病毒引起的上呼吸道的感染，常见的造成感冒症状的病毒包括：鼻病毒、冠状病毒、腺病毒等。传染途径为经由咳嗽或喷嚏将感染病毒的黏液分泌物飞沫传染，造成鼻窦、咽、喉黏膜肿胀发炎。

(2) 症状：感冒的潜伏期 1—3 天，然后通常由喉咙不舒服开始，接着产生其他症状，在第三、四天时达到高峰，症状包括以下一种或数种：声音沙哑、咳嗽、流鼻涕、鼻塞、打喷嚏、喉咙痛、发热、疲倦、头痛、腹泻等。能够引起感冒的病毒至少有一百多种。由于每个人对相同病毒的反应也有所差异，所以呈现出来的症状非常不同。一般 4—10 天会痊愈，但鼻塞、流鼻涕的症状或持续达 2 周。

(3) 照护方式：

① 给予呼吸道隔离(如戴口罩)，减少出入公共场所或人群聚集的地方。

② 多补充水分，可以减缓鼻塞与化痰，并且补充因发热而丧失的水分。

③ 仔细观察婴幼儿的精神和活动力，若症状加剧，要立刻回诊。

2. 流行性感冒(流感)

(1) 病因：流感为急性病毒感染，由流感病毒(Influenza virus)所引起，流感病毒可分 A、B、C 三种类型。A 型及 B 型可以引起季节性流行(主要是在冬季 11、12、1 月)，传染途径为病患咳嗽或喷嚏将感染病毒的黏液分泌物以飞沫传染他人，接触传染也是另一途径，典型流感的潜伏期为 1—4 天，一般为 2 天。患流感的人，在发病前 1 天至症状出现后的 3—7 天都可能会传染给别人，婴幼儿的传播期可长达 2 周。婴幼儿流感的症状与感冒十分类似不容易区分，发病的年龄越小，越难诊断。抗病毒药剂在发病后的 48 小时内使用效果最好，所以当出现流感“一热、二痛、三疲倦”等相关症状时，应尽快就医，及时诊断与治疗。

（2）症状：发高热(体温超过 40℃以上)、头痛、四肢关节肌肉疼痛，有时还会有腹部疼痛或腹泻的情形；接着会有咳嗽、鼻塞、流鼻涕及有痰的症状，全身性症状会比一般的感冒来得严重。若无其他合并症，症状一般持续 3—7 天减缓，但咳嗽与虚弱症状可能会持续到 2 周以上。

（3）照护方式：与感冒相同。

流感与一般感冒对比如下(表 4-2-4)：

表 4-2-4　流感与一般感冒分辨表

	流感	一般感冒
病原体	流感病毒	腺病毒、鼻病毒、呼吸道融合病毒等
症状	喉咙痛、肌肉酸痛、倦怠	喉咙痛、喷嚏、鼻塞
发热	突发高热，持续 3—4 天	体温略升，较少发热，多为 1—3 天
病程	1—2 周	2—5 天
传染性	传染性强，可能因变异大规模传染	传染性较弱
好发季节	秋、冬季多	春、秋、冬季
疫苗	有	无

3. 肺炎

（1）病因：肺炎是肺部组织及下呼吸道发炎(包含支气管、细支气管及肺泡)。肺炎的致病原因年龄的不同有很大的差异性，不同致病原的肺炎症状与病程不同，一般临床上区分为典型性肺炎(细菌性肺炎)、非典型肺炎(病毒性肺炎、霉浆菌肺炎等)。若是感染细菌性肺炎，必须根据年龄，针对常见致病菌给予经验性抗生素，待痰液染色及培养报告出炉，再更改抗生素种类；病毒性肺炎只需接受一般性治疗即可。若非上述两类，则可能需要红霉素类药物进行治疗。

（2）症状：不同致病原产生的病征有所不同，但婴幼儿患上肺炎，症状常不明显，可能只有轻微咳嗽或完全没有咳嗽，因其无法明确以语言表达身体感受，有可疑便须立即就医。

（3）照护方式：

① 摄取足够养分，多喝水，使痰液变稀。

② 按医嘱服用化痰药及吸入蒸气，使痰液容易咳出。

③ 按时拍痰，使痰液容易咳出。

4. 细支气管炎

（1）病因：细支气管炎是婴幼儿整个呼吸道均受数种不同的病毒侵犯，特别为肺部的细支气管。病毒的感染为飞沫传染，患者的黏液分泌物经由咳嗽或打喷嚏被接触，再传至鼻或眼睛，感染后 3—7 天发生症状。

（2）症状：细支气管炎感染后 3—5 天有咳嗽、流鼻涕、低度发热、鼻塞等现象，通常开始会判断为一般感冒。再经过 2—4 天，病毒传播到细支气管，呼吸道的阻塞，呼吸会有喘鸣声，产生咳嗽及呼吸急促，咳嗽声较沙哑，患者胃口不振、睡眠不安，鼻塞及咳嗽可能持续 1—2 周。

（3）照护方式：

① 摄取足够养分，多喝水，使痰液变稀。

② 按时拍痰，使痰液容易咳出。

③ 协助清理鼻腔内的鼻涕、鼻屎，注意鼻部畅通。

5. 哮喘（病毒性喉气管炎）

（1）病因：哮喘有一半以上是由副流行性感冒病毒所引起的，另外还有呼吸道融合病毒、流行性感冒病毒、腺病毒。好发于 3 个月到 5 岁的婴幼儿，通常婴幼儿会先出现 2—3 天的感冒症状，接着产生呼吸困难、刺耳的咳嗽及吸气性喘鸣。

（2）症状：初期会有上呼吸道感染的症状，如咳嗽、流鼻涕、发热、上呼吸道充血、水肿等。婴幼儿哮喘发作时声音沙哑，上呼吸道会厌处感染导致阻塞，在吸气时可以听到高频的喘气。

（3）照护方式：

① 提供婴幼儿安静舒适的休息空间。

② 维持提供足量的水分摄入。

③ 利用淋浴的热雾气或是水雾机让婴幼儿多吸入湿润空气。

6. 扁桃腺炎

（1）病因：扁桃腺是由淋巴组织组成，位于口咽的两侧，每一侧扁桃腺均覆有黏膜，而扁桃腺炎即扁桃腺及其淋巴组织有发炎现象。扁桃腺通常与咽炎合并发生，因为其丰富的淋巴组织且又经常合并上呼吸道感染，多数是由病毒造成，少数是 A 群 β 型溶血性链球菌引起，由飞沫传染。

（2）症状：由于婴幼儿吃东西、说话、呼吸都会经过扁桃腺，所以当扁桃腺发炎或化脓时，最直接的反应就是喉咙痛、扁桃腺红肿、咽部发红、颈部淋巴结肿大、发热、头痛、吞咽困难、耳朵痛、肌肉酸痛等，在生理表征上也有倦怠、头痛或出现咳嗽、流鼻涕的感冒症状以及厌食、哭闹、睡不好的问题。

（3）照护方式：

① 给予充分休息及饮水。

② 给予清淡冰冷或高营养的食物舒缓喉咙疼痛。

③ 链球菌引起的扁桃腺炎，要持续抗生素治疗，须按时服药。

（三）基本拍痰照护技巧

目的：利用叩击的方式，使婴幼儿支气管的痰松脱移动而排出，维持呼吸道通畅。

实施步骤

（1）让婴幼儿趴在照顾者的腿上，头放低臀部抬高（或趴在照顾者的肩上或侧卧在床上）（图 4－2－14，图 4－2－15）。

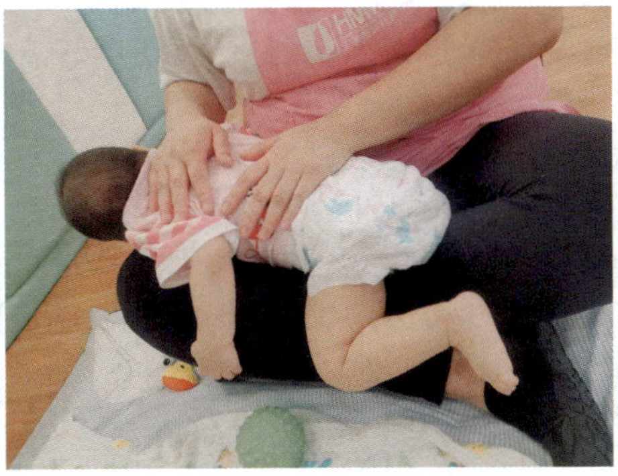

图 4－2－14　婴幼儿趴在照顾者的腿上

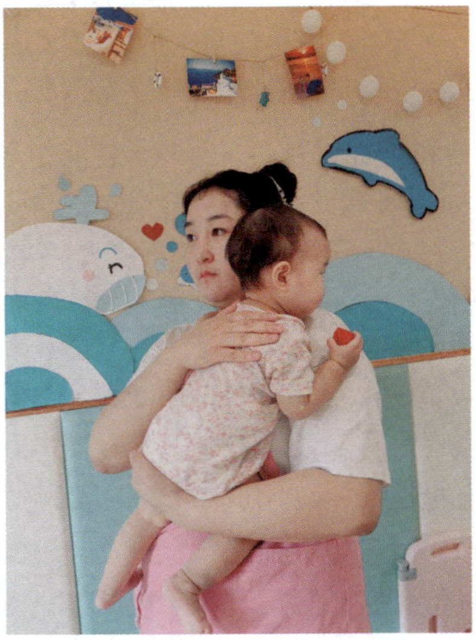

图 4－2－15　婴幼儿趴在照顾者的肩上

（2）拍痰时手掌呈杯状，拍击力量要适中，亦可使用拍痰器协助（图 4－2－16）。

(3) 拍痰方向由下往上、由旁边往中间拍击病儿的胸部及背部，勿拍击胸骨、脊椎骨、腹部、心脏、下背部等部位(图4-2-17)。

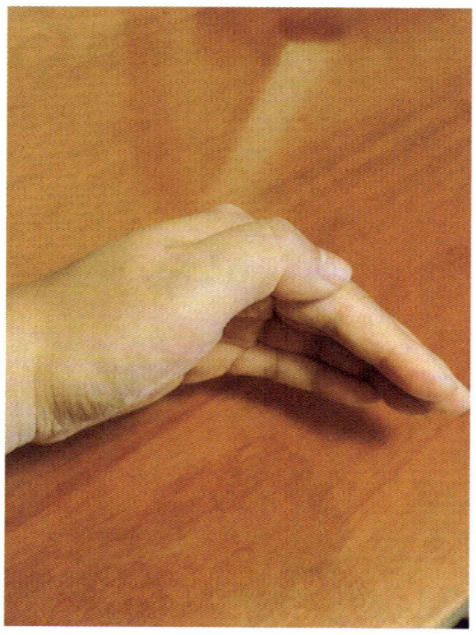

图4-2-16 以杯状手型姿势拍痰

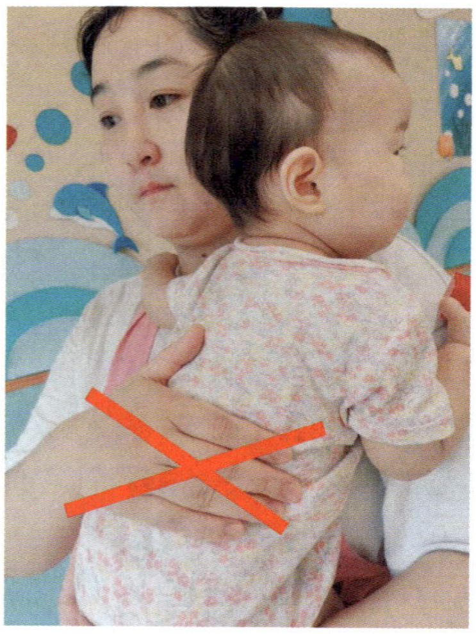

图4-2-17 不可拍婴儿脊椎及肾脏

(4) 每2—3小时拍击一次，每次5—10分钟。

小提示

请在饭前或饭后1小时拍痰，以免造成呕吐。拍痰时若发现婴幼儿有呼吸困难或嘴唇、指甲床有发紫现象时，应立即停止拍痰。

四、婴幼儿常见消化系统疾病及照护

(一) 消化系统的特征

消化系统包括食道、胃、小肠、大肠和肝脏、胆道、胰脏。这些器官都是主管身体的消化机能的器官系统。婴幼儿的消化系统在不同年龄段有不同的发展成熟度，也影响其消化功能。新生儿的唾液腺尚未成熟，3个月时唾液分泌开始增加，5个月时明显增多，2岁时唾液功能才接近成人。4个月以下小儿唾液中淀粉酶含量较少，难以分解淀粉类食物，因此须至4个月才开始喂食辅食。

小提示

1. 胎儿早在母体内第11周就有分泌胃酸的胃壁细胞；第19周具备分泌胃酸的能力；第21周及25周也有胃蛋白酶及脂肪酶，所以哺喂新生儿母乳或配方奶都不会产生消化问题。
2. 婴幼儿的胃酸浓度没有成人来得高，所以细菌就容易通过胃部到达肠道造成感染。

胃是一个囊袋，上端接食道，下端接十二指肠，有两个控制开关，分别是贲门和幽门。新生儿的胃和成人的构造差不多，容量为20—30 ml，出生一个月时有90—120 ml，所以新生儿喂食应当少量多次。婴幼儿的肠管相对比成人长，一般为身长的5—7倍，或为坐高的10倍，但因为肌肉及弹性较差，所以容易产生蛋白过敏及胀气问题。在此阶段肝脏尚未成熟，胆汁分泌不足，无法分解油腻食物而容易有腹泻现象。

视频：帮婴儿拍气打嗝

(二) 常见的消化系统问题

1. 溢奶与吐奶

婴儿的肠胃发育还未完全，在喂食过后因打嗝或是姿势不良容易从口中流出奶水，称之为溢奶。主要原因是婴儿的胃食道括约肌（贲门）未发育完全，处于较为松弛的状态，在1岁前会自行缓解与改善。若婴儿奶量正常、体重也在正常曲线内，通常不用太过担心。

吐奶相较于溢奶而言，是一种较强烈的呕吐，甚至是喷射性地将奶从口中喷出来。会产生此现象的主要原因是婴幼儿的食管、胃、幽门等消化道不通畅，在喝奶时常常一并把空气吞下去，若没有通过拍气打嗝让气体排出来，气体冲出的瞬间会连带将已喝进去的奶带出来。

如果6个月以下的婴儿偶尔发生吐奶或溢奶的现象，都属于正常生理现象，无须过度担心。但如果一天高达4—5次以上，则有可能是肠胃炎或一些代谢疾病，需就医诊治。若婴儿在平躺的状态下产生溢奶或吐奶行为，照顾者可立即将其转为侧躺姿势以避免奶水回流哽塞，并可辅以拍嗝手势协助婴儿将奶水排净。

2. 腹胀

婴幼儿腹部内有肝、脾、肾脏等实质器官，也有中胃、大小肠等中空器官，由嘴巴吞入的空气及奶水消化后产生的气体，会造成肠道的扩张或胀气。尤其喝奶的时候，如果吸吮太急或是奶嘴的洞口太大或者是瓶身倾斜都容易吸入过多的空气。许多常有腹胀现象的婴儿是较爱哭的孩子，主要原因是哭的过程中由于婴儿的软腭与会厌非常近，导致相当部分的空气经由食道进入胃部，形成胀气，如果婴幼儿本身有打嗝或是放屁的现象，就代表身体有排气的机制，照顾者无须过于担心。

在一般照顾过程中，婴幼儿所使用的奶嘴洞的大小与宝宝是否产生胀气有关。如果奶嘴洞太小，需要较用力地吸吮，引发较多空气进入体内。如果奶嘴洞太大，宝宝吸吮速度加快，也容易吸入大量空气。所以照顾者在使用奶瓶、奶嘴的过程中要随时留意婴幼儿的使用状态，喝完奶后也要帮婴幼儿拍气，让体内的气体可以顺利嗝出，若发现婴幼儿仍有胀气现象，可以善用婴幼儿按摩技法，以双手顺着宝宝肚脐周围进行按摩（图4-2-18）。

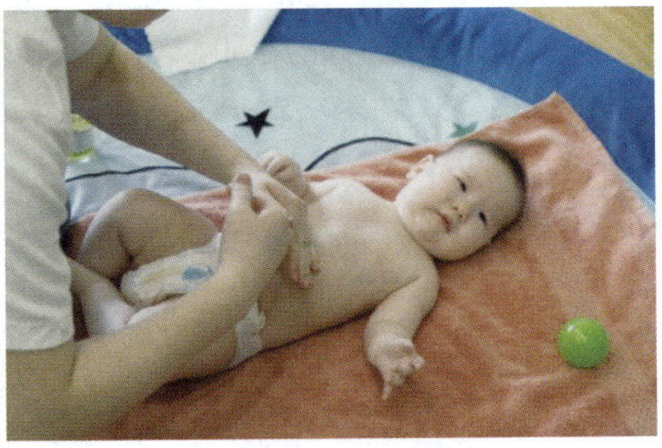
图4-2-18 替婴幼儿进行腹部按摩消除胀气

3. 腹痛

婴幼儿腹痛是常见的一种生理症状，可能是消化不良、细菌感染或其他疾病引起腹痛现象。婴幼儿无法以言语确认腹部疼痛的位置及疼痛程度，因此产生腹痛征状时，必须考虑年龄、造成腹痛的疾病、疼痛部位和疼痛性质以及疼痛严重程度、频率和时间长短，与进食或运动的相关性，照顾者必须仔细观察注意孩子表情，提供医生讯息以协助进行判断。一般而言，婴幼儿腹痛的原因通常是轻微的消化不良、便秘等，但也有可能属于病因性的，如肠胃炎、阑尾炎、肠套迭、消化性溃疡、肝胆疾病、肾盂肾炎等疾病造成的腹痛或其他新陈代谢疾病。在腹痛原因未弄清楚前不可使用止痛药，以免延误治疗时机。

婴幼儿腹痛时常伴有脸色苍白、出冷汗、活动力降低、食欲不振、精神不佳的现象，有的还严重到发热、呕吐、便血。照顾者应仔细了解并观察腹痛的部位、性质、程度、持续时间以及是否伴随恶心、呕吐、腹泻、发热等症状，勿强迫进食，若短时情况未好转宜尽快就医。

4. 便秘

一般婴幼儿的排便频率根据其年龄层及进食状态因人而异，但如果超过2天未排便，且观察到其粪便呈干燥状或是解便时眉头深锁甚而流汗，就可判定是便秘。婴幼儿的便秘多半与饮食习惯相关联，尤其是牛奶中的β乳球蛋白的分子结构较大，容易造成婴幼儿消化不良而形成便秘，此种现象特别容易发生在由哺喂母乳转变为配方奶的婴幼儿身上。

1岁左右的婴幼儿虽然较无乳品转换造成的便秘问题，但随着自主移动能力的熟练，此阶段的婴幼儿对外界事物有更多主动探索能力，容易因外在因素吸引而忍住便意，随着忍耐时间延长也改变了大便的习惯，积累多天之后就形成便秘。尤其是与家人外出时，也容易因作息改变及水分摄取不足导致便秘。照顾者在观察时可以留意，一般婴幼儿会以双腿夹紧、用力交叉或是站立静止做为忍便动作。为预防婴幼儿便秘，除了给予充足水分及足量的蔬果纤维饮食外，还要让婴幼儿养成按时大便的生活习惯。

大便的形状对于健康的判定有相当的参考依据，根据布里斯托大便分类法（Bristol Stool Scale）大便依其软硬度及形状可分为以下七种：

第一型：一颗颗硬球（很难通过）；

第二型：香肠状，但表面凹凸；

第三型：香肠状，但表面有裂痕；

第四型：像香肠或蛇一样，且表面很光滑；

第五型：断边光滑的柔软块状（容易通过）；

第六型：粗边蓬松块，糊状大便；

第七型：水状，无固体块（完全液体）。

第一型和第二型表示有便秘；第三型和第四型是理想的便形，尤其第四型是最容易排便的形状；第五至第七型则有腹泻的可能。

5. 腹泻

婴幼儿的“腹泻”与“消化吸收不良”是两个概念，“消化吸收不良”可以透过观察粪便残渣发现婴幼儿对食物无法完全分解，但是吸收不完全未必会有腹泻症状。腹泻的概念指的是每日排便数较平时增加，且可观察到粪便中水分较多呈稀状。腹泻可以分为急性腹泻与慢性腹泻，1987 年 WHO 订出腹泻时间超过 2 周以上为慢性腹泻，急性腹泻多半与受到病毒或细菌感染相关，病毒性肠炎包括轮状病毒、诺罗病毒、腺病毒、星状病毒等致病原；细菌性肠炎则以沙门氏菌、痢疾杆菌、弯曲杆菌等为主。

婴幼儿若有腹泻情形，应调整为清淡饮食，切勿因此禁止饮食进而造成水分摄取不足，同时应观察进食后的反应。若婴幼儿因胃口不佳或腹泻严重须暂停进食，也应以 3—4 小时为限避免因肠胃道的水分流失而造成脱水。

（三）常见的消化系统疾病

1. 肠绞痛

肠绞痛常发生在 3 周以上的新生儿，通常会持续到 4、5 个月大，有些婴儿甚至持续到 6 个月大还饱受肠绞痛之苦。症状发生的时间通常是傍晚四时至八时以及半夜零时前后，婴幼儿啼哭时，通常哭声尖锐，还会伴随涨红脸、大腿屈曲、肛门排气。肠绞痛原因不明，可能与婴儿肠胃道蠕动功能不成熟有关，要判定婴幼儿的啼哭是否肠绞痛所致可采用 Wessel 的“333 准则”：观察婴幼儿是否每天哭闹超过 3 小时、每周超过 3 天、症状持续超过 3 周。不必等到以上 3 个指标都满足，有前 2 个指标就可以当作是肠绞痛来处理。

肠绞痛发生原因未明，每个婴幼儿的反应亦不同，因此照顾者要根据婴幼儿的喜好进行安抚，也尽量避免易胀气的食材，陪伴其度过这个阶段。

小提示

美国医学博士，儿科医师 Harvey Karp 提出“5S 安抚宝宝妙招”。

- 1S：包（Swaddling），将宝宝的两只手臂紧紧地裹进包巾里，模拟子宫内被包裹的感觉。
- 2S：侧（Side or stomach position），宝宝侧身躺在爸妈的怀里。但是请记住大人必须在身边，防止宝宝睡着后翻为俯卧，增加新生儿猝死症（SIDS）风险。
- 3S：嘘（Shushing），宝宝在子宫内，血流的声音对宝宝而言是相当嘈杂的，可将收音机调到没有频率的背景音，或开吸尘器、吹风机等杂音，会让宝宝误以为听到子宫里的声音。
- 4S：吸（Sucking），哺乳时，让孩子吸吮乳头外，适度给予宝宝安抚奶嘴也是可以尝试的方式。
- 5S：摇（Swinging），缓慢摇晃，模拟宝宝在妈妈肚子里摇晃的感觉，晃动的幅度是头大于身体，配合宝宝的步调，当宝宝平静时速度就可以跟着慢下来。

2. 胃食道逆流

婴幼儿阶段产生的溢奶或者是吐奶，常与胃食道逆流（Gastroesophageal reflux; GER）相关。主要是因为食道和胃之间有括约肌（贲门）尚未发育完全，使得食物从胃逆流到食道往上，造成胃酸不正常逆流到食道。随着生长成熟，约有 50%的婴幼儿都有一些胃食道逆流的问题，大多数婴幼儿在一岁半此现象就会好转，但若是婴幼儿频繁呛奶及呕吐，平常生活状态不稳定，进食状态不佳，体重下降或过低，就需要寻求医疗协助。照顾者可以规划少食多餐，也尽量让婴幼儿用餐后采取直立式姿势，可减轻胃食道逆流的问题。

3. 乳糖不耐受

乳糖不耐受是亚洲人常见的肠胃道疾病，约有 70%的人有这方面的困扰，其中只有 25%的人饮用牛奶后会感到胃肠不舒服，有腹胀腹痛或是腹泻的现象，称之为乳糖不耐受。由于婴幼儿的饮食是以母乳及配方奶粉为主，当婴幼儿肠道内的乳糖消化酵素活性比较差，摄食后 30 分钟至 2 小时内就容易产生消化不良的状况，产生呕吐、肠蠕动异常、胀气或腹泻等现象，约持续 2—6 小时后消失。

在哺喂婴幼儿时，除了可以选用乳糖不耐受的专用配方外，也可以采少量多次饮奶，避免单次饮奶中大量乳糖对身体不耐受产生的不适影响。对于已能进食辅食的婴幼儿也可先进食一些主食再喝奶，能减少不适症状。

4. 肠胃炎

肠胃炎是引起婴幼儿腹泻的主要原因，根据致病原因不同可区分为细菌性或病毒性肠胃炎，病毒性肠胃炎以诺罗病毒与轮状病毒为主，症状可以从轻微到严重，包括：发热、呕吐、水便、脱水及电解质不平衡等。脱水的症状包括：精神差、口渴、嘴唇干燥、皮肤没有弹性、眼窝凹陷、囟门凹陷、哭没有眼泪及尿液减少。细菌性肠炎常由沙门氏杆菌引起，症状多为密集的腹泻、腹胀、腹部剧烈疼痛与绿黏血丝便，患者常会发热，甚至高热不退。引发肠胃炎的原因主要是手洗不干净或吃到不清洁的食物或饮水。发现有肠胃炎症状除了尽快就医之外，在饮食上宜避免乳制品，并以清淡不油腻的食物为主食，也可给予口服电解质液来补充腹泻造成的脱水。

5. 肠套迭

肠套迭通常为回肠末端套入大肠，而形成肠子阻塞，少部分的情况是小肠先套小肠，再套入大肠。此疾病以 3 个月到 3 岁大的孩童最常见，约有 80%的病例发生于 1 岁内，若卡住的时间太久，会引起肠坏死、肠穿孔、腹膜炎，甚至有致命的危险。肠套迭的症状与肠胃炎类似，但同时也会产生周期性腹痛，几分钟痛一次，且出现尖叫、哭闹不止致使脸色显苍白、出冷汗的状态，几分钟后腹痛消失则恢复平静至倦怠嗜睡，也可能会排出莓色血便。大多找不到明确的病因，目前认为可能与病毒感染有关。若怀疑为肠套迭，可经由 X 线片与超音波进行诊断检查。

6. 腹股沟疝气

腹股沟是下腹部与大腿交接处，于解剖位置上称为腹股沟或鼠蹊部。腹股沟疝气俗称“脱肠”，成因是位于腹股沟的鞘膜（Tunica Vaginalis）未关闭，以至于肠子有时会由腹腔落入鞘膜间隙的疝气囊中。可能掉进此疝气囊的器官包括：大肠、小肠、盲肠、腹部网膜甚至卵巢和输卵管都有可能。疝气可能在出生后数天、数月或数年后发生。通常在小孩哭闹、运动、解便后，在腹股沟处会有一鼓起块状物，有时会延伸至阴囊或阴唇，是小儿泌尿科手术中最常见的疾病。足月婴儿的发病率为 3%至 5%，而早产儿达 20%左右，男女比例为 5∶1。男孩疝气较容易被观察，其临床表现是两边阴囊一大一小，或在鼠蹊部下腹部有肿块，这些肿胀和肿块会随孩子用力哭闹或便秘而变大。女孩虽无睾丸下降情况，但也有可能卵巢会掉入腹膜鞘突。小儿腹股沟疝气手术就是针对未闭合的腹膜鞘突做高位结扎。

腹股沟疝气是先天造成，没有任何方法可以预防，照顾者在为婴幼儿换尿片时，可以观察腹股沟是否有明显的鼓起，或是哭闹时鼓起是否明显来判定婴幼儿是否有腹股沟疝气。若确诊是疝气，即应接受外科手术尽早诊治。

五、婴幼儿常见皮肤问题及照护

婴幼儿的皮肤敏感而脆弱，不仅角质层较薄，皮肤中所含的水分及油脂量都相对于成人要少，易受到刺激而产生脱水、干燥、红、疹等不适症状。而且婴幼儿肌肤的免疫系统还没有发育完全，肌肤的抵抗力非常弱，新陈代谢机能非常旺盛，对热的调节能力不佳，容易出现肌肤过敏、疹子、脱皮等现象。一般来说0—1 岁婴儿的常见皮肤病，包括粟粒疹、毒性红斑、尿布疹、脂漏性皮肤炎、异位性皮肤炎等。

1. 粟粒疹

粟粒疹是一种常见于鼻头、脸颊 1—2 mm 大小的乳白色点状小丘疹。产生的原因是皮脂腺堆积造成出口阻塞，有 40%的新生儿会在刚出生后的数周内出现，不需要涂抹外用药物或药膏，基本上不需要治疗就会自动消失(图 4-2-19)。

2. 毒性红斑

毒性红斑多发生于出生后数周内，毒性红斑的表征多样，特征是在婴幼儿皮肤上有红色斑点、丘疹或是块状红疹整片分布在皮肤上，存在的时间很短，消失后不会在身上留下痕迹，无须给予药物治疗，数天后就会自行消褪(图 4-2-20)。

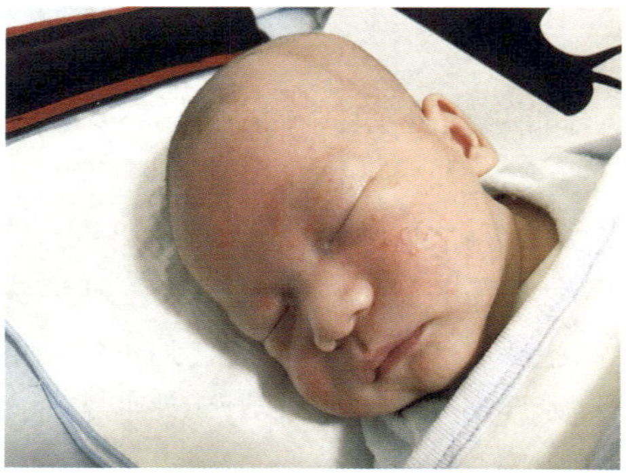

图 4-2-19　粟粒疹

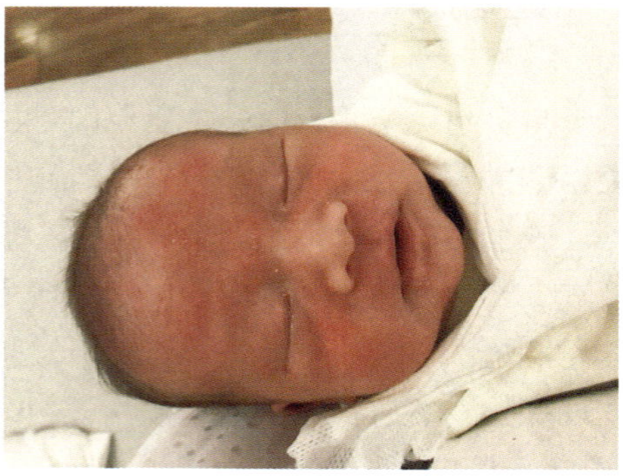

图 4-2-20　毒性红斑

3. 尿布疹

尿布疹是婴幼儿最常见的皮肤病，主要是在臀部肌肤(尤其是肛门口附近)，呈现大片红疹，这是由于尿液或粪便长期接触所造成的刺激性皮肤炎。尤其是新生儿，一天当中大小便次数多，使得臀部经常处于潮湿、闷热的状态，加上肌肤与尿布长时间磨擦，以及粪便与尿液的刺激，就容易引发尿布疹(图 4-2-21)。

若是婴幼儿的尿布疹症状轻微，一般只要勤换尿布，保持干爽，就能很快获得改善。若已经是严重的尿布疹时，由于婴幼儿臀部肌肤已经十分脆弱，建议改用温水清洁并以柔软毛巾压干水分，勿再使用湿纸巾以免过度刺激婴幼儿肌肤。如果皮肤状况需要，也可以使用一些尿布疹专用药膏用以隔离粪便与皮肤的直接接触，有助于舒缓婴幼儿的不适感。

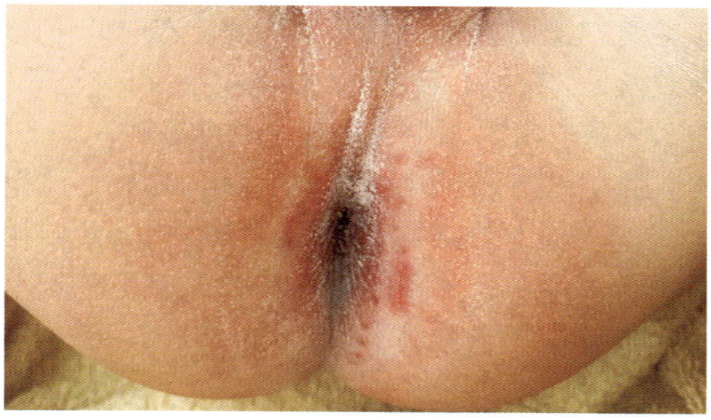

图 4-2-21　尿布疹

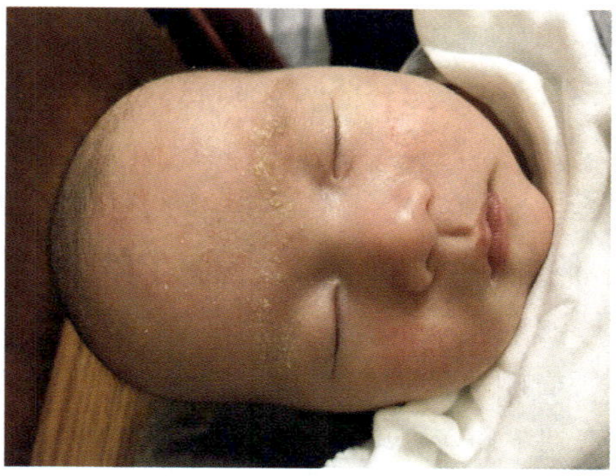

图 4-2-22　脂漏性皮肤炎

4. 脂漏性皮肤炎

新生儿的头皮、法令纹、眉毛或耳后等处，常有表层有油腻黄色皮屑，称之为“乳痂”，通常这就是脂漏性皮肤炎的症状(图 4－2－22)，也是皮肤油脂分泌较旺盛的部位出现的皮肤发炎，多数的婴幼儿在 3 个月大以后，症状就会慢慢改善。照顾者可用一些凡士林或婴儿油等润肤剂，涂抹在油垢处，以指腹轻轻按摩宝宝头皮，多半乳痂能自行脱落，千万不要直接以指甲抠掉乳痂，以免产生伤口造成发炎。

6. 异位性皮肤炎

异位性皮肤炎又称过敏性湿疹，属于过敏体质的一种类型。大部分在 6 个月以下发病，好发位置是在双颊、四肢外侧等特定的部位，其症状是强烈的瘙痒、皮肤干燥等，因此婴幼儿生活环境的湿度与温度相当重要，同时也须注意致敏食物的摄入。如果有很严重的发炎与瘙痒情形，可使用专用药膏涂抹在发痒处，舒缓发炎症状(图 4－2－23)。

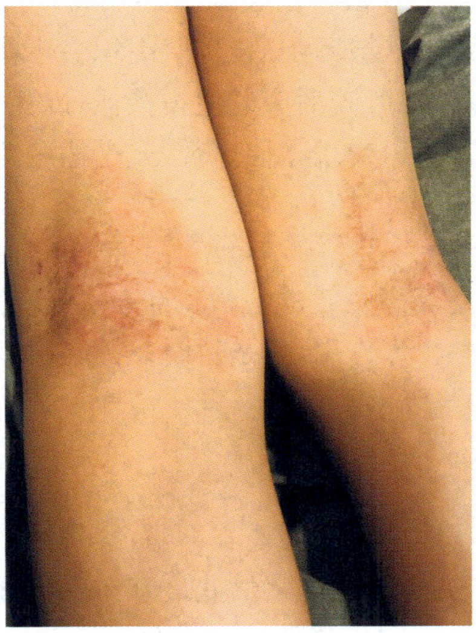

图 4－2－23　异位性皮肤炎

以下是脂漏性皮肤炎与异位性皮肤炎的比较(表 4－2－5)：

表 4－2－5　脂漏性皮肤炎与异位性皮肤炎比较表

	脂漏性皮肤炎	异位性皮肤炎
好发时期	出生后到 3 个月大	2—6 个月大 60%在 1 岁以前发病
症状	无瘙痒感，可自行痊愈	瘙痒感强烈，症状维持数年 40%—60%在 5 岁前可康复，其余可能到青春期后才痊愈
好发部位	头皮、脸、股沟	全身

第三节　婴幼儿意外防护实务

一、婴幼儿外伤处理

从婴幼儿学会走路的那一刻起，也代表婴幼儿开始准备探索这个世界，他们对周围的一切充满旺盛好奇心，在跌跌撞撞的过程中，由于婴幼儿尚未掌握好自我的保护能力，因此很容易有受伤的现象。

婴幼儿常见的受伤有：挫伤、蚊叮虫咬、擦伤、割伤、烧烫伤等五大类型。其中，挫伤、蚊叮虫咬伤没有外部伤口，较无感染风险，但擦伤、割伤、烧烫伤等，若未在第一时间处理好伤口，容易使伤口有感染及恶化的风险。

1. 挫/撞伤

婴幼儿的身体平衡感还不够，很容易跌倒、撞到，受到这些外力撞击，致使撞击部位出现红肿、热痛现象且皮下组织出现瘀血症状，一开始可以先适度冰敷能达到有效舒缓的效果，再视严重程度决定可使用去瘀效果的药膏。若婴幼儿跌倒后哭闹不止，或是呈现反应迟钝，甚而有呕吐的情况，就要尽快送医。

2. 蚊虫叮咬

常见的蚊虫叮咬包括蚊子、蚂蚁、跳蚤、禽螨等各种不同的蚊虫，一般来说，蚊虫叮咬所导致的伤口，在几天到一、两个星期内，都会自己消掉，如果数量不是很多，不一定要给予药物。但是不同蚊虫叮咬的状况与每个人的体质反应不同，导致许多皮肤上的问题，有的可能只有小丘疹，有的可能产生水泡，消掉的时间长短也各不相同。皮肤被叮咬后，皮肤组织会产生水分，如果被叮咬的反应太强，水泡可能就会聚集形成一大颗水泡。蚊虫叮咬后应避免去搔抓，以免形成伤口，造成细菌感染。婴幼儿一般恢复的时间比较久，如果搔痒难耐可使用冰块冰敷，或是擦些凉性药膏舒缓不适。

小提示

许多药膏宣称含有薄荷、樟脑等挥发性的成分产生凉感，可快速缓解痒的症状。然而，事实上，上述成分并不能有效起到消肿止痒作用，只是暂时发挥缓解作用而已。

3. 擦伤

婴幼儿由于骨骼尚未发展完全，体力旺盛却重心不稳，容易在活动过程中跌倒导致皮肤与粗糙表面摩擦形成擦伤，患处可能会渗血或破皮，也是婴幼儿最容易感到疼痛且难以照护的伤口。擦伤虽然未伤及皮下脂肪及肌肉组织，但因皮下有许多的皮下神经，所以痛觉特别明显。当伤口产生时，可以先用大量的生理食盐水冲洗，将伤口清洗干净，利用纱布或棉签等对伤处擦药。

4. 割伤

婴幼儿对危险的判断力不足，如果锋利、尖锐的物品未收好，很可能会导致割伤的发生，轻微的割伤可以比照擦伤的处理方式，若是伤口深度超过 1 cm 以上的割伤，有可能会伤及皮肤的真皮层或神经，需要就医寻求专业医师的缝合与帮助。若伤口为铁锈类、海洋生物类所致外伤，或是难以用清水清洁、有异物感时，就医时务必说明情况并打破伤风针。

5. 烧烫伤

皮肤是人体保护的第一道屏障，常见的皮肤烧烫伤依发生原因分为：①热液烫伤；②火焰烧伤；③化学灼伤；④电灼伤；⑤吸入性呼吸道伤害；⑥接触性烫伤(如机车排气管烫伤)、晒伤、冻伤、放射线烧伤、蒸汽烫伤等数种。一般较常发生于婴幼儿身上的烧烫伤事件有沸水、热汤、热油、热茶、洗澡水等热液烫伤。一旦受到烧烫伤伤害，要谨记冲、脱、泡、盖、送的原则，将烫伤的伤害降到最低。

小提示

冲→先用冷水轻轻地冲伤口 20—30 分钟。

脱→轻脱掉伤口上的衣裤，脱不下来不勉强。

泡→冷水泡 20—30 分钟就好，若碰到化学药剂则不可以泡水。

盖→用干净的纱布、衣服或毛巾盖在伤口上。

送→尽快送到医院进行治疗。

烧烫伤和其他病症一样，有轻微和严重之分，深度和面积是其程度判断的依据。一般而言，当烧伤面积大于 2.5 cm^2 或皮下组织烧伤、电烧伤时，都应该就医处理。

二、婴幼儿伤口处理技术

人体皮肤破损时就会形成伤口，若处理不当，便可能会受到细菌感染。在护理伤口时要在洗伤口及换敷料时严格执行无菌技术，确保所用物料经过消毒杀菌程序，保持伤口清洁。使用胶布或绷带包扎时，不宜过紧。在包扎过程中也要留心避免伤口受到不必要的损伤，如受压、磨擦或敷料敏感等。

实操训练

视频：伤口处理技术

准备用物/设备

（1）洗手液、擦手纸。
（2）无菌消毒棉签、消毒纱布。
（3）生理食盐水。
（4）外用药膏。
（5）受伤的模型娃娃（图 4－3－1，图 4－3－2）。

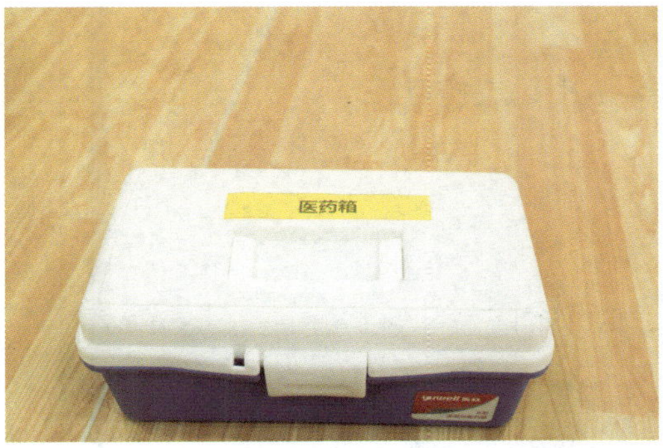

图 4－3－1　保健箱内应备有药品及用物

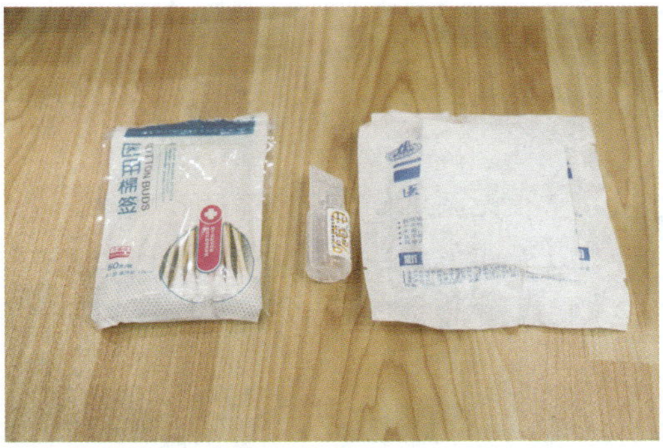
图 4－3－2　无菌消毒棉签、消毒纱布、生理食盐水

实施步骤

1. 确认伤口情况安抚情绪

（1）蹲下检查婴幼儿膝盖上的伤口。
（2）安慰婴幼儿，告诉他要帮他擦药。

2. 按压止血

（1）拿取无菌纱布包，确认有效期限。
（2）以无菌方式打开纱布包，并取出纱布。
（3）以纱布的无菌面按压伤口并安抚婴幼儿。
（4）确定伤口已无出血。

3. 洗净并擦干双手

（1）以洗手液搓洗手心、手背、手指缝、指甲缝、手腕至起泡。
（2）以流水将手上泡沫冲洗干净。
（3）再以擦手纸擦干双手。
（4）将擦手纸丢入垃圾桶。

4. 清洗伤口

（1）拿取生理食盐水，确认有效期限、扭转开生理食盐水，直立置于桌面上。
（2）拿取无菌棉签包，确认有效期限。
（3）开启棉签包，以无菌方式取出 1 支棉签。

小提示

1. 包装上常出现 MFD 跟 EXP，MFD 是英文 manufactured date（制造日期）的缩写，EXP 是英文 expiration date（有效期）的缩写。

2. 不要直接撕开或用剪刀剪开封口，也不要从棉花端拆开封口，否则棉签容易受污染。

（4）一手挤出生理食盐水，另一手以棉签由中央往外环形清洗伤口及周围皮肤。

小提示

1. 擦拭过的地方不可以来回涂擦，以免二次污染伤口。

2. 棉签使用后即可丢掉，或是放在一旁，最后一起处理。

（5）以无菌方式取另 1 支棉签。

（6）重复动作。一手挤出生理食盐水，另一手以棉签由中央往外环形清洗伤口及周围皮肤。

5. 擦药

（1）以无菌方式取出 1 枚棉签，沾抹适量药膏。

（2）持棉签由伤口中央往外环形擦药，药膏均匀涂抹，范围超过伤口。

6. 固定纱布

（1）拿取无菌纱布包，检查有效期限。

（2）以无菌方式取出纱布，覆盖伤口。

（3）以透气胶带横向平行、封闭伤口边缘的方式固定纱布（图 4-3-3）。

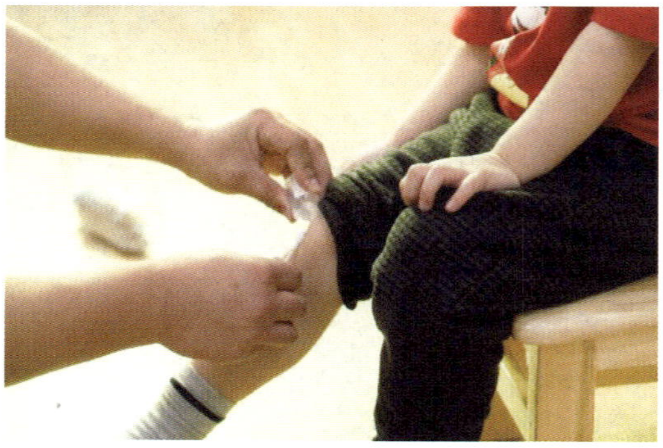

图 4-3-3　清洁伤口

7. 清理并洗净双手

（1）将用过的棉签、纱布、擦手纸丢入垃圾桶，并确认桌面清洁。

（2）以洗手液搓洗手心、手背、手指缝、指甲缝、手腕至起泡。

（3）以流水将手上泡沫冲洗干净。

（4）再以擦手纸擦干双手，将擦手纸丢入垃圾桶。

三、婴幼儿心肺复苏术

婴幼儿的心肺复苏术（Cardio-Pulmonary Resustation，CPR）是一种紧急处理程序，包括按压胸部和人工呼吸（口对口人工呼吸）。婴儿心脏停止跳动常常是因为重大伤害或疾病，也可能的原因包括：溺水、窒息触电、中毒或危及生命的过敏性反应。在婴幼儿心脏停止跳动时若成人能赶在“黄金 8 分钟”内通过心肺复苏术抢救，就可维持窒息婴幼儿足够的血液循环，减少活命后各个器官的伤害。

执行 CPR 时须注意，胸部按压时，手指尽量避免压于肋骨上，以免造成肋骨骨折，但若已造成肋骨骨折，确认按压位置正确，应持续进行以挽救性命。同时进行 CPR 时，即使嘴巴在吹气，手仍要保持压额姿势，但不要让头过度后仰，否则气会吹不进。

实操训练

准备用物/设备

婴幼儿心肺复苏术模拟娃娃一个（图 4－3－4）。

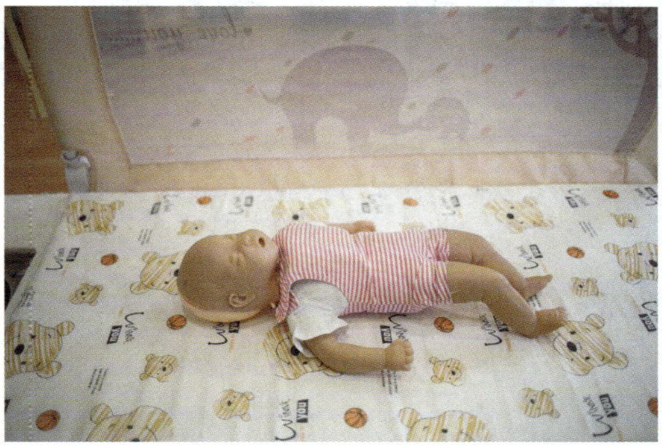

图 4－3－4　婴幼儿心肺复苏术模拟娃娃

实施步骤

视频：CPR 技术

（1）确认环境安全。

练习者口述："环境安全。"

（2）确定意识。

① 呼叫并轻拍婴儿肩膀。

② 练习者确认："无反应，没有呼吸"。

小提示

在确定婴儿意识时，要用拍肩的方法，不可摇晃肩膀，以免造成颈部伤害。也不可拍打肩膀以外的地方。

（3）呼叫救援：呼叫其他人员。

（4）婴儿姿势。

① 托起婴儿头、颈、臀部，并安全地怀抱起婴儿（图 4－3－5，图 4－3－6）。

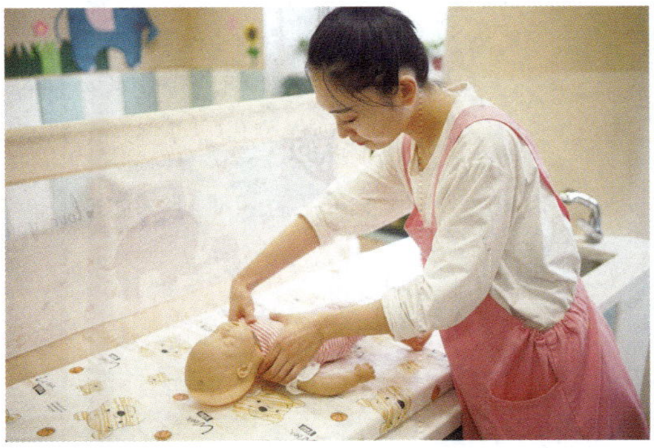

图 4－3－5　托起婴儿头、颈、臀部

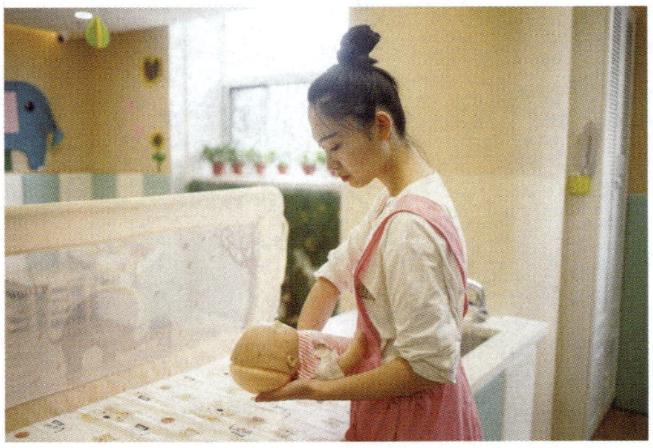

图 4－3－6　怀抱起婴儿

② 将婴儿安全地放置于坚硬的平面上。

(5) 胸部按压。

① 一手压额，头颈部轻度伸展。

② 另一手以食指和中指(或中指和无名指)并拢，放置在婴儿两乳头联机中央下方的胸骨处(两指联机与两乳头假想联机呈垂直)(图 4-3-7，图 4-3-8)。

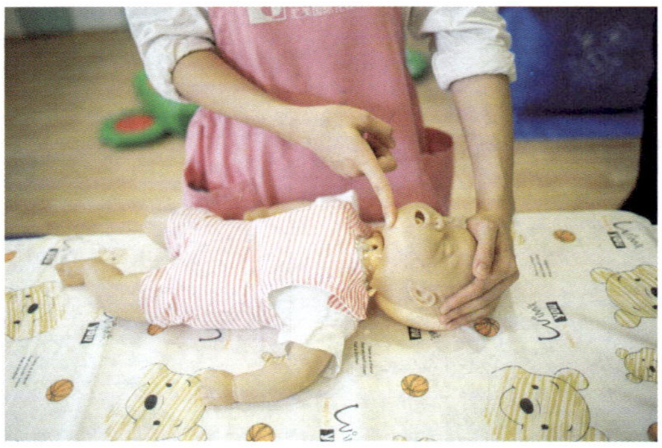

图 4-3-7　一手压额，头颈部轻度伸展

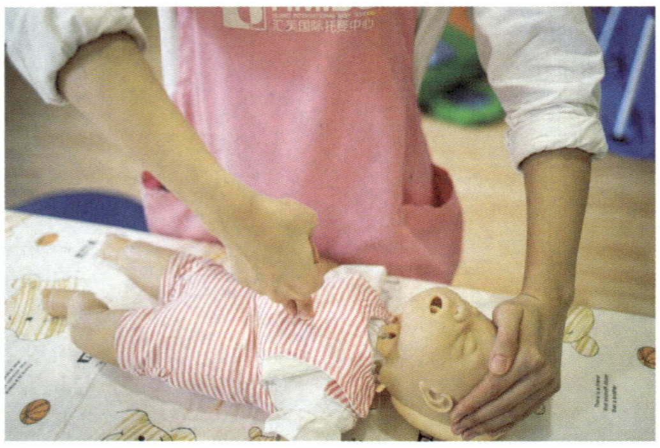

图 4-3-8　手指放置胸骨处

小提示

两指与两乳头呈垂直，在操作过程中，不要因为紧张或未注意，造成婴儿颈部有渐渐往后仰的趋势，或是放松了压额的动作，造成没有后仰现象，尤其在执行 CPR 过程最容易发生此问题。

③ 手指垂直按压。

小提示

按压时建议握拳并将两指并拢靠在拇指上以增加稳固性。

④ 下压深度为胸部前后径的 1/3(约 4 cm)(图 4-3-9，图 4-3-10)。

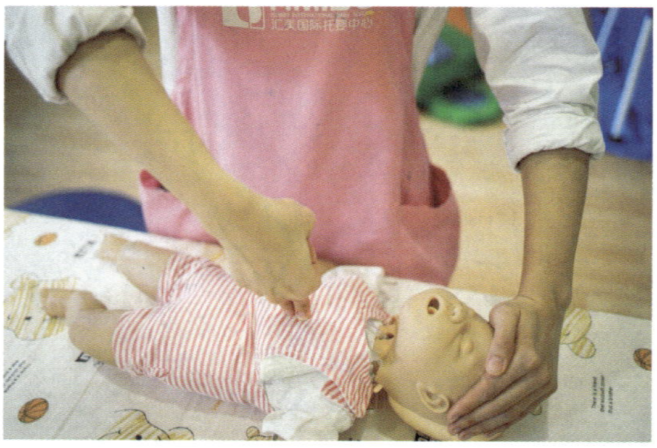

图 4-3-9　手指垂直按压

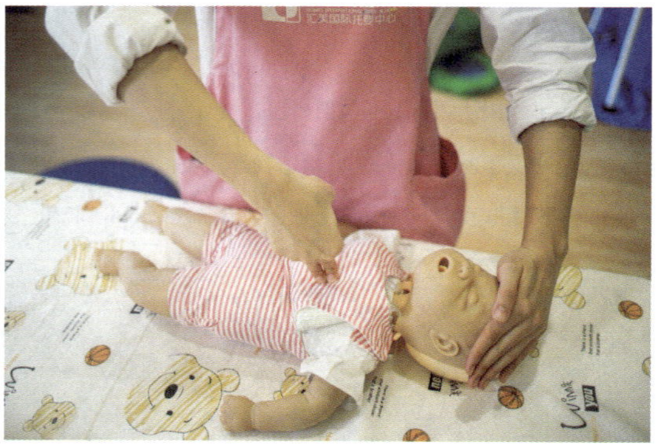

图 4-3-10　下压深度为胸部前后径的 1/3

⑤ 压 30 次，并正确读数。

(6) 畅通呼吸道。

① 以压额提下巴法打开呼吸道(图 4-3-11)。

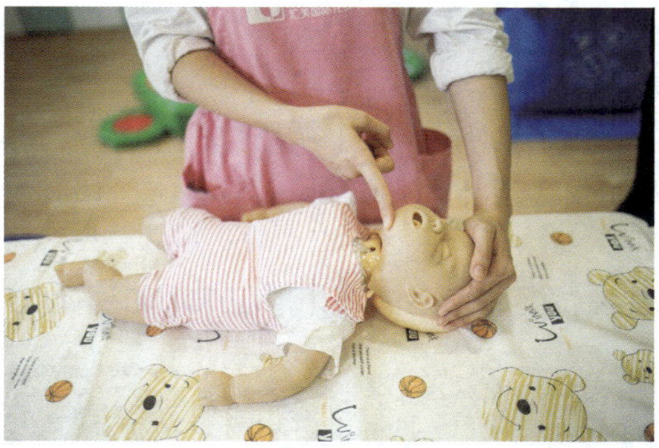

图 4-3-11　打开呼吸道

小提示

所有提下巴的动作都要注意手指不要压到颈部软组织，否则反而会使婴儿呼吸道阻塞。施救过程皆应保持呼吸道通畅，因此手部放在下巴及额头后，不要随意离开。

② 头颈部轻度伸展。

③ 练习者口述："目视口腔，清除口中明显可见的异物。"

(7) 执行人工呼吸。

① 持续压额提下巴，头颈部轻度伸展。

② 以嘴巴封住婴儿的口、鼻。

③ 吹两口气，每次吹气时间 1 秒钟，眼角观察胸部有无起伏(图 4-3-12，图 4-3-13)。

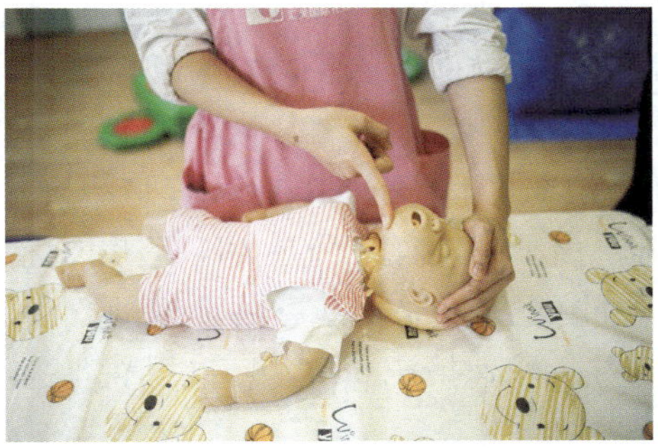

图 4-3-12　持续压额提下巴

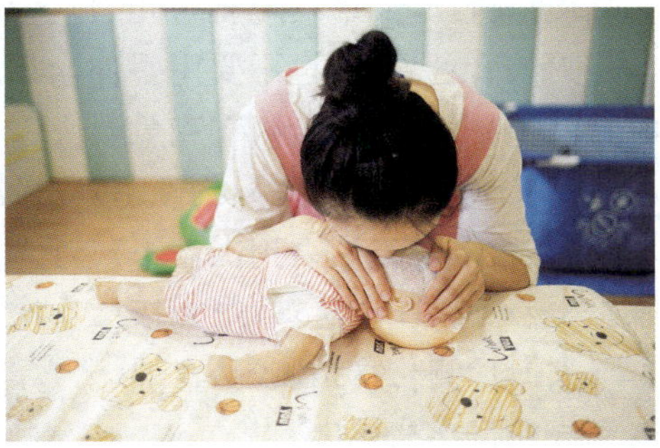

图 4-3-13　吹气，并观察胸部有无起伏

(8) 继续执行心肺复苏术 4 个循环。

① 一手压额，头颈部轻度伸展。另一手以食指和中指(或中指和无名指)并拢，放置在婴儿两乳头连线中央下方的胸骨处。

② 手指垂直向下按压。

③ 下压深度为胸部前后径的 1/3(约 4 cm)。

④ 以嘴巴封住婴儿的口、鼻，正确执行 2 次人工呼吸。

⑤ 按压 30 次，并正确读数。

⑥ 按压和吹气的比例为 30∶2。执行 CPR 时，每进行 30 次胸部按压，就要配合进行两次人工呼吸，即为一次循环。

⑦ 确实继续执行心肺复苏术 4 个循环。总共实施心肺复苏术 5 个循环。

⑧ 5 个循环计时：每分钟按压速率为 100—120 次。

⑨ 执行过程中，一手持续压额，头颈部轻度伸展。

(9) 电话求救。

练习者口述:"电话拨打'120'求救。"

(10) 继续执行心肺复苏术。

① 立即继续执行心肺复苏术(请成人操作 1 个循环)。

② 练习者口述:"继续执行心肺复苏术,直到有他人接手(或'120'人员到达或婴儿会动)。"

(11) 消毒归位。

操作完成后,应以酒精棉片擦拭婴儿嘴巴消毒并抱回床上归位(图 4-3-14)。

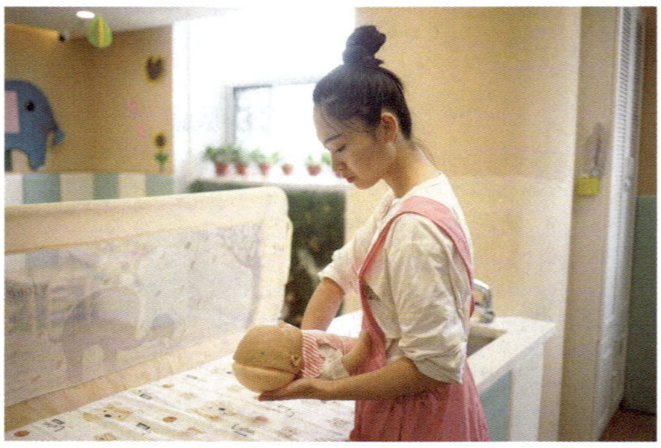

图 4-3-14　抱回床上

四、婴幼儿哽塞处理技巧

婴幼儿好奇心强,喜欢把东西放进口中探索,在进食时常欠缺足够的咀嚼或是一边活动一边进食,食物或异物从口腔滑下,产生误吞异物的现象。容易造成哽塞的东西包括果核、糖果、硬币、玩具等,哽塞发生时有可能令患者无法将空气吸进肺部,造成窒息,所以如遇到哽塞意外,必须立即施行急救,以免缺氧及死亡。如果发现婴幼儿因气管哽塞用力咳嗽无法呼吸时,可以轻拍其背部,帮助其咳出异物。若无法看见异物,也不要用手伸入口腔掏挖,以免将异物推得更深。当缺氧加重,婴幼儿失去意识时,一定要马上施行哈姆立克急救法。

婴幼儿(小于 1 岁)若发生异物哽塞,应采用"击背压胸法"。先将孩子抱在膝上,脸部朝下且头低脚高,以掌心在背部中心用力拍击 5 下。若无法改善,再将孩子翻过身来躺在大腿上,用食指及中指在乳头联机中心(同 CPR 位置)用力按压 5 次。大于 1 岁的孩子,应采用从背后环抱的方法,双手抱拳,以虎口(大拇指侧与食指侧)从胃部(上腹部)用力往内往上快速挤压 5 次,借着横膈膜往上的动作挤压肺内空气而将异物排出。

当反复哈姆立克急救一直无法排除哽塞,孩子将会严重缺氧而失去意识。若发现已经没有呼吸(可能心跳也停止),在等待 120 救援的同时,务必先进行心肺复苏术(CPR),才能为孩子争取最大的生存机会。

实操训练

准备用物/设备

哽塞娃娃模型一个。

视频:哽塞处理技术

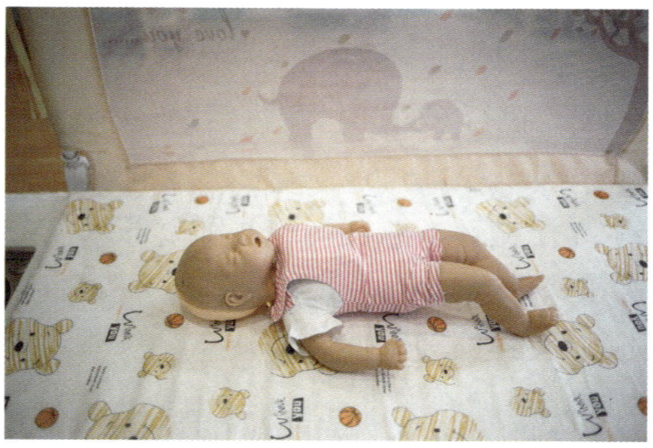

图 4-3-15　哽塞娃娃模型

实施步骤

（1）确认四周环境安全。

练习者口述："环境安全。"

（2）确认婴幼儿意识。

呼叫并轻拍婴幼儿肩膀，口述："宝宝，你怎么了？"观察其反应并口述："宝宝有意识，呼吸困难且无法咳嗽。"

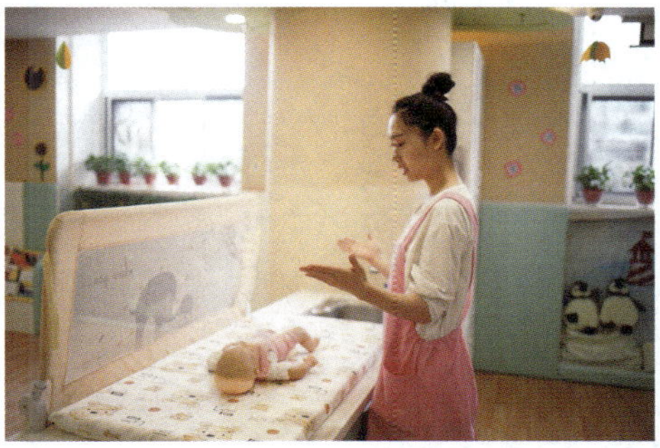

图 4-3-16　确认四周环境

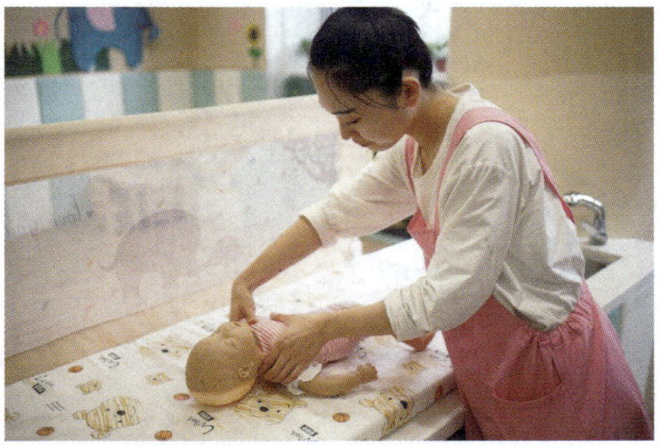

图 4-3-17　呼叫婴儿，确认婴儿状态

小提示

在确定婴儿意识时，要用拍肩的方式，不可摇晃肩膀以免造成颈部伤害，也不可拍打肩部以外的地方。

（3）进行背部拍击。

① 托起婴儿头、颈、臀部，并安全地怀抱起婴儿（图 4-3-18，图 4-3-19）。

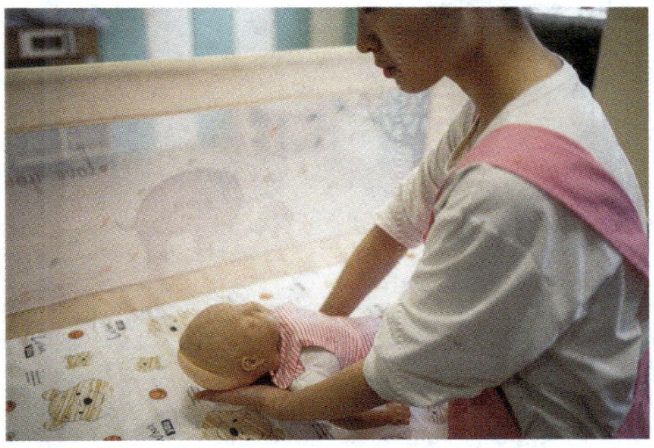

图 4-3-18　托起婴儿头、颈、臀部

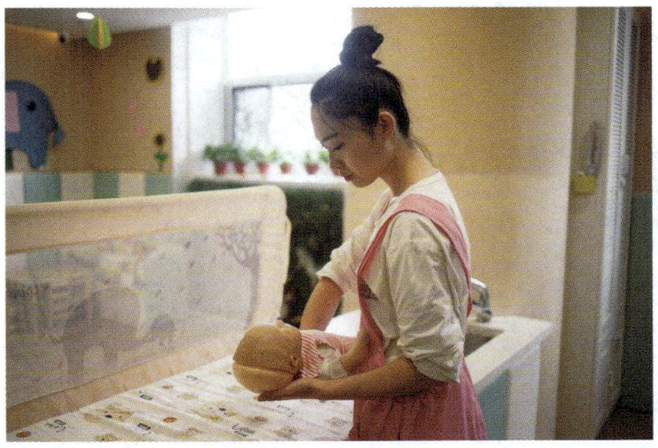

图 4-3-19　怀抱起婴儿

② 一手抓住婴儿下腭固定颈胸部，另一手抓住婴儿枕骨处并固定颈部及脊椎，将婴儿如夹三明治一般，夹在双手和前臂间予以支托，将婴儿翻转俯卧在应检人的前臂（图 4-3-20，图 4-3-21）。

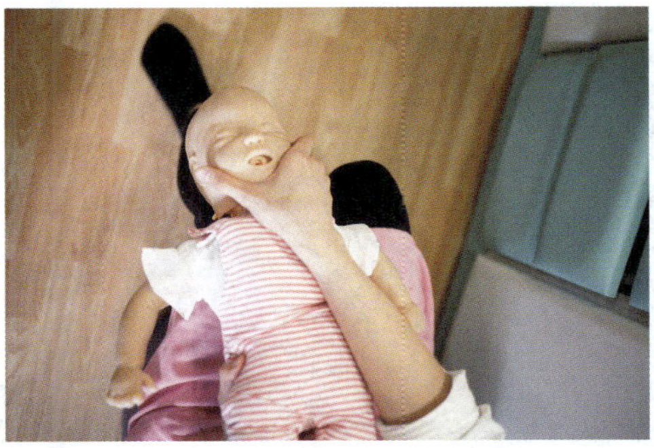

图 4-3-20　将婴儿夹在双手和前臂间

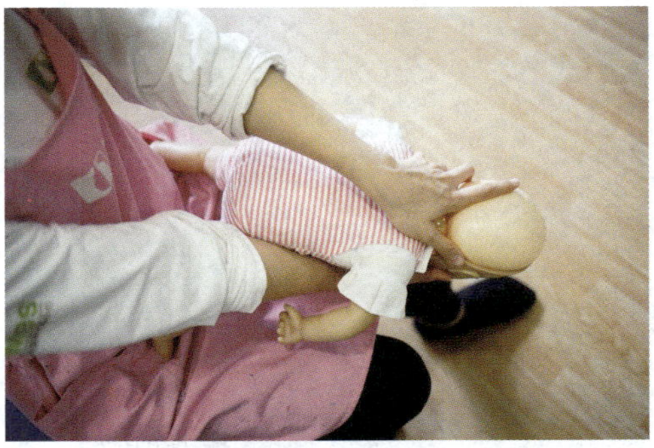

图 4-3-21　将婴儿翻转俯卧于前臂

③ 将支撑头、颈、胸部的手及前臂，置于大腿加以支撑，并维持头比躯干低的姿势，倾斜角度在30°左右。

小提示

翻转时不能只抓住头部，也不要掐住脖子。头一定要比躯干低，以不超过 30°为原则。

④ 用另一手掌根拍击婴儿两肩胛骨中间部位 5 下(图 4－3－22)。

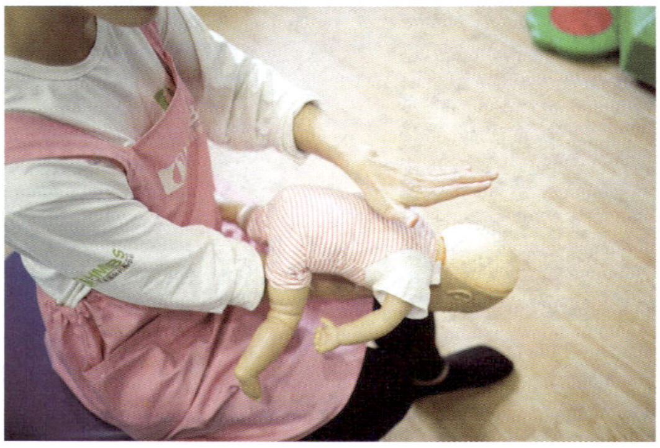

图 4－3－22　拍击婴儿两肩胛骨中间部位

(4) 胸部压挤。

① 以拍击背部的手掌支撑婴儿头颈部，双手如夹三明治般地夹住婴儿，将婴儿翻转成仰卧，支撑婴儿头、颈、背部的手及前臂，置于大腿加以支撑，并维持头比躯干低的姿势，倾斜角度约在 30°(图 4－3－23，图 4－3－24)。

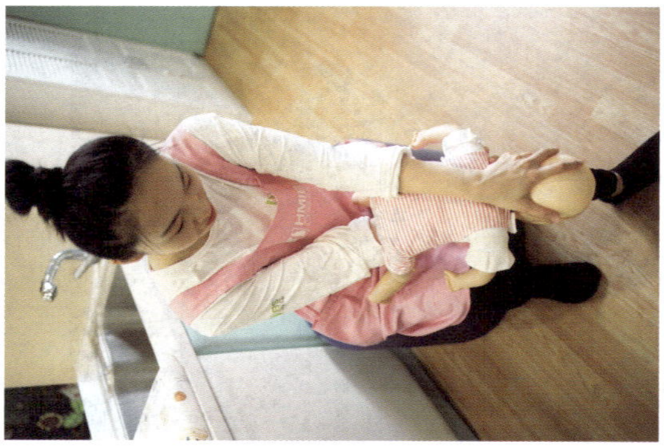

图 4－3－23　双手夹住婴儿

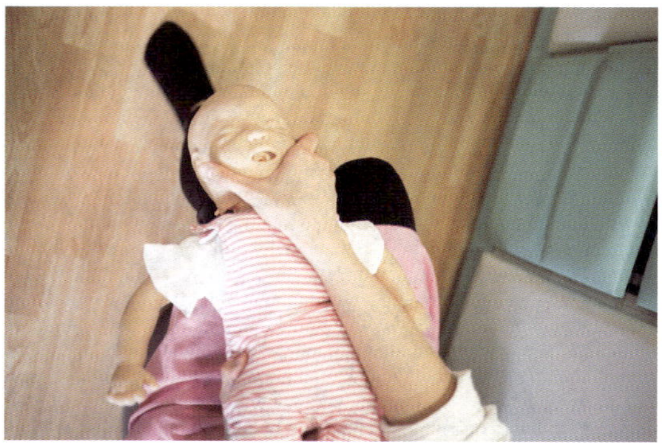

图 4－3－24　将婴儿翻转成仰卧

② 以食指和中指(或中指和无名指)并拢，放置在婴儿两乳头连线中央下方的胸骨处(图 4－3－25，图 4－3－26)。

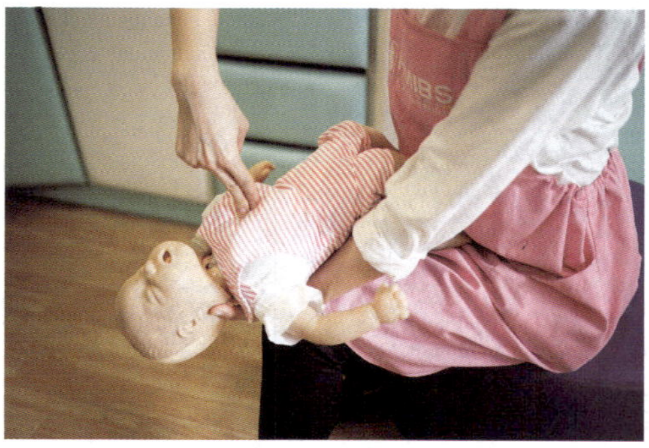

图 4－3－25　两指并拢放婴儿胸前

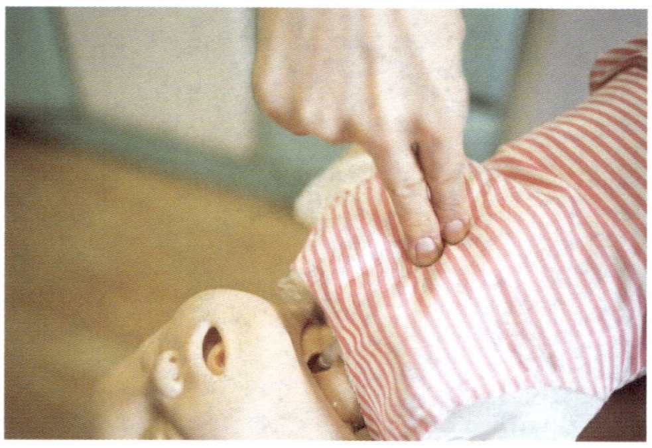

图 4－3－26　两指放置在婴儿两乳头连线中央下方的胸骨处

③ 手指垂直，以 1 下 1 秒钟的速度，压挤胸部 5 下（图 4－3－27）。

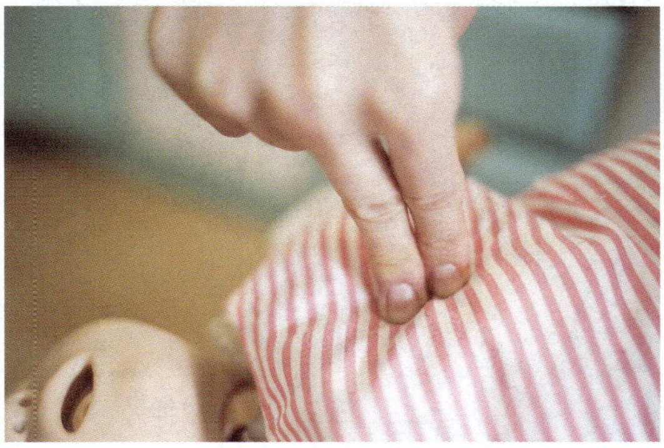
图 4－3－27　手指垂直，压挤胸部

（5）继续拍背压胸。

① 一手抓住婴儿下腭固定颈胸部，另一手抓住婴儿枕骨处，并固定颈部及脊椎，将婴儿如夹三明治般，夹在双手和前臂间予以支托，翻转婴儿俯卧于前臂。

② 持续支撑头、颈、胸部的手及前臂，置于大腿加以支撑，并维持头比躯干低的姿势（图 4－3－28，图 4－3－29）。

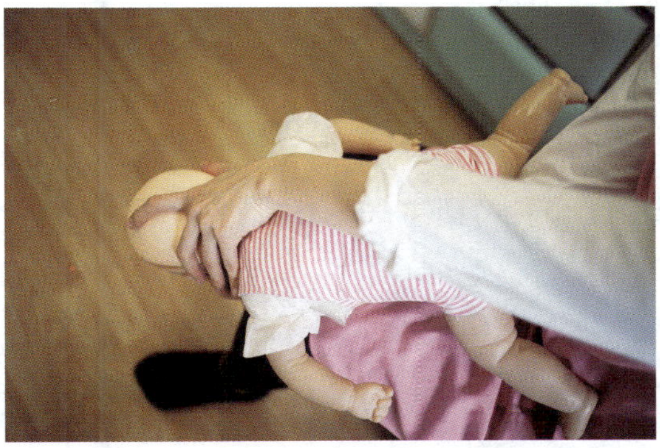
图 4－3－28　持续支撑头、颈、胸部的手及前臂

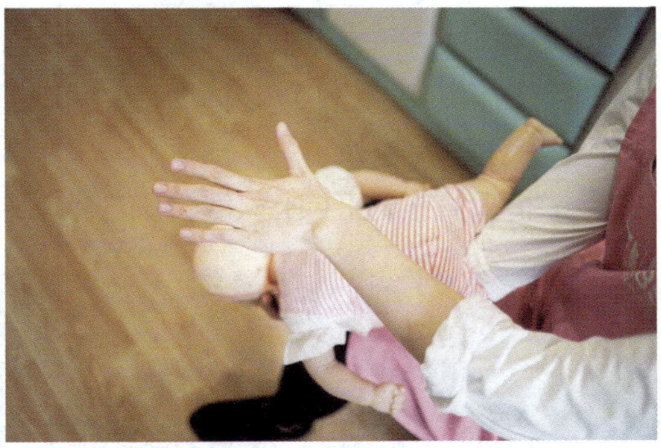
图 4－3－29　维持头比躯干低的姿势

③ 用另一手掌根拍击婴儿两肩胛骨中间部位 5 下。

④ 以拍击背部的手掌支撑婴儿头颈部，双手如夹三明治般地夹住婴儿，将婴儿翻转成仰卧，支撑婴儿头、颈、背部的手及前臂，置于大腿加以支撑，并维持头比躯干低的姿势，倾斜角度约在 30°（图 4－3－30～4－3－32）。

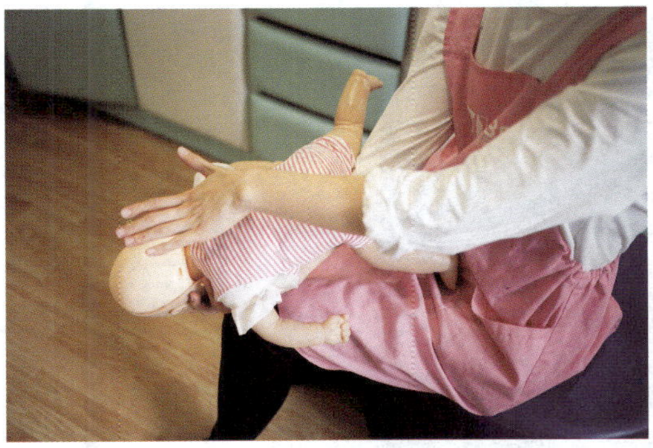
图 4－3－30　用另一手掌根拍击婴儿两肩胛骨中间部位

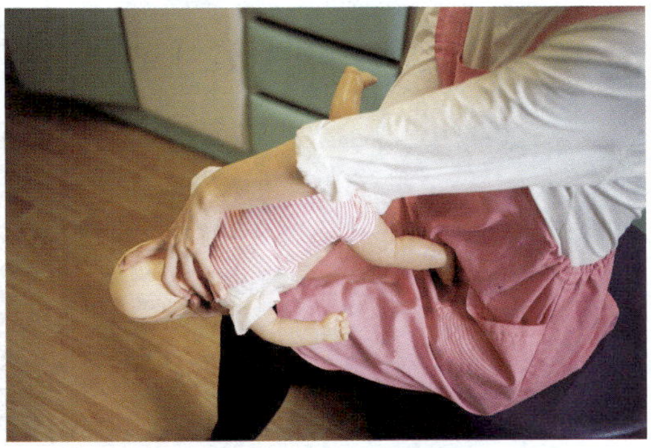
图 4－3－31　以拍击背部的手掌支撑婴儿头颈部

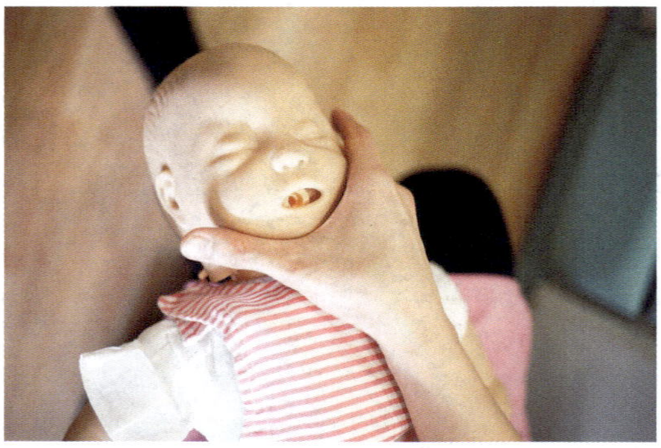

图 4-3-32 将婴儿翻转成仰卧

⑤ 以食指和中指(或中指和无名指)并拢,放置在婴儿两乳头连线中央下方的胸骨处。

⑥ 手指垂直,以 1 下 1 秒钟的速度,压挤胸部 5 下。

(6) 确定意识及呼吸。

① 练习者口述:"无反应,没有呼吸。"

② 支持婴儿头、颈、臀部,安全地怀抱起婴儿,将婴儿安全地放置于坚硬的平面上。

(7) 呼叫救援。

呼叫其他人员:"这里有人可以帮助我吗? 宝宝没有反应了!"

(8) 胸部按压

① 一手压额,头颈部轻度伸展,另一手以食指和中指(或中指和无名指)并拢,放置在婴儿两乳头连线中央下方的胸骨处。

② 手指垂直按压,下压深度为胸部前后径的 1/3(图 4-3-33,图 4-3-34)。

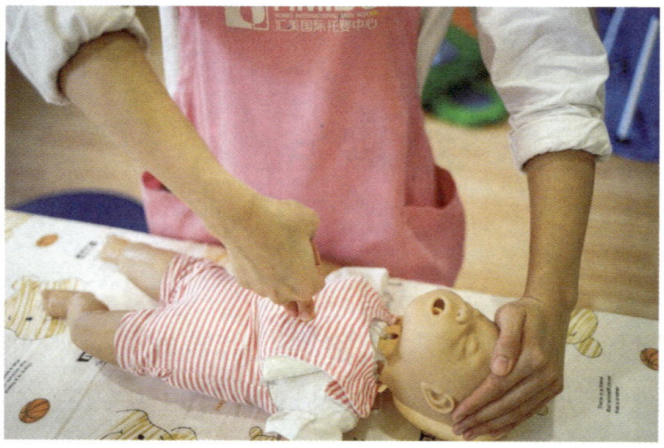

图 4-3-33 一手压额,头颈部轻度伸展

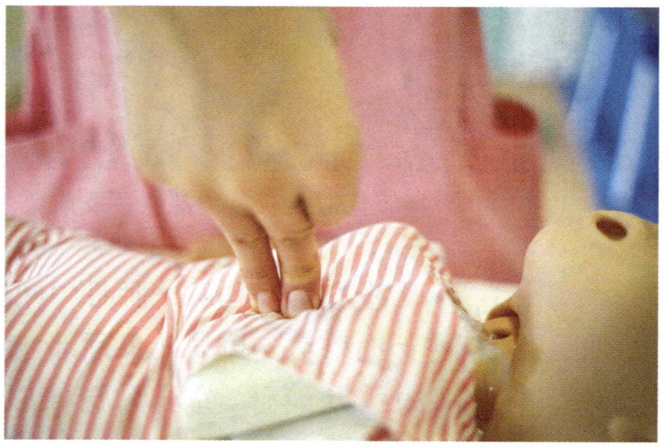

图 4-3-34 手指垂直按压

③ 按压 30 次,并正确读数:"1 下、2 下、3 下……29 下、30 下。"(图 4-3-35)。

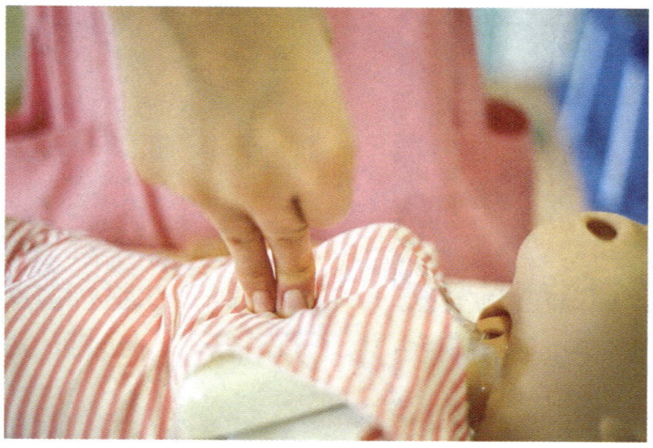

图 4-3-35 按压 30 次,并正确读数

(9) 畅通呼吸道、清除异物。

① 一手持续压额，另一手以拇指压下巴，让嘴巴张开，检查婴儿口中有无异物。

② 练习者口述："口中有异物。"

③ 一手仍持续压额，另一手置于枕骨处，将婴儿头部转为侧面，面向照顾者(图 4-3-36，图 4-3-37)。

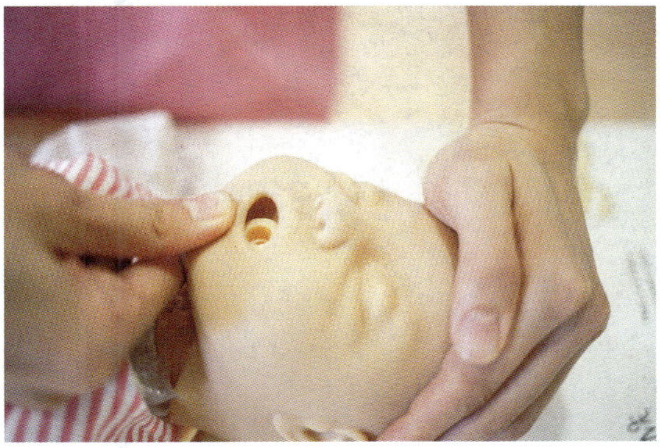

图 4-3-36　检查婴儿口中有无异物

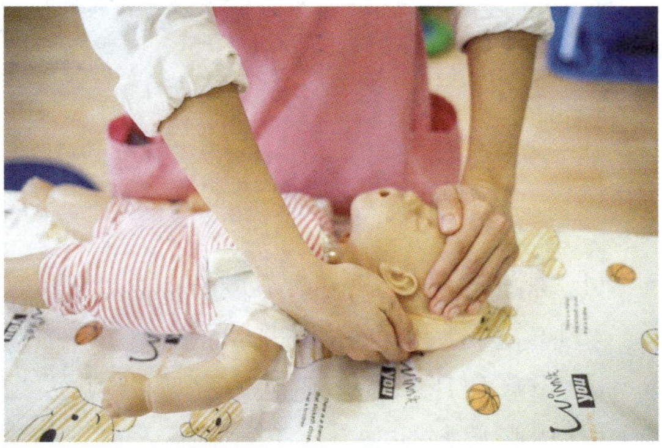

图 4-3-37　将婴儿头部转为侧面

④ 以压额的手的小指或食指伸入婴儿口中，由上往下呈钩状，将异物清除(图 4-3-38)。

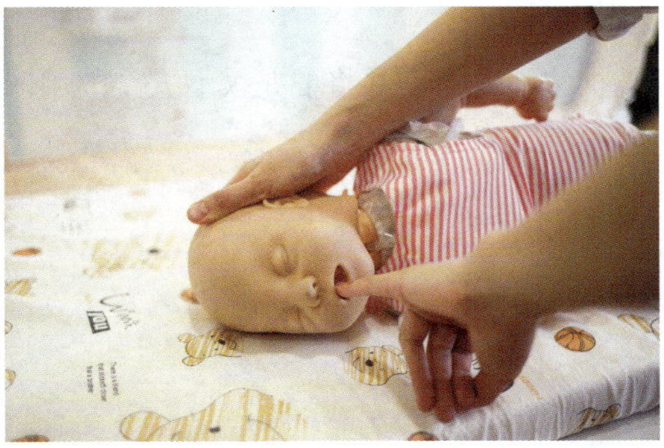

图 4-3-38　清除异物

(10) 执行人工呼吸。

① 以压额提下巴法打开呼吸道，头颈部轻度伸展。

② 在婴儿脸上放上面膜，以嘴巴封住婴儿的口、鼻(图 4-3-39，图 4-3-40)。

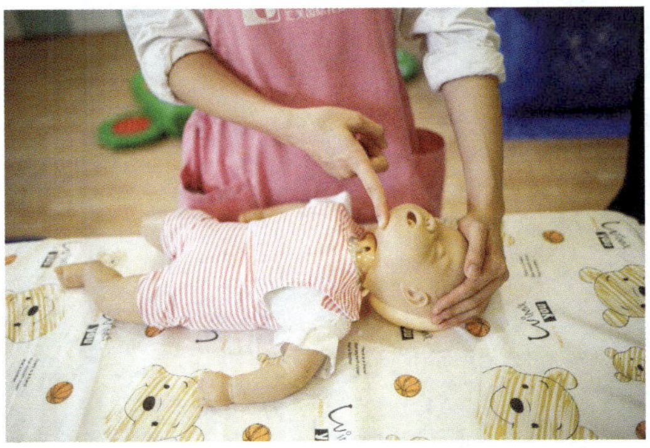

图 4-3-39　以压额提下巴法打开呼吸道

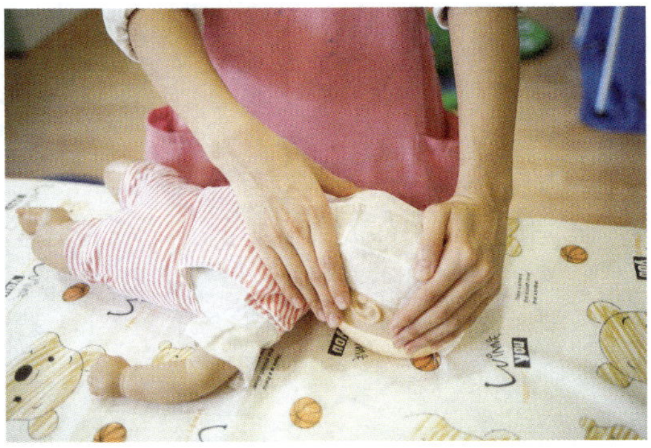

图 4-3-40　在娃娃模型脸上放上面膜

③ 吹第一口气，吹气时间 1 秒钟，眼角观察胸部有无起伏(图 4-3-41，图 4-3-42)。

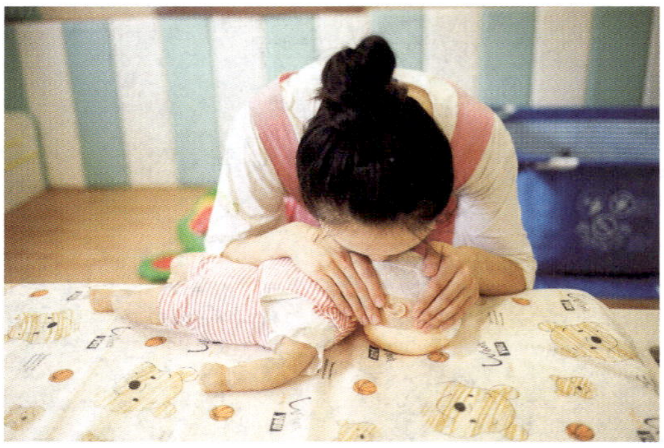

图 4-3-41　吹第一口气

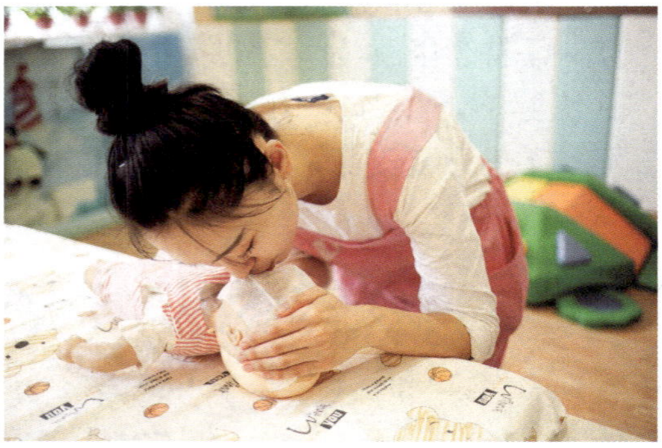

图 4-3-42　眼角观察胸部有无起伏

④ 练习者口述:“气吹不进去。”
(11) 重新调整呼吸道并吹气。
① 重新以压额提下巴法打开呼吸道,头颈部轻度伸展。
② 以嘴巴封住婴儿的口、鼻。
③ 吹第二口气,吹气时间 1 秒钟,眼角观察胸部有无起伏。
④ 练习者口述:“气仍吹不进去。”
(12) 执行心肺复苏术。
(13) 电话求救。
(14) 操作练习完成,用酒精棉片消毒模型并将婴儿模型安全放回床内。

图书在版编目(CIP)数据

0—3岁婴幼儿照护与保育/徐千惠主编. —上海: 复旦大学出版社, 2020.6(2024.8重印)
ISBN 978-7-309-14767-4

Ⅰ.①0… Ⅱ.①徐… Ⅲ.①婴幼儿-护理 ②婴幼儿-哺育 Ⅳ.①R174

中国版本图书馆CIP数据核字(2020)第078430号

0—3岁婴幼儿照护与保育
徐千惠 主编
责任编辑/查 莉

复旦大学出版社有限公司出版发行
上海市国权路579号 邮编: 200433
网址: fupnet@fudanpress.com http://www.fudanpress.com
门市零售: 86-21-65102580 团体订购: 86-21-65104505
出版部电话: 86-21-65642845
上海丽佳制版印刷有限公司

开本890毫米×1240毫米 1/16 印张10 字数302千字
2024年8月第1版第6次印刷

ISBN 978-7-309-14767-4/R·1775
定价: 48.00元
